面部脂肪美容整形外科学

主　编　王志强

副主编　任学会　郭向阳

编　委（按姓名汉语拼音排序）

　　　　郭向阳　李安平　李　倩　林茂辉

　　　　孟明星　曲　胜　任学会　谭宏涛

　　　　王旭明　王志强　夏秉成　许占群

　　　　张　军　赵　海　周　柯

北京大学医学出版社

MIANBU ZHIFANG MEIRONG ZHENGXING WAIKEXUE

图书在版编目（CIP）数据

面部脂肪美容整形外科学 / 王志强主编 . —北京：
北京大学医学出版社，2019.7
ISBN 978-7-5659-1996-1

Ⅰ.①面… Ⅱ.①王… Ⅲ.①面－整形外科学 Ⅳ.
① R622

中国版本图书馆 CIP 数据核字 (2019) 第 107547 号

面部脂肪美容整形外科学

主　　编：王志强
出版发行：北京大学医学出版社
地　　址：（100191）北京市海淀区学院路 38 号　北京大学医学部院内
电　　话：发行部 010-82802230；图书邮购 010-82802495
网　　址：http ://www.pumpress.com.cn
E － mail：booksale@bjmu.edu.cn
印　　刷：北京圣彩虹制版印刷技术有限公司
经　　销：新华书店
责任编辑：李　娜　责任校对：靳新强　责任印制：李　啸
开　　本：889 mm × 1194 mm　1/16　印张：17.5　字数：488 千字
版　　次：2019 年 7 月第 1 版　2019 年 7 月第 1 次印刷
书　　号：ISBN 978-7-5659-1996-1
定　　价：280.00 元

百特美传媒产品与服务

图书 - 最全医美行业学术技术书籍

海外图书版权引进

国内图书版权输出

原创学术图书出版

行业全科图书销售

视频 - 最权威医美学术技术视频教程

海外技术视频大全

国内全科视频教程

视频教程编委征集

点播平台：http://www.btmculture.com/

会议培训

百特美国际医学美容学术技术大会

时间：每年 3 月底　规模：1500 人

未来医美学院系列

标杆医院　特色技术

内容与资讯

政策解读、行业热点、人物访谈、信息发布

关注公众号　精彩在其中

手术视频二维码扫描说明

第 一 步　打开手机微信,利用"发现"中的"扫一扫",扫描右边 "北京大学医学出版社有限公司"微信公众号二维码,关注北京 大学医学出版社微信公众号。

第二步　刮开右边的二维码,使用"北京大学医学出版社有 限公司"微信公众号中右下角的"扫一扫"功能,激活本册图 书的增值服务。

第 三 步　使用"北京大学医学出版社有限公司"微信公众号中右下角的"扫一扫"功能, 扫描下方手术视频二维码,即可观看视频(一本书只绑定一个微信号)。

视频 1：脂肪技术面型重塑的美学设计

视频 2：脂肪颗粒的采集获取

视频 3：脂肪颗粒的分离纯化及加工处理

视频 4：脂肪技术面型重塑的手术操作

视频 5：脂肪技术面型重塑的术后包扎塑型

主编简介

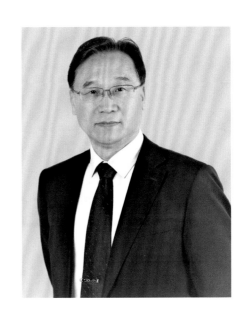

王志强，主任医师、教授、硕士研究生导师。1988年毕业于大连医科大学临床医学系，1997年在第二军医大学获得医学硕士学位。原辽宁医学院附属第三医院整形外科主任、沈阳军区某中心医院整形美容中心主任，现任北京美莱医疗美容医院院长。从事整形美容外科专业二十余年，完成各类整形美容手术万余例，主要擅长脂肪面部轮廓重塑，脂肪形体轮廓重塑，再生医学抗衰老治疗，各种畸形、美容手术失败及创伤美容修复等。倡导利用脂肪技术进行面型重塑，提出了基于脂肪技术进行面型改造的美学设计原则，并结合自己的临床经验和科研成果，提出了脂肪移植的体内组织工程方法，取得了较好的临床治疗效果。

曾任全军整形外科专业委员会委员，沈阳军区医疗技术专家库专家，沈阳军区高层次科技人才，享受沈阳军区特殊人才津贴，荣立二等功一次、三等功两次。曾荣获国家自然科学基金和军队科技进步奖各一项，主编及参编专著2部，发表学术论文30余篇，获专利两项。现任中国医师协会整形美容分会委员、中国整形美容协会海峡两岸分会委员、卫生部内镜与微创专业技术委员会委员、中国医药生物技术协会再生专业委员会委员、中国医师协会全国整形美容医师专家库专家、辽宁省整形外科专业委员会委员。

序 言

面部容量减少是面部老化的重要原因，通过软组织填充来恢复面部容量是面部年轻化的重要治疗手段。目前常用的填充材料主要有透明质酸和自体脂肪。自体脂肪移植的主要优点是自体组织移植，没有排异反应，成活的脂肪除了恢复容量外，还能促进表面皮肤年轻化，实现皮肤的逆生长。应用脂肪移植进行面部年轻化和轮廓重塑是目前整形美容外科开展较多的治疗项目。

脂肪移植发展至今，已进入一个高速发展的时期，新的研究成果、新的技术手段不断涌现，同时也出现了一些互相矛盾的结果。因此，目前尚无公认的脂肪移植的标准方法。虽然Sydney R. Coleman提出了"结构脂肪移植"的概念，并将脂肪移植的技术标准化，推动了脂肪移植的发展，但Coleman技术仍未得到大家的公认。一些学者认为，Coleman技术在应用中的离心力过大，对脂肪细胞有破坏，不利于脂肪的成活，棉垫法对脂肪组织的影响最小。美国匹兹堡大学J Peter Rubin团队的研究结果显示，棉垫法处理的脂肪中基质血管成分（stromal vascular fraction，SVF）的数量高于离心法处理脂肪，将棉垫法处理的脂肪注射于裸鼠体内后，其成活率要高于离心法。日本学者Yoshimura提出了细胞辅助的脂肪移植（cell assisted lipotransfer，CAL）的概念，在移植脂肪中增加SVF细胞，目的是增加移植脂肪中干细胞的数量，提高脂肪移植成活率，但后期临床研究发现，应用这种技术并不能提高脂肪移植成活率，分析其原因是增加干细胞的数量不足。而将脂肪中的干细胞提取出来，经体外培养扩增后加入移植的脂肪中，经人体研究证实，其确实能提高脂肪移植的成活率，但由于加入脂肪源性干细胞的数量是生理浓度的2000倍，存在安全性及伦理问题，故目前无法应用于临床。因此，我们对于一些新的技术应抱着科学、谨慎、客观的态度，切忌盲目跟风，将一些未经国家卫生行政管理部门批准的、尚处于临床试验阶段的技术应用于临床，而使患者的利益受到损害。

王志强教授主编的《面部脂肪美容整形外科学》是一本比较实用的关于面部脂肪外科技术的专业书籍。作者查阅了大量的资料，对脂肪的获取、纯化及脂肪注射相关技术的进展有较为详细的阐述，有助于读者更快地更新脂肪移植知识，掌握前沿技术，进而服务于广大患者。作者基于自己的临床经验和对面部美学的理解，总结提出了一套面部美学评估设计方案，并对面部进行分区，提出了面部美学单位和亚单位的概念。

在这一美学评估设计方案的指导下，对患者面部进行术前评估和手术设计，明确面部需要填充脂肪的部位及需要减少脂肪的部位，对初学者学习、掌握面部脂肪移植技术及面部吸脂术的手术设计很有益处。此外，作者根据现代脂肪外科的最新进展，结合自己丰富的临床实践经验，对脂肪移植技术进行了改进和发展，取得了较好的临床效果。我相信这本书对大家掌握这项技术有很好的参考和指导作用。

李发成

中国医学科学院整形外科医院

形体雕塑与脂肪移植中心

前　言

　　人体内的脂肪充满着神奇的色彩。你会发现，在一个20岁左右的男青年身上可能很难找到皮下脂肪，但当他50岁时，脂肪却不知不觉出现了；而一个全身皮下脂肪很厚的人经过健美训练后，脂肪几乎全部消失了；一个人若长期处于饥饿状态下，其体表的皮下脂肪将消耗殆尽，但当营养充足时，其皮下脂肪又会悄然出现。生活中的这些现象提示我们，人体内的脂肪可以从无到有，也可以从有到无。

　　近几十年来，随着脂肪组织基础研究的不断深入，人们对脂肪组织的认识也发生了深刻变化。脂肪组织不只是简单地储存能量，还是人体内最大的内分泌器官，其分泌的多达上百种的脂肪因子通过各种途径对体内诸多细胞的生物行为产生着广泛的影响。更让人们感到欣喜的是，脂肪组织中含有丰富的脂肪源性干细胞，这一发现为利用脂肪组织开展再生医学的治疗找到了依据。同时，对脂肪组织细胞外间质成分及其作用的研究表明，脂肪细胞与其周围微环境存在着密切的依存关系。另外，已有研究证明，脂肪细胞在饥饿等热量剥夺的条件下，可以逆向分化，甚至可以逆分化为原始的干细胞。这一系列的研究向人们昭示了脂肪组织已经远远超出了填充剂的范畴。

　　回顾脂肪抽吸和脂肪移植发展的百年历程，特别是近二十年来，临床上围绕脂肪组织的应用产生了许多新技术和新理念，如细胞辅助的脂肪移植（CAL）技术、锐针皮内脂肪移植（sharp-needle intradermal fat grafting, SNIF）技术、"纳米脂肪"（Nanofat）技术及脂肪源性干细胞基质胶（SVF-Gel）技术等，再用传统的"脂肪抽吸"和"脂肪移植"这两个名词来概括这些由脂肪组织衍生出来的诸多技术手段，显然已经不合时宜。鉴于此，笔者在本书中将围绕脂肪组织应用的诸多技术归纳为八大类，包括26种技术，并指出了以脂肪移植为目的的脂肪颗粒获取技术和抽吸减脂技术的区别，同时强调了面部减脂塑型技术的特殊性；在面部填充塑型的美学设计上，笔者吸收了其他面部美学理论和设计思想的精髓，提出了基于脂肪技术进行面型重塑的美学设计原则；另外，笔者结合本人几十年的脂肪技术临床应用经验和基础研究成果，提出了脂肪移植的体内组织工程方法和根据脂肪体内组织工程理论提高脂肪留存率的主张。

　　本书按照从基础知识和基本原理，到临床原则，再到临床应用的逻辑思维展开，试图将关于脂肪的各种理论、技术和临床应用统一于"脂肪美容整形外科学"这一框架之下。全书共11章。前三章概述了脂肪美容整形技术发展的历程，介绍了脂肪美容整形技术相关的基础知识和基本原理；第4～7章介绍了基于脂肪美容整形技术进行面型重塑的美学设计思想及在面部应用的解剖学基础、相关仪器设备、临床基本原则、风险防范和麻醉方式的选择；第8～11章介绍了脂肪美容整形技术的临床应用。每章开篇均有引言，对本章所叙述的重点内容做一简介。

在本书的第9章，笔者重点阐述了在面型重塑的美学设计原则指导下进行面型塑造的具体方法和临床应用。以往临床医生在进行面部塑型即面型改造时，往往都要借助于颌面外科截骨或磨骨技术来完成，而笔者在面型重塑的美学设计原则指导下，利用脂肪技术对面型轮廓进行软组织的改造塑型，极大地简化了面型改造技术的复杂程度；笔者还结合临床案例，对不同面型的塑型方法进行了详细介绍，对指导临床医生进行手术操作具有较大的参考价值。本书的另一个重点内容是脂肪再生修复技术在面部抗衰老和面部畸形修复中的理论基础及临床应用。脂肪组织是有活性的生物组织，在人体内会产生一系列的生物学效应，从而起到对病损组织的再生和修复作用，这是其他填充剂所无法比拟的，也是脂肪组织与其他填充剂的根本区别所在。

科学是在不断尝试和探索中前行的，临床医学更是离不开实践探索；科学也离不开创新，任何新的理论和技术都是继承和创新的结果。本书的编写也是笔者继承、探索和创新的过程。由于受知识水平和个人学科视野的限制，书中的一些提法和观点可能存在不妥之处，对有些问题的理解可能还很肤浅，希望读到此书的专家学者和广大临床医生能就书中的不足之处给予批评指正。

本书是在吸收和继承前人研究成果的基础上完成的，在此感谢那些为人体脂肪组织的基础研究和临床应用而付出努力的所有学者及临床医生，正是他们前赴后继的不断探索才有了脂肪技术的今天；感谢我们所处的伟大时代，为中国整形美容外科医生们提供了广阔的发展舞台；同时也要感谢广大的求美者，正是他们对生活的热爱和对美丽的不懈追求，促使了众多学者和医生迈开了探索、研究人体脂肪组织的脚步；更要感谢北京大学医学出版社的大力支持，以及李娜编辑的辛勤付出，才有本书的顺利出版；最后要感谢中华医学会整形外科学分会脂肪移植专业学组组长李发成教授为本书作序。希望本书的出版能为中国整形美容外科的发展尽一点绵薄之力！

王志强

目　录

第 **1** 章

脂肪美容整形概述

引言

脂肪组织具有良好的可塑性，广泛分布于人体的体表。对于女性，由于脂肪组织在人体各体表器官之间的分布差异，形成了女性特有的曲线美。一百多年前，人类对美的追求促使了脂肪去除和脂肪移植这两项重要技术的发明。随着这两项技术的不断发展和完善，以及对脂肪组织基础研究的深入，以脂肪组织为基础的诸多美容整形技术涌现出来。本章首先系统回顾了传统脂肪游离移植和脂肪抽吸技术发展的坎坷历程，其次阐述了现代脂肪移植技术的兴起和发展，最后介绍了我国脂肪移植技术的发展概况。

第 1 节 传统脂肪游离移植的历史回顾

文献记载，脂肪游离移植的历史可以追溯到 1893 年，当时的德国外科医生 Neuber[1] 报道了从上臂切取脂肪组织加工成脂肪颗粒后填充因骨髓炎引起的面部凹陷畸形，获得了较好的效果，这是目前所能检索到的最早的脂肪移植文献。1910 年，又一位德国医生 Hollander[2] 首次以注射方式将脂肪颗粒移植到面部凹陷部位，开始了以注射方式进行脂肪游离移植的探索历程。1914 年，法国外科医生 Bruning[3] 采用注射器和针头将脂肪颗粒注射移植到鼻部进行鼻整形后畸形的治疗，从此实现了真正意义上的脂肪注射移植。

1919 年，德国颌面外科医生 Lexer 出版了《组织游离移植》，在书中详细阐述了脂肪获取和应用的方法，并首次报道了游离脂肪块移植治疗面部萎缩。1920 年，意大利医生 Pennisi 出版了历史上

第一本脂肪移植的专著《外科脂肪移植》(图 1-1)。1926 年，美国医生 Miller 出版了《针管移植及美容外科移植技术回顾》，描述了从患者腹部切取脂肪并进行注射器移植的过程 (图 1-2)。

随着游离脂肪块移植在临床的大量使用，1950 年，美国的 Peer 医生对脂肪游离移植进行了系统的研究，他对大块和小块脂肪移植 1 年后的体积及重量变化进行了大体和显微镜观察，研究发现，多数移植的脂肪在体积和重量上减少了 50% 以上，

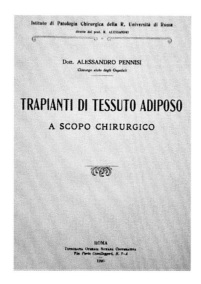

图 1-1 意大利医生 Pennisi 于 1920 年出版了历史上第一本脂肪移植的专著《外科脂肪移植》

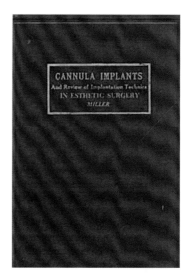

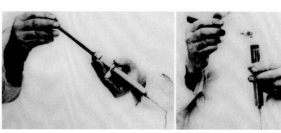

图 1-2 美国医生 Miller 于 1926 年出版了《针管移植及美容外科移植技术回顾》一书，他在书中描述了用注射器进行脂肪游离移植的过程

坏死的脂肪颗粒往往会引起纤维囊性化和假性囊肿，并于 1955 年出版了《组织移植》一书。加上脂肪移植在临床治疗过程中还存在液化、坏死、感染等并发症，这些情况的出现引起了临床医生们的关注和警惕，特别是在 20 世纪 60 年代后各种硅胶假体的出现，使早期的传统自体脂肪游离移植的临床应用和研究几乎陷入了停顿的困境。

从上述自体脂肪游离移植的发展历程中可以看出，20 世纪初在西方国家，脂肪游离移植已经在临床上得到了广泛开展，并取得了一定的效果。早期传统脂肪移植的一个显著特征就是：用外科手术的方法从身体脂肪比较丰富的部位，如腹部、大腿及上臂等处切取脂肪，然后加工成不同大小的脂肪块或脂肪颗粒，再移植到治疗部位。这一时期，脂肪注射移植的理念已经形成并应用到了临床实践。

第 2 节　脂肪抽吸技术的发展历程

脂肪去除术的历史几乎和脂肪移植术一样久远 [4]。法国医生 Marks 和 DeMars 于 1890 年最早报道了腹壁皮肤脂肪切除术，术后取得了较好的减肥效果，由于切除术的损伤大，后期切口瘢痕严重，患者不容易接受。20 世纪 20 年代，法国医生 Dujarrier 使用刮匙为一位舞蹈演员从膝部刮除部分脂肪组织，第一次完成了脂肪刮除手术，但遗憾的是因感染导致该舞蹈演员被截肢，以致后来许多年，脂肪刮除这一术式无人问津。直到 1964 年，一位德国医生 Joseph Schrudde 改用子宫刮匙，通过皮肤切口在闭合状态下先后为 150 多位患者进行了脂肪刮除手术，取得了满意的效果，并在 1972 年进行了报道，开创了闭合式脂肪去除术。受 Schrudde 的启发，1977 年，意大利医生 Fischer 首次采用负压吸引的方法，通过吸管将切除的脂肪抽吸出来，并在术区注射生理盐水以方便脂肪的抽吸 [5]。1978 年，瑞典医生 Kesselring 设计了新的吸刮器，并进一步完善了封闭式系统 [6]，从此实现了脂肪刮除技术与负压装置的结合，为现代脂肪抽吸技术的出现奠定了基础。

由于早期的脂肪抽吸术为干性吸脂，使用的金属管较粗，手术出血量大，术区凹凸不平，其临床应用受到了极大的限制。为了克服上述缺点，1977 年，法国医生 Illouz 在 Fischer 等人的启发下，提出了脂肪溶解术（lipolysis）[7]，该技术在需要吸脂的部位预先注射配制的低渗液（1000 ml 生理盐水 +200 ml 蒸馏水 +1000 IU 透明质酸酶 +60 mg 利多卡因），然后用前端钝头、带有侧孔的吸管吸出被低渗液所破坏的脂肪组织，取得了较好的临床效果，开创了钝针湿性隧道吸脂技术，即经典的脂肪抽吸技术，但仍存在出血量较大、术中疼痛的问题。

为了减少吸脂时的失血量，提高手术的安全性，1987 年，美国皮肤科医生 Klein 在湿性吸脂技术的基础上发明了肿胀麻醉技术（tumescent technique）[8]，又称"超量灌注麻醉"，即将大量含肾上腺素和利多卡因的生理盐水灌注在皮下脂肪组织中，并在液体中加入碳酸氢钠以中和 pH 来减轻注射时的疼痛。由于肿胀麻醉液中含有较高浓度的肾上腺素，可以使脂肪组织中的毛细血管收缩，从而可以大大减少吸脂时的出血量；另外，肿胀麻醉技术使皮下组织细胞间隙产生分离，压迫微小血管使之闭塞，达到局部止痛、止血及分离组织的目的。由于该麻醉方法具有失血少、组织损伤轻、止痛效果可靠、术后恢复快的优点，大大提高了手术的安全性，尤其是可以单独作为一种麻醉方法来使用，而不需要全身麻醉或阻滞麻醉，且不需要由专门的麻醉师来实施，可由手术医生单独完成。肿胀麻醉技术的这些诸多优点，使得脂肪抽吸技术在世界范围内广泛开展了起来。肿胀麻醉技术的发明和吸脂器械的逐步完善标志着脂肪抽吸技术逐步趋于成熟，也为现代脂肪移植技术的兴起和发展奠定了基础。

第3节　现代脂肪移植技术的兴起和发展

　　20世纪80年代，由于脂肪抽吸术的广泛开展，人们开始注意到通过脂肪抽吸技术让脂肪的获取更加安全便利，这些轻而易举就能得到的大量脂肪颗粒再次激发了整形外科医生对脂肪移植的关注。由于在抽吸过程中有时会引起术区凹陷的问题，整形外科医生们便开始尝试将吸脂获得的游离脂肪颗粒填充到凹陷部位进行矫正，由此拉开了现代自体脂肪颗粒移植的序幕。在肿胀麻醉基础上，通过脂肪抽吸的方法以闭合方式获取脂肪颗粒是现代脂肪移植技术区别于传统脂肪移植技术的显著特征。

　　1982年，美国医生Bircoll[9]首次利用抽吸得到的脂肪进行软组织凹陷的填充移植。1987年，法国的Illouz[10]报道了167例多部位脂肪注射移植的远期效果。同年，委内瑞拉整形外科医生Krulig[11]报道了使用注射器和针管进行脂肪移植的病例，这是第一次正式提出"脂肪注射"（lipo-injection）的概念。1989年，来自阿根廷的两位整形外科医生Chajchir和Benzaguen[12]报道了对253例患者随访4年的临床观察研究，结果显示，86%的患者对手术效果满意，并发现脂肪移植区域的皮肤质地得到了明显改善，同时提出了对获取的脂肪颗粒要进行纯化，强调了移植过程中多层次注射和无损伤原则的重要性。1990年，另一位法国医生Fournier[13]首次发表了使用注射器抽吸脂肪颗粒并再次注射人体的技术。这期间，关于注射脂肪移植的实验研究和临床应用的文章大量涌现，使得脂肪移植无论在理论上还是技术细节上都获得了空前发展。

　　但是随着临床的不断应用，脂肪移植的并发症和局限性逐渐显现出来，人们发现移植的脂肪组织1年后基本消失了45%左右，此外，脂肪移植可引起结节、液化、囊肿及纤维化等问题。特别是1991年，美国整形外科医生Ersek[14]经过3年随访后发表文章认为，脂肪移植充其量就是胶原蛋白的填充，结果令人失望。这些负面的因素使脂肪颗粒移植再次陷入了困境。

　　这些现象的出现也引起了人们对自体脂肪颗粒移植的重新审视，并促使了许多学者重新开始研究。巴西的Carpaneda和墨西哥的Guerrerosantos[15-16]分别于1993年及1996年发表文章，他们通过实验证实，在血供丰富的条件下，移植的自体脂肪颗粒是可以存活的，并认为成活的脂肪可以在体内存留10年以上，虽然在具体病理过程上仍有一些争议，但基本否定了"移植的脂肪颗粒不能存活"的观点。

　　为了获得稳定而较高的成活率并减少术后并发症，美国的Coleman教授做了大量的临床工作，并进行了长期随访，他于1994年提出了"结构脂肪移植技术"（LipoStructure®），即"Coleman技术"[17]，该技术的最大亮点是将脂肪颗粒注射移植的过程进行了规范，提出了脂肪获取、提纯、注射和术后管理等一系列的规范操作程序，得到了临床医生的广泛认同和接受，进一步促进了脂肪颗粒移植技术的发展。结构脂肪移植技术的核心思想是保证获取的脂肪颗粒具有完整的脂肪组织结构，且保持细胞活性，并尽量使移植的脂肪颗粒与受区之间充分接触，以保证快速建立血运。该技术在一定程度上提高了脂肪移植的成活率，减少了脂肪液化、感染、结节和囊肿等并发症的发生。至此，自体脂肪颗粒移植又成为整形外科医生修复软组织凹陷和进行面部填充的常用方法，特别是对于半侧颜面萎缩症等的治疗，取得了良好的疗效，并逐渐成为首选治疗方法。1998 年，Coleman 和 Magalon 在法国马赛共同举办了第一届具有现代意义的脂肪移植技术学习班，全面介绍了结构脂肪移植技术在面部美容和修复重建外科的应用，并将课程内容进行汇编（图 1-3），这是现代脂肪移植术在临床领域应用的一个全面总结和展示。结构

脂肪移植技术的出现，标志着现代脂肪移植技术逐步走向了成熟。

在接下来的时间里，由于脂肪移植技术的广泛开展，多个国家的整形外科医生发现了脂肪组织具有再生修复的现象。2001 年，美国的 Zuk 教授等研究发现脂肪组织中含有丰富的具有多向分化潜能的细胞群，经过进一步研究后将其命名为脂肪源性干细胞（adipose tissue-derived stem cells，ADSC）[19]；随后在 2007 年，意大利的 Rigotti 等[20]首次发表了脂肪源性干细胞治疗放射性组织损伤的文章；2008 年，日本的 Yoshimura 报道了将富含脂肪源性干细胞的基质血管成分（stromal vascular fraction，SVF）加入脂肪颗粒中用于增大乳房的细胞辅助的脂肪移植（cell-assited lipotransfer，CAL）技术，简称 CAL 技术，取得了非常明显的临床效果[21]。随后的研究发现，脂肪移植除了对皮肤质地和瘢痕有明显改善作用外，还对其他疾病显示了其良好的再生修复

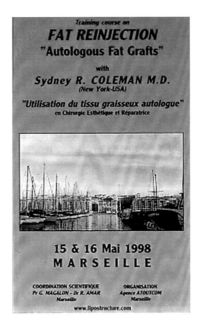

图 1-3　1998 年，Coleman 和 Magalon 在法国马赛举办了第一届脂肪移植技术学习班，并将课程内容进行汇编，全面总结和展示了结构脂肪移植技术在美容整形外科的临床应用，标志着现代脂肪移植技术逐渐走向了成熟

作用，例如对硬皮病（系统性硬化症）、慢性溃疡以及声带发声障碍的治疗等[22]。对脂肪组织所具有的再生修复功能的一系列发现，使人们转变了对传统脂肪组织的认知观念，开始认识到脂肪组织不仅能储存能量，而且是一个具有巨大潜力的修复组织。2009 年，Coleman 和 Mazzola 共同编写出版了《科尔曼脂肪注射——从充填到再生》一书，我国的陈育哲教授等人于 2014 年将其翻译成中文版。这本书的出版标志着以脂肪抽吸技术为基础的现代脂肪颗粒移植技术从兴起、发展到成熟，再到修复再生的发展历程（图 1-4）。

在随后的时间里，许多学者和临床医生就脂肪的再生修复功能进行了诸多研究和临床应用。为了实现去除面部皱纹和抗衰老的目的，2012 年，

比利时整形外科医生 Zeltzer 等[23] 开始了脂肪颗粒的加工处理工作，他们用带有多个侧孔的直径 1.0 mm 的吸脂针进行脂肪采集，再通过一定孔径的滤网过滤以获得微小的脂肪颗粒，然后进行真皮内注射治疗皱纹，获得了良好的面部年轻化效果。随后在 2013 年，该团队的 Tonnard[24] 医生在美国《整形与重建外科》（PRS）杂志上发表了有关"纳米脂肪"的基础研究和临床应用的文章，从而让人们认识到了不同大小的脂肪颗粒在临床应用和治疗上具有不同的作用。2014 年，日本学者 Yoshimura 小组报告了脂肪颗粒的大小与脂肪成活的相关研究论文[25]，进而开启了脂肪颗粒加工处理的新阶段。

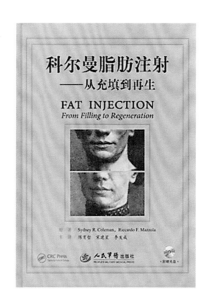

图 1-4　2009 年，Coleman 和 Mazzola 出版了《科尔曼脂肪注射——从充填到再生》一书，揭开了脂肪移植从软组织充填到再生医学的序幕。图示为国内的陈育哲教授等人将其翻译的中文版本

第 4 节　现代脂肪移植技术在国内的发展概况

我国脂肪移植技术起步较晚，但是进步较快。1987 年，脂肪抽吸技术传入我国，由济南市中心医院的周秉公等医生率先开展，并在 1988 年报道了 102 例吸脂病例[26]。戚可名教授于国内率先开展了注射器吸脂术，并于 1994 年在国内首先发表文章介绍了他们脂肪移植的临床经验，利用脂肪颗粒移植填充治疗半侧颜面萎缩、上睑凹陷、鼻唇沟、面部凹陷瘢痕和皱纹等，取得了满意的治疗效果[27]。2010 年，上海第九人民医院的李青峰教授提出了脂肪移植的 "3L3M 技术"，即低压吸脂（ low pressure liposuction ）、低速离心（ low speed centrifuge ）、少量注射（ low amounts injection ）、多点（ multi-points ）、多隧道（ multi-tunnels ）和多平面（ multi-layers ）注射移植[28]。刘毅和郭树忠两位教授于 2012 年主编出版了《形体雕塑与脂肪移植外科学》一书，是国内第一本详细介绍脂肪抽吸和脂肪移植的专著（图 1-5）。李越医生于 2013 年出版了国内第一本关于面部脂肪移植的专著《现代颜面脂肪移植术——实用 FAAS 技术》（图 1-6）。2014 年，李青峰教授主编出版了《自体脂肪移植技术》一书，全面介绍了自体脂肪移植的理论基础和临床应用（图 1-7）。2016 年，南方医科大学的鲁峰教授等于 PRS 杂志首次报道了脂肪源性干细胞基质胶（ SVF-Gel ）的研究工作[29]。这些学者的工作推动了我国脂肪抽吸技术及脂肪移植技术的发展。

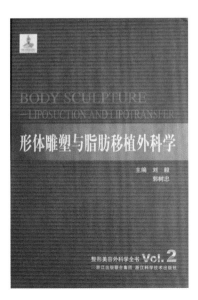

图 1-5　由刘毅和郭树忠两位教授于 2012 年主编出版的《形体雕塑与脂肪移植外科学》是国内第一本详细介绍脂肪抽吸和脂肪移植的专著

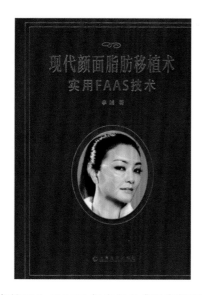

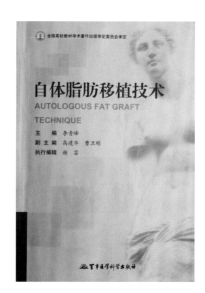

图1-6 李越医生于2013年出版的《现代颜面脂肪移植术——实用FAAS技术》是国内第一本关于面部脂肪移植的专著

图1-7 李青峰教授于2014年出版了《自体脂肪移植技术》一书，书中详细介绍了自体脂肪移植的理论基础以及在身体各个部位的临床应用

参考文献

[1] Neuber F. Fett Transplantation. Chir Kong Verhandl Deutsch Gesellsch Chir, 1893, 22:66.

[2] Hollander E. Ueber einen Fall von fortschreitenden Schwund des Fettgewebes und seinen kosmetischen Ersatz durch Menschenfett. Muench Med Wochenschr, 1910, 57:1794-1795.

[3] Bruning P. Cited by Broechaert TJ, Steinhaus J: Contribution e l'etude des greffes adipueses. Bull Acad Roy Med Belgique, 1914, 28: 440.

[4] 曹孟君, 朱斌, 莫建民, 等. 脂肪抽吸技术历史回顾和相关器械的演变. 实用美容整形外科杂志, 2002, 13(4):174.

[5] 刘毅. 脂肪移植的基础与临床. 北京: 军事医学科学出版社, 2009:52-55.

[6] Kesselring UK, Meyer RA. A suction curette for removal of excessive local deposits of subcutaneous fat. Plast Recostr Surg, 1978, 62(2):305.

[7] Illouz YG. Illouz's technique of body contouring by lipolysis. Clin Plast Surg, 1984, 11(3): 409-417.

[8] Klein JA. The tumescent technique for liposuction surgery. Am J Cosm Surg, 1987, 4(4): 263-268.

[9] Bircoll M. Autologous fat transplantation. Plast Recostr Surg, 1987, 79(3):492-493.

[10] Illouz YG. Present results of fat injection. Aesth Plast Surg, 1988, 12(3):175-181.

[11] Krulig E. Lipo-injection. Am J Cosm Surg, 1987, 4(2): 123-129.

[12] Chajchir A, Benzaquen I. Fat-grafting injection for soft-tissue augmentation. Plast Reconstr Surg, 1989, 84(6): 921-934.

[13] Fournier PF. Facial recontouring with fat grafting. Dermatol Clin, 1990, 8(3): 523-537.

[14] Ersek RA. Transplantation of purified autologous fat: a 3-year follow-up is disappointing. Plast Reconstr Surg, 1991, 87(2): 291-227.

[15] Carpaneda CA, Ribeiro MT. Study of the histologic alterations and viability of the adipose graft in humans. Aesth Plast Surg, 1993, 17(1): 43-47.

[16] Guerrerosantos J, Mendoza AG, Masmela Y. Long-term survival of free fat grafts in muscle: an experimental study in rats. Aesth Plast Surg, 1996, 20: 403.

[17] Coleman SR. Lipoinfiltration in the upper lip white roll. Aesth Plast Surg, 1994, 14: 231-234.

[18] Zuk PA, Zhu M, Mizuno H, et al. Multilineage cells from human adipose tissue: implications for cell-based therapies. Tissue Eng, 2001, 7(2): 211-228.

[19] Zuk PA, Zhu M, Ashjian P, et al. Human adipose tissue

is a source of multipotent stem cells. Mol Biol cell, 2002, 13(12): 4279-4295.

[20] Rigotti G, Marchi A, Galiè M, et al. Clinical treatment of radiotherapy tissue damage by lipoaspirate transplant: a healing process mediated by adipose-derived adult stem cells. Plast Reconstr Surg, 2007, 119(5): 1409-1422.

[21] Yoshimura K, Sato K, Aoi N, et al. Cell-assisted lipotransfer for cosmetic breast augmentation: supportive use of adipose-derived stem/stromal cells. Aesth Plast Surg, 2008, 32(1):48-55.

[22] 李青峰. 自体脂肪移植技术. 北京: 军事医学科学出版社, 2014: 189-191.

[23] Zeltzer AA, Tonnard PL, Verpaele AM. Sharp-needle intradermal fat grafting (SNIF). Aesthet Surg J, 2012, 32(5):554-561.

[24] Tonnard, Zhu M, Liu L, et al. Nanofat grafting: basic research and clinical applications. Plast Reconstr Surg, 2013, 132(4):1017-1026.

[25] Kato H, Mineda K, Eto H, et al. Degeneration, regeneration and cicatrization after fat grafting: dynamic total tissue remodeling during the first 3 months. Plast Reconstr Surg, 2014, 133(3): 303e-313e.

[26] 韩秉公, 周兴亮, 张爱珍. 脂肪抽吸术102例报告. 实用美容整形外科杂志, 1988, 4:81-83.

[27] 王雪, 戚可名. 脂肪颗粒注射移植. 中华整形烧伤外科杂志, 1994, 5:389-190.

[28] Xie Y, Zheng D, Li Q, et al. The effect of centrifugation on viability of fat grafts: an evaluation with the glucose transport test. J Plast Reconstr Aesthet Surg, 2012, 63(3): 482-487.

[29] Yao Y, Dong Z, Liao Y, et al. Adipose extracellular matrix/stromal vascular fraction gel: a novel adipose tissue-derived injectable for stem cell therapy. Plast Reconstr Surg, 2017, 139(4): 867-879.

第 2 章

脂肪美容整形基础理论

引言

经过一个多世纪的发展，围绕着脂肪组织的临床应用产生了许多新理念和新技术，这些新理念和新技术的提出离不开脂肪组织基础研究的进步。深入了解脂肪组织的解剖结构、组织构成、生理功能及其发育学特点，有助于理解关于脂肪美容整形的新理念，同时对掌握有关脂肪组织的一系列新技术具有十分重要的意义。

到目前为止，关于脂肪游离移植的存活机制还不是十分清楚。就这一问题，许多学者提出了各自的观点和理论。了解脂肪游离移植的存活机制，对从事脂肪技术的临床医生来说很有裨益。

本章首先叙述了脂肪组织的解剖学及组织结构特点；接下来阐述了脂肪组织的生理功能，重点介绍了脂肪组织基础研究的新进展；随后介绍了脂肪游离移植后的存活机制及转归。

第 1 节　脂肪组织的解剖学结构特点

脂肪组织广泛分布于人体内，按其存在部位可分为肌内脂肪、肌间脂肪、内脏脂肪和皮下脂肪 4 种，其中肌内脂肪和肌间脂肪合称肌肉脂肪组织[1]。按细胞结构与功能不同，一般可将脂肪组织分为黄（白）色脂肪组织和棕色脂肪组织。黄色脂肪组织呈黄色（在某些哺乳动物呈白色），主要分布在皮肤与深筋膜之间的皮下组织、大网膜和肠系膜等处，主要由大量单泡脂肪细胞集聚而成；棕色脂肪组织呈棕色，在新生儿时期体内存在较多，当发育到成人后，在体内含量极少，主要由多泡脂肪细胞组成。

在正常成年人中，皮下组织是脂肪储存量最为丰富的部位，约占体内总脂肪量的 80%，也是整形美容外科经常进行脂肪抽吸和脂肪获取的部位。因此，本书所叙述的脂肪组织一般是指与整形美容外科密切相关的皮下脂肪组织，即黄色脂肪组织。皮下脂肪组织是由大量脂肪细胞聚集分布在疏松结缔组织中形成的一种特殊结缔组织。结缔组织纤维将脂肪细胞分隔形成众多大小不一的脂肪小叶，供应脂肪组织的血管走行在这些结缔组织纤维隔中，而大量的脂肪细胞则沿着为数众多的小血管分布，形成以小血管为蒂的葡萄串样外观（见图 2-3）。脂肪组织内纵横交错的纤维隔是脂肪抽吸术时产生阻力的主要原因。

一、脂肪组织的解剖分布特点

位于体被的皮下脂肪组织广泛分布在真皮下与深筋膜之间，大体解剖学上一般将其分为两个层次，即浅层脂肪组织和深层脂肪组织。显微解剖则显示，浅层脂肪和深层脂肪之间被一薄层的浅筋膜分隔开来（图 2-1）。

浅层脂肪组织又称晕层，位于真皮层与浅筋膜之间，广泛分布于身体多个部位。该层脂肪组织由较小的脂肪细胞组成，脂肪组织内的纤维间隔分布致密，呈弓状外观，纤维隔连接在真皮深层和浅筋膜之间，将浅层脂肪分隔为众多的小脂肪室。浅层脂肪组织紧密厚实，在成年人其厚度一般为 1 cm 左右，但在肥胖者，厚度可达数厘米。浅层脂肪组织的厚度在身体的不同部位存在明显差异，在腹部、腰部、臀部及大腿等部位较厚，而在膝关节、小腿胫骨前等部位较薄。浅层脂肪属于代谢性脂肪，容易合成储存，也容易分解，随体重变化改变较大。浅层脂肪组织紧紧贴附于皮肤，可随皮肤一同移动。

浅层脂肪组织还可以进一步分为顶层和幔层[2]，也称为附件周围层和覆盖层。附件周围层紧贴真皮网状层分布，与真皮网状层连接紧密，该层脂肪组织紧实致密，脂肪颗粒小，汗腺、皮脂腺和毛囊等皮肤附属器官位于其浅部，真皮下血管网、皮下淋巴管及表浅神经走行分布在其深面。临床上进行脂肪抽吸时，附件周围层是需要重点保护的层次，该层结构的破坏会导致皮肤淤青、红斑和色素沉着，有时损伤过重甚至会导致皮肤坏死。覆盖层即幔层位于附件周围层的下方，由众多垂直排列的柱形脂肪细胞构成，该层和深部的脂肪通过一薄层的浅筋膜分隔开。在眼睑、鼻背及阴茎等部位，该层是缺失的。

深层脂肪组织也称为板层，位于浅筋膜和深筋膜之间，仅存在于身体某些特殊部位，其厚度个体差异较大，分布存在明显的性别差异，女性主要分布在腹部、腰部（髂窝）、大转子区、大腿上 1/3 内侧及上侧臀部等区域（图 2-2），在男性则以上腹部多见。这些呈区域分布的深层脂肪组织由中央区域向周围逐渐变薄，并在其外侧边缘，浅筋膜和深筋膜相互融合。该层脂肪与深筋膜联系较密切，而与皮肤层连接较为松散。该层脂肪组织内脂肪细胞体积较大，脂肪细胞间连接相对疏松，众多脂肪细胞聚集成颗粒状，由纵横交错的纤维隔将其分隔成不同大小和形状的脂肪小叶。深层脂肪相对稳定，属于静止性脂肪组织，容易合成，但不易分解，主要功能为储存能量，在长期饥饿和

严重消耗时通过氧化为机体提供能量。深层脂肪是脂肪抽吸塑型的主要部位，也是进行脂肪游离移植时理想的脂肪供区。在该层次中，有从深筋膜发出的垂直向上走行的穿支血管，因此在进行脂肪抽吸时要避免动作粗暴，以免损伤这些穿支血管而导致术中和术后出血较多。深层脂肪受遗传、性别及种族等的影响较大。

有研究发现，由于深层脂肪的脂肪细胞体积较大，形成的颗粒为大脂肪球，等量的组织经消化离心后，深层脂肪的油脂层大约是浅层脂肪的 3 倍；同时由于浅层脂肪组织中脂肪细胞的体积较小，其形成的脂肪颗粒也较深层脂肪更小，且该层中脂肪源性干细胞多向分化能力也优于深层脂肪。因此，有人认为浅层脂肪更适合用于脂肪移植。

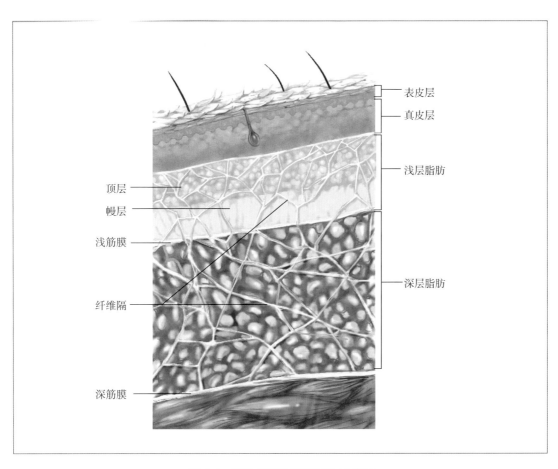

图 2-1　脂肪组织的解剖结构示意图

二、脂肪组织的血液供应

传统的观念认为脂肪组织的血运匮乏，但越来越多的研究表明，其实脂肪组织含有丰富的血管[3]，每个脂肪细胞至少与一条或多条毛细血管相连，这些毛细血管由存在于脂肪小叶间隔的微小动脉发出，并在此汇集形成微小静脉进行回流（图 2-3）。研究显示，脂肪组织的血运比同体积的横纹肌血运更为丰富，100 g 的脂肪组织其血流量为 2 ~ 14 ml/min，血管舒张时可达 20 ~ 50 ml/min。在注射肿胀液时，其血流量会下降至 1 ml/min 以下。这也是肿胀麻醉下进行脂肪抽吸时出血量显著减少的主要原因。

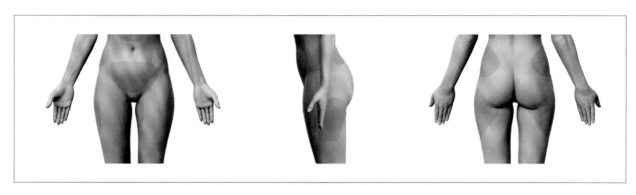

图 2-2　深层脂肪分布区域示意图，这些区域也是临床上优先选择的脂肪供区

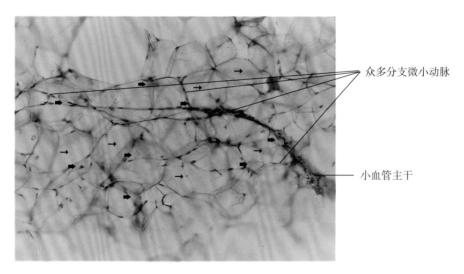

众多分支微小动脉

小血管主干

图 2-3　HE 染色下脂肪组织的血管分布。图中显示以小血管主干形成的葡萄串样的脂肪组织，主干血管逐级分成若干微血管，每个脂肪细胞周围都有 1 ~ 2 条毛细血管分布。黑色小箭头指示的是成熟的脂肪细胞，脂滴被脂溶剂溶解，呈空泡状，受胶原纤维挤压，脂肪细胞为不规则的气球状。黑色大箭头指示的是脂肪组织中的血管分布，可见脂肪组织中存在丰富的毛细血管，血管腔内可以看到呈单向排列的血液细胞

第2节　脂肪组织的组织学特征

一、脂肪组织的结构

皮下脂肪组织（adipose tissue）主要由大量的不同生长阶段的脂肪细胞、丰富的纤维蛋白、毛细血管网、基质成分以及众多的非脂肪细胞构成，这些大小不一的脂肪细胞由大量的网状纤维和胶原蛋白相互密集交织而网罗聚集在一起，沿着微血管系统分布（图2-3），并由疏松结缔组织分隔成葡萄串样的众多脂肪小叶。多个脂肪细胞聚集形成一级小叶，很多一级小叶汇聚形成二级小叶，小叶之间为纤维隔或小梁，血管、神经、淋巴管走行在纤维隔内，细胞外基质成分充填在上述结构周围，如此构成脂肪组织的基本结构。脂肪小叶是脂肪组织的基本结构和功能单位，每个小叶具有独立的

毛细血管网络（图2-4）。毛细血管和脂肪细胞联系紧密，之间只有肌膜和胶原纤维相隔。多个脂肪小叶组成脂肪小球或脂肪块。

二、脂肪组织的细胞构成

脂肪细胞是构成脂肪组织的主要细胞，脂肪组织中50%的细胞成分为脂肪细胞。人体的脂肪细胞约有2.5×10^{10}个，肥胖者可达9.0×10^{10}个。脂肪细胞占据脂肪组织体积的90%以上，其余是神经、血管、纤维结缔组织及细胞外基质成分和其他细胞成分。脂肪组织中包含有成熟的脂肪细胞、不同生长阶段的脂肪细胞、前脂肪细胞、脂肪源性干细胞、血管内皮细胞、成纤维细胞、周细胞、巨噬细胞、中性粒细胞、嗜酸性粒细胞、淋巴细

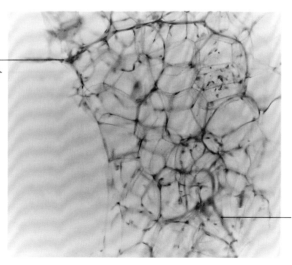

微血管主干
脂肪细胞沿微血管系统分布形成的脂肪小叶

另一个脂肪小叶的构成，沿另一微血管系统分布形成

图2-4　利用脂肪抽吸技术获得的脂肪颗粒，HE染色后显示的脂肪小叶。可见两个脂肪小叶的构成，脂肪细胞围绕着各自的微血管主干，沿途逐级分布在毛细血管网周围

胞、浆细胞、肥大细胞、单核细胞和未分化的间质细胞等[4]（图2-5）。

成熟的脂肪细胞是人体内最大的结缔组织细胞，其变形能力强于其他细胞，自身体积可以扩展10～1000倍，但不能分裂增殖。成熟脂肪细胞直径在20～120 μm，平均为100 μm，最大直径可达200 μm，一般呈圆形和椭圆形，当细胞密度大时呈

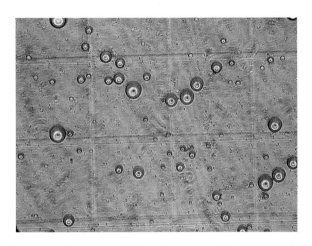

图2-5　直径2.5 mm、侧孔直径0.3 mm的多孔吸脂针抽吸获得的脂肪抽吸物，经台盼蓝染色后显示的不同生长阶段的、大小不一的脂肪细胞。研究显示，新的小脂肪细胞具有很强的能量缓冲作用，它可在机体进食后高效地吸收游离脂肪酸和甘油三酯；而大的脂肪细胞能拮抗胰岛素的抗脂解作用。脂肪细胞随着体积的增加而逐渐丧失其功能

现多角形。脂肪细胞最显著的特点是含有占据细胞体积约90%的脂滴，脂滴把细胞核和细胞质挤向细胞一侧（图2-6）。电镜下，可见脂肪细胞含有一个小的高尔基复合体、少量线粒体和内质网、中等数量的核糖体。根据脂肪细胞分化过程中脂滴的变化，可将脂肪细胞分为前脂肪细胞和成熟脂肪细胞。前脂肪细胞的直径为10～20 μm，中国女性脂肪细胞平均直径为（91.8±20.9）μm[5]，而脂肪源性干细胞的平均直径为7～9 μm。研究表明，通过热量剥夺，成熟的脂肪细胞在缺血、缺氧情况下可以去分化为前脂肪细胞；脂肪细胞内的甘油三酯被分解耗尽时，脂肪组织转变为疏松结缔组织。

目前认为，前脂肪细胞即不成熟的脂肪细胞存在两种形式，一种是出现脂滴后的不成熟脂肪细胞；另一种为未出现脂滴的不成熟脂肪细胞，但该细胞具有分化发展为成熟脂肪细胞的能力。

由于脂肪细胞的体积巨大，在大多数情况下，体内的脂肪细胞不是圆形膨胀的球体，而是呈现多边形的形态，被挤压在血管之间，这是因为这些脂肪细胞在体内受胶体渗透压的挤压所致。

每个脂肪细胞至少接触一根毛细血管，这些毛细血管对肾上腺素高度敏感，这就是脂肪抽吸术中加入肾上腺素预防出血的理论基础。进行脂肪移

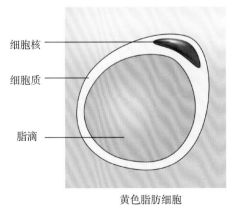
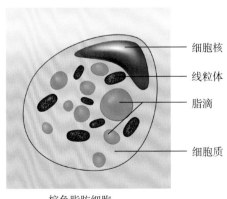

黄色脂肪细胞　　　　　　棕色脂肪细胞

图2-6　脂肪细胞的特征性结构示意图

植时，由于需要的脂肪不多，吸脂部位面积不大，推荐 500 ml 肿胀液中加入 1 mg 肾上腺素，以防止出血而获取更为纯净的脂肪颗粒。

人体脂肪细胞为长寿细胞，其寿命可达到 10 年[6]，脂肪细胞以每年 10% 左右的速度进行更新，这部分新生的脂肪细胞由脂肪组织内存在的间充质干细胞即脂肪源性干细胞增殖分化来完成。脂肪源性干细胞与骨髓间充质干细胞有许多相似的性质，具有持久的自我更新能力及多向分化潜能，广泛分布于脂肪组织内的脉管系统周围，在多种因素的影响下，脂肪源性干细胞被激活诱导分化为成熟脂肪细胞，不断对脂肪组织进行更新。

有研究表明，每立方厘米的脂肪组织中，包含 100 万个成熟的脂肪细胞、100 万个脂肪源性干细胞、100 万个血管内皮细胞和 100 万个其他细胞[7]。除去成熟的脂肪细胞外，脂肪组织中剩余的细胞成分称为血管基质成分（SVF）。脂肪基质细胞中除了脂肪源性干细胞和血管内皮细胞外，还包括大量以巨噬细胞和淋巴细胞为主的免疫细胞。近年来的研究发现，这些免疫细胞除了发挥免疫防御和免疫调控外，还与肥胖者脂肪组织的慢性炎症反应及糖尿病等代谢综合征密切相关[8]，现在人们已经开始重新审视免疫细胞在脂肪组织中的作用；而且已经有研究结果表明，巨噬细胞存在分化为脂肪细胞的可能性，并参与脂肪组织的自我更新和修复重建过程[9]。

三、脂肪组织的细胞外基质成分

脂肪组织中的细胞外基质（extracellular matrix，ECM）主要由脂肪细胞及脂肪组织中的其他细胞合成并分泌到胞外，这些基质成分分布在细胞表面或细胞之间，它们是一些有机生物大分子，主要包括多糖和蛋白质或蛋白聚糖。这些大分子物质构成复杂的网架结构（图 2-7），支持、连接并调节脂肪细胞的生理活动。脂肪组织疏松，细胞间隙较大，其间充填着许多细胞外基质，脂肪细胞并非连接在一起形成岛状，而是处在由细胞外基质、各种生长因子和电解质形成的"海洋"之中。脂肪组织的细胞外基质是脂肪组织的一部分，不属于任何细胞，它决定脂肪组织的特性，对脂肪细胞具有重要作用，影响着脂肪细胞的生长、分泌及合成等诸多生理过程[10]。

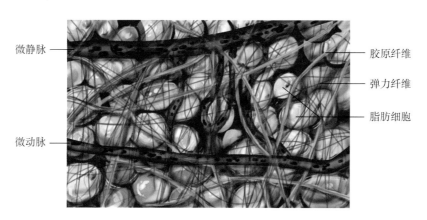

图 2-7　脂肪细胞和细胞外基质示意图

脂肪细胞之间复杂的细胞外基质成分可分为三大类：①糖胺聚糖和蛋白聚糖，它们形成水溶性的胶状物，在这种胶状物中包埋有许多其他的基质成分；②结构蛋白，如胶原和弹性蛋白，它们赋予细胞外基质一定的强度和韧性；③黏着糖蛋白，又称纤维连接蛋白或纤连蛋白，它们促使细胞同基质结合。其中以胶原和蛋白聚糖为基本骨架在细胞表面形成纤维网状复合物，这种复合物通过纤连蛋白和层粘连蛋白以及其他的连接分子直接与细胞表面受体连接，或附着到受体上。由于受体多数是膜整合蛋白，并与细胞内的骨架蛋白相连，所以细胞外基质通过膜整合蛋白将细胞外与细胞内连成了一个整体。

随着细胞外基质在生理和病理过程中的重要作用被发现，对其功能的研究已备受关注。细胞外基质绝不仅仅是包裹细胞而已，它是细胞完成若干生理功能必须依赖的物质，已知细胞的形态、运动及分化均与细胞外基质有关。细胞外基质能结合许多生长因子和激素，给细胞提供众多信号，调节细胞功能。在急、慢性感染性炎症时，细胞外基质的生化成分会发生改变。

脂肪组织细胞外基质成分对脂肪移植的研究还刚刚开始，还有许多问题需要进一步明确，如在采集脂肪时，哪种吸脂方法能最大限度地保留细胞外基质成分？梯度离心法能否把吸脂术中失去的细胞外基质成分收集回来？如果可以的话，离心参数是多少？它们分布在哪个层面？有些基质成分是可溶性的，如何鉴别分离它们？细胞外基质成分对脂肪移植有什么样的影响？诸多问题有待进一步去研究证实。

第3节　脂肪组织的发育及生理学特点

一、脂肪组织的发育学特点

脂肪组织的发育始于胚胎期第34周，起源于中胚层的多潜能干细胞。从胚胎期到出生后的9个月，脂肪细胞持续增长；9个月到8岁，皮下脂肪持续减少；8岁到青春期，皮下脂肪再次增长。青春期之前，男女脂肪发育规律基本相同。青春期之后，男孩肢体脂肪开始减少，女孩肢体脂肪缓慢增长。20岁时，男孩脂肪生长迟缓，女孩脂肪仍稳定增长并蓄积在乳房、上臂、下腹部及大腿等性别相关部位。老年后，皮下脂肪萎缩，男女两性的形体再次趋于接近。

在青春期之前，脂肪细胞的数量随年龄增长。成年后，脂肪细胞的数量基本保持不变，身体的胖瘦决定于脂肪细胞体积的变化。成年人脂肪细胞的平均寿命为10年，每一个脂肪细胞内储存的甘油三酯在细胞的一生中被新陈代谢6次，旧的脂肪被氧化分解，排出细胞，新的脂肪被合成储存。人体的脂肪细胞以每年10%的速度更新，新细胞产生的数量与凋亡的老细胞数量相等，这种更新速度持续一生，与年龄关系不大。

二、脂肪的代谢

脂肪细胞的生理功能之一是以甘油三酯的形式储存和供给机体能量。脂肪生成和脂肪分解分别由脂蛋白脂肪酶和激素敏感脂肪酶来调节。肝、脂肪组织和小肠是甘油三酯合成的主要场所，肝是合成甘油三酯能力最强的器官。体内甘油三酯的合成在细胞质中完成，合成的甘油三酯在脂蛋白的运输下到达脂肪组织，被脂肪细胞储存起来。此外，脂肪细胞通过对血液中的甘油、脂肪酸进行摄取，在脂蛋白脂肪酶的作用下合成并储存脂肪。进入脂肪细胞内的脂肪酸首先被酯化，与磷酸甘油合成甘油三酯，初始甘油三酯形成微小脂滴，随着摄取及合成的增加，逐渐融合成大脂滴，同时脂肪细胞体积逐渐增大。胰岛素是调节脂肪合成的主要激素。

当禁食、饥饿或交感神经兴奋时，肾上腺素、去甲肾上腺素等分泌增加，作用于脂肪细胞膜的受体，导致细胞质内激素敏感脂肪酶被激活，储存在脂肪细胞内的甘油三酯开始被逐步水解为甘油和脂肪酸，这些游离的脂肪酸及甘油进入血液循环，甘油在肝内被进一步处理利用并分解为糖，脂肪酸在心脏、肝、骨骼肌等组织被氧化分解。被氧化分解的糖和脂肪酸以腺苷三磷酸（ATP）的形式为机体提供能量。儿茶酚胺类激素是体内最重要的脂肪分解激素。

三、脂肪组织的内分泌功能

脂肪细胞占成年人脂肪组织总质量的 35%～70%，人体内细胞总数的 25% 是脂肪细胞，脂肪组织中非脂肪细胞包括前脂肪细胞、成纤维细胞、内皮细胞、脂肪源性干细胞、免疫细胞、周细胞和血液来源的各种细胞等。脂肪组织的这种多细胞属性使其具有复杂而丰富的自分泌和旁分泌功能。最近的研究表明，脂肪组织在包括血管再生、炎症反应和细胞凋亡等诸多机体的生理及病理过程中发挥着积极作用。目前已经有超过 100 种脂肪细胞分泌因子（adipokines）被确认并根据其功能进行了分类，其中包括生长因子类、细胞因子类、血管功能相关因子类、瘦素、免疫相关蛋白及与脂质蛋白代谢相关的脂蛋白脂肪酶类等。这些脂肪细

胞产生的脂肪因子可进入循环系统并作用于远处的靶器官，同时也可以通过自分泌和旁分泌作用于邻近的组织细胞[11]。目前的科学研究已经证明，脂肪组织是人体内最大的内分泌器官，其功能远远不止是储存和提供能量，除了与高血压、高血糖、高血脂和多囊卵巢综合征等疾病密切相关外，其诸多的内分泌功能还远未被阐明。

已有相关研究认为，脂肪组织分泌的诸多脂肪因子与移植脂肪的成活存在密切关系。脂肪分泌的诸多因子中，如血管内皮生长因子、碱性成纤维细胞生长因子、血小板衍生生长因子、胰岛素样生长因子、脂联素、基质衍生因子 1、肿瘤坏死因子 α、瘦素等，能通过各种路径调控新生血管的生成[12-13]。此外，脂肪因子还能够刺激周围的内皮细胞或通过招募循环血液里的内皮祖细胞形成血管内皮。研究推测，这些因素很有可能也影响移植脂肪的再血管化和脂肪的成活。

四、脂肪细胞的来源及分化

如前文所述，人体脂肪细胞每年以 10% 的速度进行更新。由于成熟的脂肪细胞没有增殖能力，这些更新细胞来源于脂肪源性干细胞。脂肪源性干细胞按照：脂肪源性干细胞→前体脂肪细胞→间质前体脂肪细胞→前脂肪细胞→成体脂肪细胞即成熟脂肪细胞的进程进行增殖分化。研究表明，通过热量剥夺，脂肪细胞可以去分化为前体脂肪细胞[14]，这种前体脂肪细胞形态类似于成纤维细胞，广泛存在于皮下组织中，而且具有多向分化潜能。还有学者认为，胰岛素可使成纤维细胞摄取脂肪分解产生的脂质而变成脂肪细胞。而且已有学者报道，脂肪细胞可以在体外诱导变成真正的干细胞。

生活中最明显的例子就是很难在长期饥饿状态下的人身上找到皮下脂肪；经过适当饮食控制和锻炼后，能够使一个皮下脂肪厚度达到 2～3 cm

的成人变为一个皮下脂肪消失的健美运动员；在有些17～20岁的男性青年身上，我们很难找到皮下脂肪，但当他们到了四五十岁以后，腹部等皮下就会堆积一定厚度的脂肪组织。生活中的这些例子告诉我们，人体内的脂肪组织可以消失，也可以再生。脂肪是人体内一个神奇的组织，有待于我们进行更深入的研究。

第4节　脂肪游离移植后的存活机制及转归

一、脂肪游离移植后的存活机制

从传统组织移植的角度和临床经验来看，脂肪组织的移植应该与其他组织移植如皮肤移植一样，从供区到受区是一个重新建立血运而存活的过程。但随着对脂肪组织的认识和基础研究的不断深入，人们发现脂肪游离移植的存活机制似乎没那么简单，并不像以往人们所认为的那样。这就使得人们对脂肪这种特别的组织更加好奇，引起了该领域学者的极大兴趣和关注。自从1893年Neuter首次报道用自体脂肪制备成小的脂肪块进行游离移植修复组织缺损后，一百多年来，众多的学者对脂肪移植后的转归进行了思考和研究，发表了诸多文章对这一问题进行阐述，从宿主细胞替代论、脂肪细胞存活论、前脂肪细胞理论，再到脂肪细胞再生论，可以说，伴随着临床和基础研究的逐步深入，自体脂肪颗粒移植的存活机制也逐渐清晰明了起来。总结这一过程可以让临床医生获得许多启示，从而更好地理解和掌握脂肪颗粒移植的技术。

（一）宿主细胞替代论

宿主细胞替代论由Neuhof于1923年提出，他认为移植的脂肪细胞不能成活，脂肪移植后宿主的巨噬细胞将吞噬坏死脂肪细胞释放的脂滴，变为成熟脂肪细胞，取代了原有的移植细胞[15]。该理论获得了一些基础研究的支持。研究人员用一种特殊的培养基将包含巨噬细胞和脂肪源性干细胞的混合体SVF与脂肪细胞共培养，形成大量前体脂肪细胞，然后对新生成的前体脂肪细胞进行系谱追踪，证实有一部分前体脂肪细胞来源于共培养系统中的巨噬细胞。还有学者发现，在脂肪组织中存在一种来源于骨髓的特殊的单核巨噬细胞群，其具有多向分化能力及极强的成脂能力。这些结果都表明了巨噬细胞存在分化为脂肪细胞，并参与游离移植脂肪组织进行修复与重建的可能性。

（二）脂肪细胞存活论

脂肪细胞存活论由Peer于1956年提出，该理论认为移植的脂肪组织细胞在受区是能够存活的，巨噬细胞在脂肪移植到供区存活的过程中仅起到清除游离脂质的作用；他同时认为，存活的脂肪细胞存在两种形式：一种是在受区以原有的脂肪细胞形式存活；另外一种则是脂肪细胞在游离移植到受区后，在缺血、低氧的环境下会脱去部分细胞内的脂滴，并退变逆分化为前体脂肪细胞，待移植的脂肪颗粒重新建立血运后，前体脂肪细胞重新聚集脂滴，再分化为成熟脂肪细胞。众多体外实验证实了去分化的前体脂肪细胞具有极强的耐受缺血、缺氧的特性。还有研究证实了前体脂肪细胞不仅发生了形态学上的显著改变，而且在基因表达和细胞表面标志物上也与成熟脂肪细胞大为不同，表现为脂质代谢相关基因的表达下调，而细胞迁移、细胞增殖、细胞分化等相关基因表达上升，且获得了与脂肪源性干细胞相似的多向分化能力。相关的研究表明，去分化脂肪细胞可能在脂肪移植过程中发挥着重要作用，也预示着其在再生医学领域具有巨大的潜力。

（三）前脂肪细胞理论

前脂肪细胞又叫前体脂肪细胞（adipocyte precursor cells）。前脂肪细胞理论是 20 世纪 90 年代初由 Heimburg 等学者提出的[16]，该理论提出后引起了许多学者的关注，并就此开展了广泛的研究。该理论认为脂肪组织中含有一种类似成纤维细胞样的间充质细胞，该类细胞能随时分化为脂肪细胞，它的体积小，为低分化细胞，对创伤和缺氧的耐受力比成熟脂肪细胞好。该理论同时认为，移植的脂肪组织中有一部分成熟脂肪细胞因缺血、缺氧和营养不足而坏死，还有一部分成熟脂肪细胞将细胞质内的甘油三酯释放出来并逆向分化成前脂肪细胞，当血供建立、营养充足时，前脂肪细胞又通过吸收合成甘油三酯而分化为成熟脂肪细胞。

尽管目前对前脂肪细胞和间充质干细胞的区别还不能进行清楚的界定，但基础研究已经证明，前脂肪细胞是参与脂肪细胞周期代谢的重要细胞，而且已经进一步证实，含有结缔组织基质的成熟脂肪组织移植后，在早期经历缺血、缺氧及营养获取不足时，诱发许多成熟脂肪细胞脱去细胞内脂质，逆分化为前脂肪细胞；当血液和营养供应充足后，前脂肪细胞又吸收合成脂质，分化为成熟的脂肪组织。前脂肪细胞理论为脂肪组织移植后的存活机制开辟了新的思路，也是对脂肪细胞再生论的补充和有力支持。

（四）脂肪细胞再生论

该理论以日本学者 Yoshimura 的"三区域（Zone）理论"为主要代表[17-18]。当人们对宿主细胞替代论和脂肪细胞存活论还存在争议的时候，脂肪源性干细胞的发现让人们开始重新审视脂肪游离移植的成活问题。研究显示，脂肪源性干细胞与骨髓间充质干细胞有许多类似的性质，如具有自我更新能力、活力持久及多向分化能力等干细胞特征。脂肪源性干细胞广泛分布于脂肪组织中，在脂肪组织的细胞成分中占有很高的比例；同时脂肪源性干细胞在诸多因素刺激下，如邻近细胞的死亡、细胞外基质的破坏、出血、炎性反应、低氧、细胞因子和趋化因子的释放、组织损伤等情况下，均可以被激活而发挥其生物学效能。众多研究已经显示脂肪移植后，脂肪源性干细胞在上述多因素的作用下，能够大量诱导分化为成熟脂肪细胞，这种"补偿性增殖"的现象也见于其他器官和组织，这为脂肪颗粒移植后的细胞再生论奠定了基础。

Yoshimura 将移植的脂肪颗粒组织分为 3 个环形区域（图 2-8）：最外面一层为成活区，位于该区域的脂肪细胞和脂肪源性干细胞靠组织液的渗透营养而存活下来；中间区域是再生区，这部分的成熟脂肪细胞因为缺血、缺氧而死亡，而脂肪源性干细胞由于代谢率低，对缺血、缺氧耐受性强，可以度过缺血期，当新生血管长入后，这些存活下来的脂肪源性干细胞开始重新分化增殖形成新的脂肪细胞；最内侧的是坏死区，脂肪组织内所有的细胞成分包括脂肪细胞和脂肪源性干细胞都因缺血、缺氧而死亡，表现为组织坏死液化和纤维化瘢痕形成。三区域（Zone）理论让人们对脂肪游离移植后脂肪细胞存活机制的认识发生了根本性的改变。

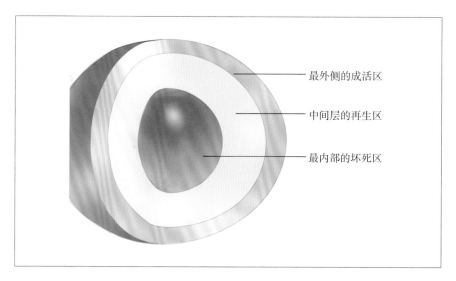

图 2-8   三区域（Zone）理论示意图。该理论主要由日本学者 Yoshimura 提出，他认为成活区位于脂肪颗粒的最外层，范围在 100 ~ 300 μm；再生区位于成活区下方，范围在 600 ~ 1200 μm；坏死区位于脂肪颗粒的最内部

最外侧的成活区
中间层的再生区
最内部的坏死区

二、脂肪游离移植后的转归

依据脂肪颗粒成活的三区域（Zone）理论，位于脂肪颗粒最外层 100 ~ 300 μm 内的脂肪细胞、脂肪源性干细胞及其他基质细胞成分能够接受组织液的养分成活下来。位于中间层区域 600 ~ 1200 μm 范围的成熟脂肪细胞由于对损伤、缺血及缺氧耐受性差，在移植早期的 1 ~ 2 天内，大部分脂肪细胞线粒体水肿、核固缩，发生坏死。而该区域的脂肪源性干细胞、前脂肪细胞等凭借其低代谢率对缺血、缺氧的良好耐受性，可以在恶劣环境下维持生存，并可以保持 3 ~ 4 天的活性，待移植 4 ~ 5 天后毛细血管开始再生后，存活下来的前脂肪细胞和脂肪源性干细胞在得到供血、供氧后即可转变为脂肪细胞，同时这些未分化的脂肪源性干细胞具有自我更新、分泌生长因子、促进血管再生的功能，促进脂肪细胞成活的同时，在脂肪源性干细胞等作用下，脂肪

组织也开始了重建。如果移植的脂肪颗粒较大，距离颗粒外表 1.5 mm 以下的脂肪细胞及其基质细胞包括脂肪源性干细胞，由于营养缺乏均发生坏死液化，进而发生钙化、硬结。如果坏死的脂肪组织量较大，坏死组织周边会被纤维组织包裹而形成囊肿。在接下来的大约 1 个月内，毛细血管开始在脂肪组织中心生成；2 个月后脂肪细胞功能活跃，细胞内出现脂滴；约 3 个月后，脂肪细胞基本稳定。

三、脂肪移植的微环境理论

Sbarbati 和 Galie 于 2006 年提出了干细胞的微环境理论[19-20]，该理论从细胞微环境概念引发出脂肪干细胞所处微环境的改变对其增殖、分化所产生的影响，进而提出了脂肪移植的微环境理论。

细胞微环境是指存在于细胞周围的、与细胞发生各种直接或间接联系的细胞与邻近细胞之间、细胞与细胞基质之间，以及细胞与血液循环、淋

巴循环甚至和神经通路之间相互作用的外部环境。任何单个细胞对外界刺激的反应不仅由基因遗传所决定，而且与该细胞所处的特定微环境密切相关。微环境中各种因素质和量的改变都会强烈地影响细胞的生物学特征。细胞的增殖、分化、代谢和功能活动与其所处的微环境有着密切联系。

研究表明，干细胞的"可塑性"和"克隆性"与局部微环境密切相关。干细胞归巢到新环境后，能够对新环境的各种调节信号做出应激反应，继而分化成与局部微环境相适应的新生组织细胞。鉴于干细胞具有的这种"微环境适应性"，微环境理论认为，将脂肪源性干细胞连同其所处的微环境一起移植会提高脂肪移植的成活率。人类脂肪组织中的干细胞位于由基质细胞和细胞外基质形成的血管旁微环境中。临床上进行脂肪采集时，可以将脂肪源性干细胞和其所处的微环境一起获得，并连同其脂肪微环境一同移植，这比将脂肪源性干细胞分离后进行培养扩增再移植，可以获得更加理想的术后效果，并可以避免肿瘤性转化的发生。

在正常情况下，干细胞在局部微环境中各种因子的调控下进行正常分化，但在病变组织中，这类细胞因子减少，导致归巢干细胞增殖分化失调。微环境对干细胞的增殖分化起着关键的作用。以健康的微环境替代病变的微环境很可能是脂肪移植治疗放射性损伤等疾病的理论基础，其实质是利用健康干细胞的微环境替代受损干细胞的微环境。

该理论认为脂肪微环境移植具有两方面的意义，一方面是移植的微环境促使了移植脂肪中原有的脂肪源性干细胞定向分化为脂肪细胞；另一方面是移植脂肪里富集了脂肪源性干细胞，这些干细胞不是替代受区组织细胞进行直接分化，而是通过释放各种细胞因子，促进血管生成和激活内源性前体干细胞，从而调动内源性的组织再生。

四、脂肪体内组织工程

组织工程理论[21]认为构建组织工程化脂肪需要具备三个关键因素：①种子细胞的获取；②具有良好生物降解性和组织相容性的三维支架材料；③种子细胞增殖和分化的微环境。

脂肪游离移植的存活机制经历了宿主细胞替代论、脂肪细胞存活论、前脂肪细胞理论，再到脂肪细胞再生论，这些理论和学说的形成都是建立在基础研究和临床实验基础之上的。由于早期人们对脂肪组织的认识不充分和不够深入，加之实验研究条件的限制，在脂肪游离移植出现的一百多年中，不同阶段出现不同的理论思想是不足为奇的。近三十余年来，世界上众多的学者经过艰苦努力和不断探索，目前关于自体脂肪游离移植的存活机制已经逐渐明晰，但是在上述的各种理论学说当中，尚不能全面合理地解释脂肪移植的存活机制。尽管三区域（Zone）理论受到了人们的普遍认同，但只是限于大颗粒的脂肪移植，尚不能对小颗粒乃至微小颗粒、少量脂肪和成分不同的脂肪移植存活机制做出合理的解释。

依据组织工程的基本思想，脂肪游离移植的过程具备了脂肪体内组织工程所需的基本要素，即：①将进行移植的脂肪组织内的脂肪源性干细胞和前脂肪细胞视为种子细胞；②将进行移植的脂肪颗粒组织中的细胞间质成分视为内源性支架材料；③移植成活的部分脂肪细胞提供微环境，并分泌各种生长因子。

从体内组织工程的角度来看，现代的脂肪颗粒游离移植就是体内组织工程技术的实际应用。除了受区和宿主本身的条件外，移植脂肪的存活率取决于组织工程三个要素之间的成分性质差异和彼此之间的配比关系，即移植脂肪组织中的干细胞和前脂肪细胞含量、细胞间质成分多少以及在受区成活的脂肪细胞数量。当然，脂肪颗粒的大小、受区所能容纳的脂肪量也是其中非常关键的因素。

参考文献

[1] Kouba M, Sellier P. A review of the factors influencing the development of intermuseular adipose tissue in the growing pig. Meat Sci, 2011, 88(2): 213-220.

[2] Melvin A. Shiffman著. 自体脂肪移植. 孙家明译. 北京: 人民卫生出版社，2012：17-18.

[3] 李青峰. 自体脂肪移植技术. 北京: 军事医学科学出版社, 2014:3-8.

[4] Gimble JM, Bunnell BA, Chiu ES, et al. Concise review: adipose-derived stromal vascular fraction cells and stem cells: let's not get lost in translation. Stem Cells, 2011, 29(5): 749-754.

[5] 刘毅, 郭树忠. 形体雕塑与脂肪移植外科学. 杭州:浙江科学技术出版社, 2012:1-20.

[6] Spalding KL, Arner E, Westermark PO, et al. Dynamics of fat cell turnover in humans. Nature, 2008, 453(7196):783-787.

[7] Eto H, Suga H, Matsumoto D, et al. Characterization of adipose tissue structure and celluar components: differences between aspirated adipose tissue and excised adipose tissue. Plast Reconstr Surg, 2009, 124(4):1087-1097.

[8] 杨永玉, 胡长平. 肥胖与脂肪组织重构. 中国药理学通报, 2016, 32(1):9-13.

[9] Chazenbalk G, Bertolotto C, Heneidi S, et al. Novel pathway of adipogenesis through cross-talk between adipose tissue macrophagcs, adipose stem cells and adipocytes: evidence of cell plasticity. PLoS One, 2011, 6:e17834.

[10] 原博, 陆树良. 细胞外基质对前脂肪细胞分化转归的影响. 创伤外科杂志, 2007, 9(6):569-571.

[11] Halberg N, Wernstedt-Asterholm I, Scherer PE. The adipocyte as an endocrine cell. Endocrinol Metab Clin North Am, 2008, 37:753-768.

[12] Pallua N, Pulsfort AK, Suschek C, et al. Content of the growth factors bFGF, IGF-1, VEGF, and PDGF-BB in freshly harvested lipoaspirate after centrifugation and incubation. Plast Reconstr Surg, 2009, 123:826-833.

[13] Trayhurn P, Wang B, Wood IS. Hypoxia and the endocrine and signalling role of white adipose tissue. Arch Physiol Biochem, 2008, 114:267-276.

[14] One H, Oki Y, Bono H, et al. Gene expression profiling in multipotent DFAT cells derived from mature adipocytes. Biochem Biophys Res Commun, 2011, 407: 562-567.

[15] Peer LA. Cell survival theory versus replacement theory. Plast Reconstr Surg, 1955, 16: 161-168.

[16] von Heimburg D, Lemperle G, Dippe B, et al. Free transplantation of fat autografts expanded by tissue expanders in rats. Br J Plast Surg, 1994, 47(7): 470-476.

[17] Eto H, Kato H, Suga H, et al. The fate of adipocytes after non-vascularized fat grafting: evidence of early death and replacement of adipocytes. Plast Reconstr Surg, 2012, 129: 1081-1092.

[18] Kato H, Mineda K, Eto H, et al. Degeneration, regeneration and cicatrization after fat grafting: dynamic total tissue remodeling during the first 3 months. Plast Reconstr Surg, 2014, 133: 303e-313e.

[19] Galiè M, Rigotti G, Sbarbati A. The plasticity of fat: from "civilization syndrome" to "therapeutical promise." Adipocytes, 2006, 2: 59.

[20] Tran KV, Gealekman O, Frontini A, et al. The vascular endothelium of the adipose tissue gives rise to both white and brown fat cells. Cell Metab, 2012, 15: 222.

[21] 李世龙, 刘毅. 脂肪组织工程研究进展. 中国美容医学, 2011, 20(6):1036-1039.

第 3 章

脂肪美容整形技术原理

引言

在肿胀麻醉技术基础上开展起来的脂肪抽吸技术和脂肪颗粒移植技术经过三十余年的发展，已经产生了许多新的理论和手段，"吸脂减脂"和"脂肪移植"这两个传统的叫法已经不能全面准确地概括目前脂肪技术在整形美容外科领域应用的现状。笔者将目前围绕着脂肪美容整形而开展的众多技术方法和手段统一称为脂肪技术，这些技术既包括临床技术，又包括脂肪加工、处理、储存以及增加活性等其他非临床技术，笔者将脂肪技术归纳总结为八大类，包括 26 种技术。这八大类技术分别为：肿胀麻醉技术、抽吸减脂技术、脂肪颗粒获取技术、脂肪颗粒移植技术、脂肪颗粒分离纯化技术、提高脂肪颗粒移植成活率技术、脂肪再生修复技术和脂肪冷冻储存技术。笔者将直接用于临床的抽吸减脂技术、脂肪颗粒获取技术、脂肪颗粒移植技术、脂肪再生修复技术称为脂肪外科技术。

由于抽吸减脂技术的目的是去除局部多余的脂肪组织，考虑的主要是怎样方便、快捷、省时省力而又安全地将脂肪抽吸出来，而对于抽吸物的状况和性质尤其是脂肪细胞的活性则不予关注，所以抽吸减脂技术和脂肪颗粒获取技术在本质上还是存在着很大差别的。

在获得保持完好的、具有活性的脂肪组织后，对脂肪颗粒进行分离纯化和筛选就显得尤为重要。如何在保证脂肪细胞活性的基础上去除抽吸物中的杂质，是脂肪颗粒分离纯化的中心思想。

在接下来的脂肪颗粒注射移植中，如何将这些优选出来的保持良好活性的脂肪颗粒注射到受区，也是十分重要的内容。从 Coleman 提出结构脂肪移植概念后的二十余年里，经过众多整形外科医生的不断探索，目前的脂肪颗粒移植技术已经越来越趋于成熟。

提高脂肪颗粒移植的成活率一直是脂肪移植的核心问题，从供区的选择，到受区的准备，从脂肪颗粒的分离纯化，到注射方法的不断完善，再到各种提高脂肪存活率的技术出现，使得现在的脂肪颗粒移植成活率得到了很大的提高。

"纳米"脂肪移植的出现翻开了脂肪移植从填充剂到再生修复剂的新篇章。另外，脂肪的冻存保留也是人们普遍关心的话题。

本章将就以上相关技术原理分别进行阐述。

第 1 节　肿胀麻醉技术

一、肿胀麻醉技术原理

肿胀麻醉（tumescent anestheia）或肿胀麻醉技术（tumescent technique）是一种局部麻醉方法，由美国医生 Klein 在 1987 年首次提出[1]。肿胀麻醉可以作为单独的麻醉方法应用，也可以和全身麻醉或区域阻滞麻醉联合应用。肿胀麻醉被提出以后，经过大量的临床研究并逐步完善，目前已经在世界范围内得到了广泛应用，尤其是脂肪抽吸和脂肪获取时不可或缺的基本技术手段，大大促进了临床上吸脂技术和脂肪移植技术的开展，是现代脂肪美容整形技术得以兴起的基础和条件。

肿胀麻醉液的基本成分包括肾上腺素、利多卡因、碳酸氢钠和生理盐水或乳酸林格液，有时还可以加入地塞米松。基本配方是：在 1000 ml 生理盐水（或乳酸林格液）中加入 2% 利多卡因 20 ~ 40 ml、肾上腺素 1 ~ 2 mg、5% 碳酸氢钠 20 ~ 40 ml。利多卡因浓度在 0.05% ~ 0.08%，肾上腺素浓度在 1∶200 万 ~ 1∶100 万。

肿胀麻醉液配方中各成分的作用机制为：

1. 生理盐水或乳酸林格液

在肿胀麻醉下，皮下组织注射了大量等渗生理盐水（或乳酸林格液），使组织肿胀、变硬，组织间隙增大，组织间压力增高，对血管产生压迫效应，导致皮下组织内微小血管受压闭合，减少了术中出血；同时防止了大量的血管内外液体交换，保证内环境的稳定；另外，大量等渗液体的注入使皮下处于半固态凝胶状的脂肪组织黏滞度降低，使聚集的脂肪组织容易以颗粒状形态被负压分离、撕脱吸出，其实大量等渗液的注入本身就有液压水分离的效果。由于组织密度的下降，利用钝头吸脂针进行脂肪抽吸采集的阻力变小，使脂肪的获取更加容易，同时也减轻了对脂肪组织的损伤。

2. 肾上腺素

肿胀液中的肾上腺素能够促使血管收缩，大大减少了术中出血；同时延缓了利多卡因的吸收时间，降低了利多卡因中毒的风险，能数倍延长利多卡因的麻醉作用时间，同时对抗了利多卡因抑制心肌收缩的副作用。肾上腺素的安全剂量一般认为在 0.07 mg/kg 以下。根据情况，一般成年人肾上腺素一次最大使用剂量在 8 ~ 10 mg。

3. 利多卡因

按照药典的规定，成人利多卡因一次最大使用剂量是 400 mg，但在肿胀麻醉下，利多卡因的使用剂量可高达药典规定的 10 倍以上，而不出现毒副作用。其主要原因是，利多卡因是脂溶性药物，有研究表明 1 g 脂肪组织可以吸收 1 mg 利多卡因，正是因为脂肪组织的这种利多卡因储存缓释效应，大大延长了麻醉时间，可以延缓利多卡因吸收达 12 h。另外，肾上腺素的血管收缩作用也是利多卡因缓慢吸收的主要原因之一。还有研究显示，在注射肿胀液后组织间隙水肿的情况下，脂肪组织中的脂肪小叶直径增加了 30% ~ 40%，体积增加了 1 倍以上，组织间隙的距离加大增加了利多卡因的弥散距离，也是吸收减少的一个原因。此外，伴随脂肪抽吸术中抽吸物的不断排出，有相当部分的利多卡因被排出体外。目前普遍认为，肿胀液中利多卡因的安全用量应该在 35 mg/kg 以下。

4. 碳酸氢钠

肿胀液中常规加入 5% 碳酸氢钠 20～40 ml，其目的是中和生理盐水的 pH（生理盐水的 pH 为 5.0），以减轻酸性液体注射时的疼痛；另外，肿胀液的 pH 增高，也能增强局部麻醉效果，延缓利多卡因的吸收。

综上所述，肿胀麻醉具有以下主要优点：①有效减少了术中出血，把每升抽吸混合液的血液含量降到 16 ml 以下，使脂肪抽吸术更加安全可靠，术中一般无须输血。②止痛效果佳，术中基本无痛，麻醉时间可以持续 18～20 h。③大量肿胀液注入组织间隙后，起到水压分离的作用，使脂肪组织的脆性增加，在进行脂肪抽吸时，脂肪颗粒更容易从纤维结缔组织的网隔中被撕脱吸出，而脂肪组织内的血管、神经损伤轻微。④肿胀液具有抗感染作用。研究表明，自从应用肿胀麻醉后，脂肪抽吸术的术后感染率明显下降。Klein 通过体外研

究证实，利多卡因具有抑菌和杀菌作用，加入碳酸氢钠后其杀菌效果更强。

二、肿胀麻醉液配方成分对脂肪细胞活性的影响

肿胀麻醉下进行脂肪抽吸是获取脂肪颗粒的必备条件，肿胀液配方中的成分是否对脂肪细胞的活性产生影响，是许多临床医生所关注的问题。因为肿胀麻醉液配方中的主要成分是利多卡因和肾上腺素，所以弄清楚它们对脂肪细胞的活性影响很有必要。国内外的相关研究表明，利多卡因和肾上腺素对脂肪细胞的活性均有抑制作用，但在常规的肿胀液配方浓度下无细胞中毒致死作用[2-4]，两种药物影响的是脂肪细胞的糖代谢功能，但这种影响是可逆的，只要漂洗清除药物，细胞的活性就可以恢复[2,6]，因此在脂肪颗粒移植前进行漂洗还是有必要的。

第 2 节　抽吸减脂技术

在肿胀麻醉基础上出现的抽吸减脂技术是现代脂肪移植技术的基础。传统的机械负压法是经典的吸脂方法，在机械负压法基础上派生出来的多种吸脂方法基本上起到的都是辅助作用。这些辅助的吸脂方法不同程度地起到了减轻组织损伤、节省医生体力及节约手术时间的目的。

一、机械负压法

最传统的负压吸脂方法是将前端带有侧孔的金属吸脂针与负压装置连接，术者通过手柄操作金

属吸脂针，在注射肿胀麻醉液的皮下脂肪层中往复运动，即可将脂肪组织通过吸脂针和连接的管道抽吸出来，回收到与之相连接的收集容器中。由于这一技术是在吸引器产生负压并在机械运动下完成的，俗称机械负压法。机械负压法操作简单，仅利用负压吸引器，不需要特殊仪器装置即可完成，因此在临床上应用广泛。其缺点是脂肪的抽吸过程需要术者不断往复抽送吸脂针，依靠术者利用金属吸脂针来克服皮下脂肪组织的阻力，并对脂肪组织进行捣碎切割，容易引起出血和组织损伤，同时还需要术者具备一定的体力才能完成。另外，该方法是以去除局部脂肪堆积的减脂为目的，基本不考

虑脂肪细胞的活性，因此，根据不同术者的习惯，脂肪抽吸过程中使用的负压大小及吸脂针管径变化较大。术后经常出现一些常见的并发症，如皮肤凹凸不平，对称性差，皮下血肿、积液，皮肤硬节，色素沉着，切口愈合不良等，有时甚至产生皮肤坏死。当然，这些并发症的产生与术者的临床操作经验密切相关。

二、激光辅助法

激光辅助吸脂术是在肿胀麻醉的基础上，利用激光的热效应使脂肪组织破碎溶解，然后通过负压吸引将脂肪混合物排出体外。其优点是降低了医生的劳动强度，提高了手术精细程度，使减脂塑型更精确；另外，由于低能量激光对脂肪组织毛细血管及细胞外间质损伤小，因此手术创伤轻微，术中出血少，术后水肿轻、恢复快，而且可以一定程度上促进皮肤的回缩。但与机械负压法相比，存在设备昂贵、术者需要经过特殊培训，且容易造成皮肤组织烫伤等缺点。需要指出的是，在采用肿胀麻醉后，传统的负压吸脂术的出血量已大大减少，相比之下，激光辅助吸脂减少出血的优点并不十分突出，且该方法减脂的效率较低，适合于小范围的减脂，目前该技术在国内未能得到广泛应用。显然，激光辅助吸脂术是以减脂塑型为目的，其抽吸物中脂肪细胞已经被破坏，不能用于脂肪移植。

三、超声辅助法

超声辅助吸脂术的原理是：脂肪组织具有与液体相似的低密度特性，而超声波在液体中传导时可产生周期的膨胀与压缩作用，这样脂肪组织在一定强度的超声波作用下产生物理学上的空穴效应，使脂肪细胞膜破裂，脂肪细胞间连接松散、分离。

其优点是：由于超声波选择性地作用于脂肪组织，不损伤血管和神经，故组织损伤轻、出血量少；同时在超声波的作用下，脂肪组织变得松散，吸脂时阻力减小，节省了医生的体力。其缺点是体内超声在碎脂过程中，产生的热量会损伤周围组织，虽然体外超声在一定程度上克服了上述缺点，但操作过程中仍然会引起组织热损伤。与传统方法相比，超声辅助吸脂在操作程序上增加了超声探头乳化碎脂过程，延长了手术时间，且价格也较贵，限制了其临床应用。另外，由于面部解剖结构的复杂性和特殊性，该方法在用于面部吸脂减脂时受到了一定程度的限制。

超声辅助吸脂获得的抽吸物中，脂肪细胞也受到了不同程度的破坏，因此无法满足脂肪移植的要求，但也有国外学者应用该技术获取脂肪组织并进行游离移植。笔者认为在超声波的作用下，脂肪组织中成熟的脂肪细胞被破坏，但尚存在脂肪组织中其他的细胞成分和大量的细胞外基质，这些除脂肪细胞外的间质细胞和基质成分可能在脂肪组织的再生方面发挥了作用，进而出现了移植后的治疗效果，但其详细的相关理论基础和机制还需要进一步探讨。

四、射频辅助法

射频辅助吸脂术是在一定高频电场作用下，使人体中的分子和离子等微粒子彼此产生激烈振动摩擦，产生一系列的热效应，促使脂肪组织的分解和脂肪细胞凋亡。其优点是患者耐受性较好，对皮肤有一定的紧缩作用。缺点是需要特殊的设备，其治疗的手具为一次性耗材，价格较贵，且操作复杂，手术时间相对较长，术后恢复时间较慢。射频辅助吸脂术也不能作为脂肪移植获取脂肪颗粒的手段。

五、共振与聚能波辅助法

共振与聚能波辅助吸脂术均是利用机械振动的原理，使金属吸脂针远端产生一定频率的振动，来达到震碎脂肪组织，最大限度地保护术区脂肪组织内血管、神经和非脂肪成分的目的，然后通过负压将破碎的脂肪组织吸出体外。该方法也具有节省体力和减轻术区损伤的优点。其抽吸出来的脂肪组织基本遭到了不同程度的破坏，因此也不能用于脂肪移植。另外，该方法不太适合小范围的脂肪抽吸，不能进行面部减脂塑型。

六、水动力辅助法

水动力辅助吸脂术是继上述各种辅助抽吸

减脂技术后出现的较新的技术，其 Body-jet 水动力吸脂系统于 2011 年进入中国市场，由德国 HumanHed 公司研发。其原理是利用高速喷射的肿胀液水流预先进行脂肪组织的松解，也称预麻醉。预麻醉以术区出现"握沙感"为度，然后在喷射肿胀液水流的同时进行负压抽吸，利用负压的抽吸力量结合高速旋转的水流将脂肪颗粒从附着的纤维网隔中冲刷、撕脱下来。其优点是大大降低了术中出血量，吸出的液体混合物呈淡粉红色，组织损伤轻微，术后患者恢复快。更为可取之处是在较低档位喷射状态下，获取的脂肪颗粒细胞有较高的活性，可以用来进行脂肪移植，尤其适合大量脂肪移植时脂肪颗粒的获取。但在高档位喷射状态下，由于水流速度极高，可对脂肪组织产生破坏作用，使脂肪细胞受到损伤，得到的脂肪抽吸物不适合进行脂肪移植使用。

第 3 节　脂肪颗粒获取技术

肿胀麻醉技术和负压吸脂技术是现代脂肪移植技术得以开展的两个基本技术条件，因为有了肿胀液的超量灌注，才能使负压吸脂得以顺利实施；另外，也正是因为有了成熟的机械负压吸脂技术，才让脂肪的获取更加容易和便利，进而推动了临床上脂肪移植技术的广泛开展。但抽吸减脂技术和脂肪颗粒获取技术从目的上来讲又存在很大差异，因为传统的抽吸减脂技术包括各种辅助吸脂技术，其目的都是方便、安全、省时省力地将脂肪从体内移除出去，不太考虑抽吸获得的脂肪混合物中脂肪颗粒组织的生物活性及其成分组成；而脂肪颗粒获取技术是以获取具有良好生物活性的脂肪颗粒组织为主要目的，同时还十分注重采集获取脂肪组织中其他一些有用的生物活性成分。因此，从一定

角度来看，抽吸减脂技术和脂肪颗粒获取技术是有根本区别的，这也决定了以脂肪移植为目的的脂肪采集获取从脂肪采集针的使用、抽吸负压的控制、采集过程的手法以及整个过程中对温度的要求都是不同的。

一、脂肪获取过程中影响脂肪细胞活性的因素

1. 负压对脂肪细胞活性的影响

随着脂肪颗粒移植的广泛开展，抽吸压力对脂肪细胞活性的影响早就引起了人们的关注。美国的 Nguyen 于 1990 年就指出，在高负压下（一个标准大气压约 101 kPa）进行脂肪抽吸后，抽吸物中

仅有 10% 的细胞形态保持完整；而用注射器进行抽吸时，抽吸物中有 90% 的细胞形态保持完整[6]。国内有学者研究表明，注射器针筒抽出真空的体积与负压呈正相关，当 20 ml 注射器抽出 1 ml 真空时，其中的负压为 31 kPa；当 20 ml 注射器针筒完全抽至真空时，负压为 61.3 ~ 62.7 kPa。相关的研究显示，在抽吸负压 > 50 kPa 后，随着负压的增加，脂肪细胞受损程度增加，而在抽吸负压 < 50 kPa 时，负压对脂肪细胞的损伤程度无明显差异[7]；还有研究提示，高负压不仅即刻对脂肪细胞的活性产生影响，而且相对于低负压抽吸，高负压对脂肪细胞的损害还具有延迟效应。中国台湾的 Cheriyan[8] 报道，在分别利用低负压 33 kPa 和高负压 101 kPa 进行脂肪抽吸后比较发现，在 1 周后，低负压组的脂肪细胞活性显著高于高负压组。因此，建议在进行脂肪颗粒采集时使用的负压越低越好。

2. 脂肪采集针对脂肪细胞活性的影响

获取脂肪颗粒所用的脂肪采集针对脂肪细胞活性的影响涉及三个方面：脂肪采集针管径、脂肪采集针侧孔直径和脂肪采集针前端的形状。

理论上，脂肪采集针管径越粗，对获取的脂肪细胞影响越小，但临床上脂肪采集针越粗，进入脂肪组织的阻力越大，操作越困难，而且对脂肪组织的破坏作用越大。因此，临床上用于获取脂肪颗粒的脂肪采集针管径一般在 2 ~ 4 mm，以 2 ~ 3 mm 较为常用。有文献报道，采用管径 2.5 mm 和 3 mm 的脂肪采集针进行吸脂，获得的脂肪细胞依然具有较好的完整性[9]。

严格意义上讲，脂肪采集针侧孔直径大小决定了获取的脂肪颗粒的大小。研究表明，在一定范围内，抽吸获得的脂肪颗粒越小，其成活率越高，其原因很容易理解，当同等体积的脂肪组织块被制备为脂肪颗粒时，其脂肪颗粒越小，则表面积越大，与周围组织接触的面积越大，获得建立血运的机会越多，故其成活率越高。目前临床上经

常使用的脂肪颗粒一般分为三种，即大脂肪颗粒、小脂肪颗粒和细小脂肪颗粒，在获取时使用的采集针侧孔直径分别为 2 mm、1 mm 和 0.5 mm。有研究显示，用管径 2 ~ 3 mm、侧孔直径 1 mm 的脂肪采集针进行脂肪颗粒采集时，获得的脂肪颗粒直径在 500 ~ 1000 μm；而侧孔直径在 2 mm 以上时，获得的脂肪颗粒直径均大于 1 mm。

日本学者 Yoshimura[10] 认为，移植的脂肪颗粒由外向内分为三个区域带，分别为成活区、再生区和坏死区，一般成活区的范围在 100 ~ 300 μm，再生区的范围在 600 ~ 1200 μm，距离颗粒表面 1.5 mm 以下的深层脂肪细胞将会因缺乏营养供应而发生坏死。依据这一研究结果，临床上采集脂肪时，收获直径在 2 mm 以下的脂肪颗粒最为理想，可以成活的最大脂肪颗粒直径为 3 mm。但关于脂肪颗粒移植中脂肪细胞的成活机制还不是十分清楚，有关问题在后面章节还将进一步阐释。

关于脂肪采集针前端的形状对脂肪细胞活性的影响，一般认为，锐针对脂肪细胞的完整性损伤较大，现在多主张用直径 2 ~ 3 mm 的钝头脂肪采集针进行脂肪采集获取。

3. 采集脂肪的手法对脂肪细胞活性的影响

采集获取脂肪颗粒的目的是进行脂肪移植，因此，保证脂肪细胞的完整和活性至关重要。在进行脂肪颗粒采集获取时，一般要求用力要轻柔，保持缓慢抽吸，切记不要使用在脂肪抽吸术时的快速抽吸的粗暴动作。

4. 温度对脂肪细胞活性的影响

由于脂肪细胞的代谢率高，具有较高的耗氧率，常温下如离体时间过长，其活性会受到明显影响。有学者报告，获取的游离脂肪在室温条件下存放 4 h 以上，其中大部分脂肪细胞的活性已经丧失。因此，要求在进行脂肪获取、分离纯化过程中尽量缩短时间，并保持在 4 ℃ 左右的低温环境下进行[11]。

5. 注射肿胀液的程度对脂肪细胞活性的影响

在常规的脂肪抽吸术中，注射肿胀液的程度是术区皮肤苍白、皮下组织变硬，针刺后有"泉涌现象"出现。那么在脂肪获取时，是否也要注射到如此程度呢？注射大量的肿胀液会对脂肪细胞的活性产生影响吗？对此，国内学者通过组织学观察和葡萄糖转移实验得出，不同的肿胀压力对脂肪细胞的形态和功能基本没有影响[3]。

但是由于组织间液存在一定的胶体渗透压，注射过多的肿胀液会使细胞外的胶体渗透压显著下降，进而导致脂肪细胞水肿。有国外的学者研究表明，获取脂肪时会因为细胞外液中可溶性蛋白质分子浓度极度下降而导致脂肪细胞渗透压失衡，并建议在获取的脂肪混合物中适量加入白蛋白，以提高脂肪细胞外液中的胶体渗透压，来提高脂肪移植的成活率[12]。笔者认为，在脂肪采集获取前进行肿胀麻醉时，注射肿胀液的程度应该以达到有效止血为目的，不要过度注射肿胀液，根据笔者的经验，注射程度为"白而不硬"较为合适。

二、脂肪颗粒的常用获取方法

虽然脂肪抽吸术的方法很多，但由于采用的声、光、电及机械振动等辅助手段都会对脂肪细胞的活性产生影响，因此，大多数方法只能用来进行减脂塑型，而应用于脂肪颗粒获取时，目前一般只有以下三种方法：

1. 注射器采集获取

目前进行较小体积的脂肪颗粒移植时，普遍推荐用 10 ml 或 20 ml 的螺旋注射器进行脂肪抽吸采集。具体操作方法是：将注射器和吸脂针旋紧后，通过适当的皮肤切口插入已经预先进行肿胀麻醉的供区，用环指和小指握持针芯拉杆，拇指和示指捏夹住针筒；开始抽吸时，用环指和小指拉动注射器针芯拉杆，拇指和示指稍用力配合前推针筒，

即可抽吸出脂肪颗粒；随着注射器针芯拉杆的不断拉出延长，再将中指加入其中，与环指和小指一起拉动针芯拉杆（图 3-1）。该方法无须让针芯拉杆的前端活塞与注射器针筒底部产生分离，在整个脂肪颗粒采集获取过程中，针筒内几乎没有明显的真空出现，所以产生的负压很小，能最大限度地减少对脂肪细胞活性的影响。

2. 机器负压抽吸获取

利用负压吸引器进行脂肪抽吸是经典的脂肪抽吸方法，该技术发明的最初出发点是进行脂肪抽吸减脂，并没有考虑到脂肪颗粒的获取，更没有关注获取的脂肪颗粒的生物活性。因此，在机械负压吸脂时，所用的负压都较大，一般都在 70 ~ 80 kPa，有时甚至达到 101 kPa 以上。在这样的负压下，绝大部分脂肪细胞的活性都会受到损伤。有研究表明，在较高负压下，76% ~ 90% 的脂肪细胞完整性会遭到破坏，所以早期利用机械负压抽吸获取脂肪的方法用于脂肪移植的效果并不理想。此外，机械负压法需要负压吸引器、连接管及收集容器，增加了操作过程的复杂性。而在获取较大量的脂肪颗粒用于移植时，机械负压法具有省时省力、方便快捷的优点，但要求负压要控制在 50 kPa 以下。

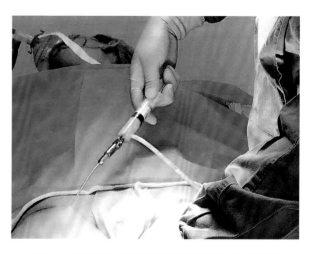

图 3-1　注射器法进行脂肪采集获取的手法示意图

3. 水动力辅助抽吸获取

水动力辅助抽吸获取的方法是在负压抽吸技术的基础上，加入高速喷射的水流装置，由水泵喷射的水流频率可以调节，在进行脂肪抽吸的同时，负压装置和水泵同时运行，通过高速扇形喷射的水流冲刷脂肪组织，将脂肪颗粒从纤维网隔内冲落下来，同时被负压吸出。正是由于该技术对脂肪组织的松解游离以扇形喷射水流的冲刷代替了吸脂针侧孔的机械切割，所以水动力辅助法与单纯负压抽吸法相比，采集过程更加温和，能有效避免机械切割作用对脂肪组织的破坏损伤，更加适合于脂肪颗粒的采集[13]。研究显示，经过水动力装置采集的脂肪颗粒在室温放置 1 h 后，其中90% 以上的脂肪细胞是存活的，并且含有的脂肪来源干细胞更多[14]。

目前，水动力系统是进行大量脂肪移植时较好的脂肪颗粒采集装置。另外，由于该系统自带一个可以反复消毒使用的脂肪收集罐，且能够对采集的脂肪颗粒中的纤维成分进行有效过滤，更加方便了脂肪颗粒的分离纯化。但由于该设备的科技含量较高，操作比较复杂，喷射水流的频率及负压引力等参数需要控制在一定范围内，同时其采集手法也和普通负压方法完全不同，因此需要由经过系统培训后经验丰富的医生操作，方能取得较好的手术效果。

第 4 节　脂肪颗粒移植技术

一、Coleman脂肪移植技术

1994 年，美国纽约大学 Coleman 医生经过多年的临床研究，提出了结构脂肪移植技术即 Coleman 脂肪移植技术，该技术明显提高了脂肪的成活率[15-17]。其核心思想是：首先，脂肪游离移植是脂肪组织移植，而不是脂肪细胞移植；其次，强调保持脂肪组织结构的完整性；最后，要求在进行脂肪移植的过程中，每个环节上都要注意保护脂肪细胞，避免脂肪细胞受到损伤。基于上述理念，Coleman 总结了进行脂肪游离移植时应该遵循的三个原则：①钝头吸脂针在低负压条件下吸脂；②采用离心方法进行脂肪纯化；③采用多点、多隧道、多平面的方式进行微量注射移植。其具体过程如下：

1. 脂肪获取

采用钝头注水针注射含 1：40 万 U 肾上腺素的 0.2% 利多卡因肿胀液，1 ml 预期的吸脂量注入肿胀液 1 ml。Coleman 认为吸脂获取的脂肪颗粒大小要适中，太大不利于通过注脂针，太小则破坏了脂肪组织结构而不利于脂肪成活；并建议吸脂针的侧孔尽量接近针顶端，一般采用 17 cm 和 23 cm 长针管，管径 3 mm，侧孔直径 2 mm 的吸脂针；在 0.5 个大气压下低负压吸脂（传统吸脂的压力一般在 762 mmHg）；如果采用 10 ml 注射器吸脂，要求注射器活塞提供 1~2 ml 的负压空间。

2. 脂肪纯化

有学者推崇静置纯化脂肪，认为离心时会对脂肪细胞产生损伤。但是 Coleman 的研究支持离心纯化，他认为离心纯化不会对脂肪产生明显的破坏，而且节约时间，纯化效率远高于静置方式。采用 10 ml 注射器作为离心脂肪的容器，离心参数 3000 r/m（或 1200×g），时间 3 min。离心后弃去下层的水层和上层的油层，去除油层要彻底，必要时需要用无菌纱布蘸吸方法予以去除。

3. 脂肪移植

Coleman 进行脂肪移植的根本理念是尽可能地增大移植脂肪与受区组织的接触面积，接触面积越大，脂肪成活率越高。根据该理念，在注射脂肪时要遵循以下几点原则：①使用 1 ml 注射器边退针、边注射脂肪；②多点、多隧道、多平面注射；③局部注射脂肪的体积不要太大，尤其在面部时，每点最大量不要超过 0.1 ml，在眼睑处要更少；④不推荐矫枉过正的注射方式。

Coleman 技术的提出和应用不仅提高了移植脂肪的成活率，而且规范了自体脂肪移植中脂肪获取、脂肪纯化、脂肪注射等各步骤的具体细节，改变了以往脂肪移植无规则可循的局面，使脂肪游离移植技术迈出了重要的一步。

二、表情肌内脂肪移植技术

表情肌内脂肪移植（fat autograft muscle injection，FAMI）技术简称 FAMI 技术，最早由法国整形外科医生 Roger Amar 在 1999 年率先公开报道[18]。其中心思想是将离心获取的细小脂肪颗粒注射到表情肌内或注射到邻近表情肌的部位，如脂肪垫中、骨膜下及皮下层，用于面部年轻化和组织填充，以期恢复自然、饱满的轮廓，达到面部提紧抗衰和年轻化的效果。该技术的理论基础是：①衰老不仅仅是面部脂肪容积的减少，肌肉和骨骼的萎缩减少亦是面部老化的重要原因；②脂肪移植物在血运丰富的肌肉及其周围组织中更易成活，且容积保持率高。

该技术采用的吸脂方法是利用 10 ml 注射器连接 12 号吸脂针在低负压条件下进行吸脂（注射器活塞拉动 1 ~ 2 cm 距离）。获得的脂肪静置分层，去掉液体成分后把需要的脂肪置入 10 ml 注射器内，3600 r/m 离心 3 min，获取脂肪移植物。该技术使用的注脂针具有多种长度和弧度，其弧度的设计与颅骨和肌肉走向一致。注射时，逆向沿着肌肉长轴注射即从肌肉的止点向起点方向注射。进针点根据需要选择在额中部、外眦部、鼻基底点、下颌侧点、下颌中点和正侧面交汇处等部位。注射层次尽量在肌肉层，可以通过以下方法来判断：①因为面部肌肉的起点在颅骨上，通过触及颅骨来帮助定位；②注脂针进入肌肉层有落空感；③在肌肉层内，注脂针左右和垂直活动都能感受到限制。注射要遵循多隧道、多点注射原则，每个隧道注射 0.1 ml；每个部位肌肉内注射脂肪 1 ~ 3 ml，其中降眉肌 0.5 ml、额肌 4 ml、颈阔肌 5 ml，脂肪垫注射 1 ~ 5 ml，面部注射量一般为 10 ~ 30 ml。

FAMI 技术给面部年轻化治疗带来了新方法，与传统脂肪移植术相比较，具有以下优点：①定位准确、层面清晰；②脂肪在血运丰富的肌肉内成活率高，很大程度上减少或避免了补充注射的问题；③术后肿胀程度明显减轻，肿胀时间明显缩短，一般注射脂肪 15 ml 以内，肿胀消退时间为 1 ~ 2 天；注射 40 ml 以上，肿胀消退时间为 5 ~ 6 天。但是该技术不适用于浅表肌腱膜系统（superficial musculoaponeu rotic system，SMAS）筋膜层松弛者、鼻唇沟过于明显者、颊部和颈部均下垂者。

FAMI 技术是一项精细的操作技术，其目的是通过脂肪的再生修复作用使皮肤组织、肌肉，甚至骨骼的衰老状态得到再生修复，从而来实现抗衰老和年轻化的目的。但是面部有 30 余块表情肌，向哪些肌肉和骨膜下注射、能达到什么样的年轻化效果、其机制如何等，都有待于进一步研究。虽然 FAMI 技术的相关报道不多，但为脂肪移植的临床应用开辟了新的思路。

三、锐针皮内脂肪移植技术

锐针皮内脂肪移植（sharp-needle intradermal

fat grafting，SNIF）技术简称 SNIF 技术，由比利时外科医生 Zeltzer 于 2008 年率先使用，并在 2012 年做了锐针皮内注射技术治疗皮肤皱纹的相关报道[19]。该技术的主要操作步骤如下：

用管径 2 mm、带有多个侧孔直径 1 mm 的吸脂针进行吸脂，侧孔边缘不是平滑的，而是呈外翻锋利的毛刺状，以便增加吸脂效率。其设计的这种带有多个侧孔直径 1 mm 的吸脂针能够获取足够小的脂肪颗粒，这些小脂肪颗粒可以顺利通过 23 G 的注脂针。

获取的脂肪颗粒置于网眼直径 0.5 mm 的滤网上，滤网下方安装有液体收集罐，然后用无菌生理盐水冲刷漂洗去除血细胞及纤维结缔组织等杂质成分，再将漂洗纯化后的脂肪颗粒收集到 10 ml 注射器中，以备注射使用。

进行皱纹注射填充前，用转换头将上述准备好的脂肪颗粒由 10 ml 注射器转入 1 ml 注射器内，利用 23 G 针头根据皱纹的走向进行注射。注射时，捏起皱纹部位皮肤，在真皮浅层边退针、边注射填充。注射时推荐稍微矫枉过正。对于较深的皱纹和皮肤皱褶，建议用 17 G 锐性针头进行皮下剥离后注射。

SNIF 技术不同于传统的脂肪移植术，该技术主要用于治疗面部动态和静态皱纹。与肉毒杆菌毒素和透明质酸注射相比，其具有以下优点：①真皮内注射移植细小脂肪颗粒改善皱纹效果持久，而肉毒杆菌毒素和透明质酸等去皱药物为了维持治疗效果要定期多次注射；②由于移植的脂肪颗粒中含有再生修复能力的细胞成分，在填充皱纹的同时还可以明显改善皮肤质地、提高皮肤弹性和增加皮肤光泽，使皮肤呈现一种自然的年轻化状态，这是肉毒杆菌毒素和透明质酸难以实现的效果；③进行注射去除皱纹时，需求的脂肪量少，一般仅要求 0.5 ~ 5 ml 纯化处理的脂肪，因此需要采集获取的脂肪量也少，通常 5 ~ 25 ml 即可满足需要，因此基本上在局部麻醉下即可以完成。

四、基于脂肪室的脂肪移植技术

基于脂肪室的脂肪移植（compartmentally based lipotransfer，CBL）技术简称 CBL 技术。以往人们将面部区域性的脂肪增厚称为脂肪垫，虽然也有学者提出了面部脂肪呈区域性存在的观点，但在学术界尚未达成共识。2007 年，美国的 Rohrich 等发表了一篇关于面部脂肪解剖研究的论文，让人们对面部脂肪分布有了突破性的认识。随后在 Rohrich 研究的基础上，诸多学者通过对面部脂肪解剖的研究，逐渐形成了面部脂肪室的分区理论，其主要观点如下[20-22]：

1. 面部脂肪被浅表肌腱膜系统（SMAS）分为浅层和深层，而浅层与深层脂肪又被筋膜组织分成独立的脂肪室，脂肪室以隔膜、筋膜、韧带或肌肉为边界，而筋膜组织起源于其深面的组织，穿过面部脂肪到达真皮，不仅携带穿支血管供应皮肤，而且为面部组织提供稳定性。

2. 浅层脂肪室包括：鼻唇区脂肪室；面颊区脂肪分为内侧面颊区脂肪室、中间面颊区脂肪室、外侧颞顶部脂肪室三部分；额区脂肪同样分为额正中脂肪室、两侧额中部脂肪室、外侧颞颊部脂肪室三部分；眶周脂肪分为眶上脂肪室、眶下脂肪室和眶外侧脂肪室。鼻唇区脂肪室、内侧面颊区脂肪室、眶下脂肪室一起被称为"面颊部脂肪"，也可以说是面中部的浅层脂肪。

深层脂肪则由分为中央和外侧两部分的眼轮匝肌下脂肪（suborbicularis oculi fat，SOOF）、颊脂肪垫和内侧深部面颊区脂肪室（包括内侧部分和外侧部分）组成。SOOF 位于眼轮匝肌的深面，紧密附着在骨膜上。颌脂肪室是面部最下面的一个脂肪室。

3. 早期认为面部脂肪是融合在一起的，随着年龄增加，皮下脂肪逐渐萎缩。而对面部脂肪室的深入研究显示，面部浅层脂肪和深层脂肪随年龄增加出现选择性的萎缩或肥大。Donofrio 的临床研究发现，随着年龄增长，眶周、面颊、前额、颞、口周等部位脂肪发生萎缩，而鼻唇沟、侧面面颊部等部位肥大。Rohrich 等的研究结果表明，随年龄增加，面颊部深层脂肪呈现萎缩现象，而浅层脂肪出现肥大。还有研究显示，面部脂肪随年龄逐渐老化，眶周脂肪和颊脂肪垫首先老化，接着是外侧面颊部、深部面颊部等脂肪组织。

影响面部老化的 4 个主要脂肪室包括浅层鼻唇区脂肪室、中间面颊区脂肪室、外侧面颊区脂肪室及深层内侧面颊区脂肪室。面部老化具体表现为前额部凹凸不平和骨面形状暴露、眉弓高

耸、颞部凹陷、泪槽畸形、眶颊沟、颊中沟、鼻唇沟、口下颌沟、颊沟、下颌缘形态改变及出现皱纹等。

面部脂肪室的分区理论提示，以面部脂肪萎缩为主要原因的面部容积减少是导致面部衰老的重要原因之一，而且面部浅层和深层脂肪室的位置及容积变化是不均衡的。因此，对这些脂肪室容量和形态的恢复可以重塑面部轮廓，达到面部年轻化的目的。面部脂肪室的发现促进了面部年轻化治疗技术的发展和进步。对这些脂肪室进行精确的填充塑型，可以很好地指导面部脂肪移植，从而达到面部轮廓塑型和改造的目的。

第 5 节　脂肪颗粒分离纯化技术

一、静止沉淀法

在肿胀麻醉下获取的脂肪抽吸物中，含有大小不一的脂肪颗粒、游离的脂肪细胞、脂肪细胞破裂后释放的甘油三酯、红细胞、破碎的组织细胞碎片及肿胀液等（表 3-1）。静止沉淀法能部分去除上层的油脂、下层的肿胀液、红细胞和破碎的组织碎片。该方法操作简单，但去除杂质不够充分。具体操作步骤如下：

1. 将抽取的脂肪混合物置于 20 ml 或 50 ml 注射器中，垂直静止 5 ~ 10 min。

2. 待液体分层清晰明显后，弃去最下层的红色液体混合物，用纱布卷吸干上层的油脂。

3. 留取中间层的脂肪颗粒，转入 1 ml 注射器内备用。

由于该方法操作简便，在基层诊所和部分医

疗美容医院中仍广泛应用。对其支持者认为：该方法对脂肪组织细胞干扰破坏少，不接触外界空气，减少了对移植物的污染；同时最大限度地保留了脂肪组织中的细胞间质成分，这些成分有利于脂肪细胞的成活。而反对者认为：该方法纯化的效率不高，获取的脂肪颗粒浓度低，注射移植的有效成分不足，影响术中对注射量的观察判断和手术效果；同时由于仍含有油脂、红细胞和利多卡因等成分，影响脂肪的成活率。

表 3-1　脂肪混合物静置分层情况

分层	成分
顶层	甘油三酯
脂肪层	大量的脂肪颗粒和细胞
液体层	水溶性血浆成分、肿胀液药物成分、游离血红蛋白等
底层	红细胞等有形细胞

二、滤网过滤法

该方法是将抽吸获取的脂肪混合物放置到带有滤网的过滤器上，通过滤网筛除肿胀液、油脂及其他杂质成分。过滤装置可以自行制备，通常使用一定容积的不锈钢罐，在其开口处固定滤网片即可使用。滤网可以根据其网眼直径大小进行选择，通常在 0.5～2 mm。具体操作步骤如下：

1. 在脂肪获取前，将滤网和收集罐安装固定好。

2. 将采集的脂肪混合物放置在滤网上，用不锈钢勺反复搅动，直到无液体滤出。如果混合物中红细胞含量较多，可用适量生理盐水冲刷漂洗。

3. 挑出纤维成分后，即可用不锈钢勺分装到 10～20 ml 注射器中，准备待用。

滤网过滤法的最大优点是可以通过滤网网眼直径的选择，收集到不同大小的脂肪颗粒，以满足不同的临床移植需求，同时经过反复冲洗可以有效去除杂质成分，获得较为纯净的脂肪颗粒。其缺点是暴露空气的时间较长，增加了感染机会和操作过程，对脂肪细胞仍有一定的损伤；另外，反复冲洗丢失了细胞外间质成分等活性物质。

三、梯度离心法

自从 Coleman 脂肪移植技术出现以后，梯度离心法便在具有一定条件的医疗美容机构中广泛使用。尽管使用的离心条件（包括离心力和离心时间）不尽相同，一般转速在 500～3000 r/m（80～1200×g），时间在 2～5 min，但都获得了比较满意的临床效果。这说明在一定范围内的梯度离心法纯化脂肪是有效的，也是临床上使用较多的办法。一般过程是：

1. 将采集获得的脂肪混合物置于 20 ml 或 50 ml 注射器内，也有放置在 100 ml 或更大容量的

收集袋内。

2. 将上述注射器或收集袋置于消毒后的离心机内，设置好需要的离心转速和时间后，启动离心机。

3. 离心完成后取出注射器，丢弃下层红色的混合液体，去除上层的油脂层，收集中间的脂肪层备用。

大体观察脂肪颗粒层会发现，经过离心后，其脂肪颗粒从上到下逐渐变小（表 3-2），而在静止沉淀中，并没有这样的情况出现。光镜下检查发现，在沉淀层中仅有一些破碎的细胞碎片和纤维组织。

表 3-2　脂肪混合物离心后分层情况

分层	成分
最上层	金黄色油脂层
第2层	黄白色脂肪颗粒层
第3层	浑浊的液体层
最下层	沉淀层

目前对采集获得的脂肪混合物是否进行离心纯化，颇有争议。认为需要离心的理由是[23]：适当的离心能够充分去除获取的脂肪混合物中的水分、油脂、红细胞、利多卡因以及破碎的细胞碎片等影响脂肪成活的因素；同时，去除脂肪颗粒中的水分后，能够得到纯化程度较高的脂肪颗粒，便于注射移植形态的观察，并提高效率；另外，许多研究已经证明，经过梯度离心后，提高了单位脂肪颗粒中干细胞的含量，这对提高移植的脂肪颗粒成活无疑具有十分重要的意义[24]。

但持反对意见的学者也大有人在，他们认为离心对脂肪细胞的活性具有一定的影响[25]。许多学者的研究证明，随离心速度的增加，不仅破损的脂肪细胞数量增多，而且完整的脂肪细胞活性也随之不断下降，移植脂肪的成活率也显著降低；

另外，离心技术相对于静止及过滤方法过于繁琐，在提高脂肪成活率方面没有优势。

看来对于是否采取离心技术进行分离纯化，一时还难以达成共识，但目前能够被大多数学者接受的是：如果需要离心的话，应该在低速条件下进行，一般在 1000～2000 r/m（120～800×g），离心时间控制在 3 min 之内。

四、吸附法

由于静止沉淀法不能有效去除获取脂肪混合物中的肿胀液，尤其是对脂肪移植成活有影响的油脂、血细胞及破碎的细胞碎片；而梯度离心法又对脂肪细胞的活性产生影响，且需要一定的设备，操作又繁琐，因此，有些学者主张用纱布或棉垫吸附的方法进行脂肪纯化，其主要步骤是：

1. 将获取的脂肪混合物放入 20 ml 或 50 ml 注射器中，静置 10～15 min 后，除去最下层的混合液体。如果获取的脂肪中含有较多血液时，可用 4 ℃生理盐水清洗 1～2 次。

2. 将脂肪倒入纱布上（下衬棉垫），用不锈钢勺反复翻转搅动 5～10 min，使脂肪颗粒中的油脂、生理盐水、局麻药物等被棉垫充分吸收。同时用镊子挑出脂肪颗粒中的纤维组织，以防止注射时阻塞针头。

3. 将纯化脂肪收集到 20 ml 注射器中，再通过转换器接头将脂肪转移至 1 ml 螺口注射器中备用。

可以看出，纱布或棉垫吸附法弥补了静止沉淀法和梯度离心法的不足。已有临床研究显示，与静止沉淀和梯度离心这两种方法比较，吸附法在面部脂肪移植中具有比前两者较高的成活率；同时基础研究也证实了该方法获取的脂肪中，脂肪源性干细胞的含量也明显高于前两者。最近有美国学者在 PRS 杂志上发表文章，报告用 Telfa 纱布吸附法纯化脂肪混合物，认为脂肪混合物的纯化处理方法对移植脂肪的成活率具有重要影响[26]，通过该方法处理获得的脂肪中能够得到更多的具有功能活性的脂肪细胞，从而增加了移植脂肪中由脂肪细胞分泌的促血管生成和促细胞有丝分裂的细胞因子，因此提高了移植脂肪细胞的成活。这些研究结果显示，纱布或棉垫吸附法有可能是很有前途的脂肪纯化方法。当然，这种方法增加了脂肪与空气的接触时间，也有可能增加感染的机会，是其主要的缺点。

五、关于获取脂肪的漂洗

首先需要说明的是，漂洗是脂肪纯化过程中的一个环节，而不是脂肪纯化的一种方法。在静止沉淀法、梯度离心法、滤网过滤法和吸附法中，都可以对所获取的脂肪混合物进行漂洗，漂洗的目的是用生理盐水反复冲洗稀释掉脂肪混合物中的红细胞、油脂、组织碎片及肿胀液中的药物成分，以免影响脂肪移植的成活率。大量的临床应用结果表明，无论是经过漂洗还是不经过漂洗，都有成功的报道。漂洗与否要视临床具体情况而定，如果用静止沉淀法，建议常规漂洗 1～2 次；如果用梯度离心法，获取的脂肪混合物含有的血液较多、颜色深红时，建议漂洗以去除过多的红细胞；同样，如果在采集脂肪时出血较多，用过滤法或吸附法时也建议进行漂洗，漂洗时建议使用低温 4 ℃生理盐水。

国内有学者报道，用生理盐水漂洗 3 次以上，可以提高脂肪细胞的活性。但对漂洗持反对意见者认为，漂洗减少了随脂肪颗粒一起抽吸出来的细胞外基质成分，这些基质成分包括大量的支持细胞、可溶性蛋白质、细胞生长因子及电解质等，构成了脂肪细胞生存和分化的微环境。也许这种推论是有道理的，但目前尚未见到有关文献的报道。另外，也有学者认为漂洗损失掉了抽吸时血液中的一些活性因子成分，所以不主张漂洗，但直到目前还没有证据支持该说法。

六、关于脂肪分离纯化的个人观点

1. 由于抽吸获得的是脂肪颗粒、脂肪细胞、油脂、肿胀液、血液及其他杂质组成的脂肪混合物，因此，在注射移植前对其进行分离纯化，去除影响脂肪细胞成活的因素，以获得纯净的脂肪颗粒是十分必要的。

2. 每种分离纯化方法都各有其优缺点，根据移植的目的不同，选择适合的方法，是脂肪分离纯化的基本原则，如进行耳垂及鼻梁等部位的填充扩增时，应该以梯度离心法为首选；而进行面部深层脂肪室的填充时，则以吸附法为首选。

3. 在目前的分离纯化方法中，以吸附法获得的脂肪颗粒活性最佳，能够得到较高的脂肪留存率，是脂肪分离纯化很有前途的方法。

4. 滤网过滤法是获取不同大小脂肪颗粒的有效方法，结合其他方法使用，可以获得理想的供临床移植需要的脂肪颗粒。

第6节　提高脂肪颗粒移植成活率的相关技术

一、细胞辅助的脂肪移植技术

细胞辅助的脂肪移植（cell-assisted lipotransfer，CAL）技术简称CAL技术，由日本学者Yoshimura在2006年首先报道，其研究证实，脂肪移植物中SVF细胞含量的提高能够增加脂肪移植的成活率[27]。

Yoshimura等[28-29]的研究认为，通过脂肪抽吸获得的脂肪颗粒中脂肪源性干细胞含量明显低于经切取获得的脂肪中干细胞的含量（抽吸的脂肪颗粒中脂肪源性干细胞的含量仅为切取脂肪组织中的56%±12%），脂肪颗粒中脂肪源性干细胞与脂肪细胞的比值下降是导致脂肪颗粒移植成活率降低的主要原因。其理由是脂肪组织里大量的脂肪源性干细胞都位于供区较大的血管周围，这些较大的血管主要存在于完整脂肪组织的纤维组织中，吸脂时不容易将这些干细胞获取到；另外，被抽吸出来的脂肪源性干细胞一部分会扩散到吸脂的液体中，所以最终获取的脂肪组织中脂肪源性干细胞的含量

明显下降，这是导致脂肪移植低成活率和高吸收率的重要原因。

脂肪组织主要由脂肪细胞、脂肪源性干细胞、内皮细胞、周细胞、成纤维细胞、血液来源的细胞和细胞外基质（ECM）构成，其中脂肪源性干细胞占据脂肪组织细胞总量的30%左右。脂肪源性干细胞是脂肪组织间充质干细胞，可促进脂肪组织的更新，并为脂肪组织提供新生细胞。研究表明脂肪源性干细胞是脂肪细胞和血管生成细胞的来源，可以促进脂肪组织中新生血管的形成。但要获得一定数量的纯度较高的脂肪源性干细胞，不仅需要经过体外培养、扩增等复杂技术手段，而且在临床应用上存在安全性隐患，因此其临床使用受到了诸多限制。

SVF是脂肪组织经胶原酶消化处理获得的不同种类细胞的混合物。这种细胞混合体中的主要细胞成分是脂肪组织基质细胞、血管内皮细胞和壁细胞，由于没有脂肪细胞，故称为"血管基质成分"。研究显示，SVF中的有核细胞包括37%的白细胞、35%的脂肪源性干细胞、15%的内皮细胞和其他

细胞，血液来源的细胞含量很大程度上取决于个体的出血量。在 CAL 技术中，分离得到的 SVF 来自于自体新鲜脂肪组织，不需要进行体外培养、扩增等任何操作，可以直接加入补充到要进行移植的脂肪组织中。CAL 技术根据应用的细胞构成成分的不同，分为 SVF 多种细胞混合应用和单纯应用脂肪源性干细胞两种类型，SVF 是包含有脂肪源性干细胞分离得到的原代细胞，其中包括除脂肪细胞外的所有基质细胞。与 SVF 相比，脂肪源性干细胞具有高纯度、性能稳定等优势，但有研究表明，脂肪源性干细胞可能与 SVF 中的其他细胞发生协同作用，提高移植效果。因此，在脂肪移植时添加 SVF 比单纯添加脂肪源性干细胞能获得更好的临床效果。

SVF 可以从吸脂得到的脂肪组织中提取，具体过程是：将得到的脂肪组织经 0.075% 胶原酶 37 ℃消化 30 min，然后以 800×g、10 min 离心以除去成熟的脂肪细胞；底部沉淀的细胞团重悬后，用 100 μm 的滤网过滤去除纤维结缔组织后即为 SVF。另外，SVF 也可以从吸脂的脂水混合物液体中提取，方法是：将静止分层后的下层液体进行 400×g、10 min 的离心，得到的沉淀用红细胞裂解液作用 5 min，再用 100 μm 的滤器去除红细胞，细胞悬液再次离心，重悬得到 SVF 细胞。虽然两种方法得到的细胞总数相差无几，但脂肪源性干细胞在得到的细胞混合物中所占比例却相差悬殊，从脂肪组织中获得的比例高达 15%～40%，而从吸脂后下层液体中获得的比例低至 3%～10%。因此，临床上主要从脂肪组织中提取 SVF 来使用。

自从 CAL 技术提出以来，目前已经在临床得到了广泛应用，而且取得了较好的效果。但是对于加入的 SVF 细胞与脂肪移植物的比例目前尚无定论，是否加入的 SVF 成分比例越高，脂肪的移植效果就越好？还是在 SVF 与要准备移植的脂肪量之间有合适的比例关系？关于这些，目前还不

是很清楚。Yoshimura 等人的做法是把获取脂肪的一半用于提取 SVF，然后添加到剩余的另一半脂肪中用于移植，把移植物中脂肪源性干细胞的量提高了 1 倍，获得了显著效果。

有关 SVF 提高脂肪移植成活率的机制见有关章节。

二、血小板浓缩制品的应用

血小板（blood platelet，PLT）是有生物活性的小块细胞质，由骨髓成熟的巨核细胞胞质裂解脱落下来，是哺乳动物血液中的有形成分之一。其体积小，直径为 2～3 μm，有质膜，无细胞核，形状不规则，在正常血液中有较恒定的数量 [如人的血小板数量为（100～300）×10^9/L]。血小板具有特定的形态结构和生化组成，在止血、伤口愈合、炎症反应、血栓形成及器官移植排斥等生理和病理过程中具有重要作用。激活的血小板除了具有凝血功能外，还能分泌多种细胞因子及纤连蛋白、玻连蛋白等细胞黏附分子，对细胞游走、黏附、分裂、分化和细胞外基质的形成具有重要作用。

自体血小板浓缩制品（platelet concentrates，PC）是将自体全血通过各种离心、分离的方法制得的高血小板浓度制品，其血小板浓度是全血中血小板浓度的 3～5 倍，激活后有很高的生物活性，对促进组织的再生修复具有重要作用，现已被广泛应用于临床治疗[30]。

近年来，随着相关研究的深入，血小板浓缩制品的生物学作用机制已经被逐渐阐明。研究表明被激活后的血小板释放 α 颗粒，其中含有多种生长因子和细胞因子，可以为组织再生提供有利的局部环境，且对多种细胞的迁移、分裂、分化有促进作用。这些因子主要包括：①血小板衍生因子（platelet-derived growth factor，PDGF）；②血管内皮生长因子（vascular endothelial growth factor，

VEGF）；③转化生长因子（transforming growth factor，TGF）；④胰岛素样生长因子（insulin-like growth factor，IGF）；⑤表皮生长因子（epidermal growth factor，EGF）；⑥血小板衍生内皮生长因子（platelet-derived endothelial growth factor，PDEGF）；⑦骨钙素（osteocalcin）；⑧骨粘连蛋白（osteonectin）等。这些细胞因子与含有其受体的靶细胞，如间充质干细胞、成纤维细胞、内皮细胞、表皮细胞和成骨细胞等结合，进而发挥其生物学作用。如PDGF、TGF-β、IGF协同作用对干细胞、成骨细胞和成纤维细胞有趋化作用并促进其分裂增殖，同时可促进胶原生成、骨基质形成和毛细血管生成；EGF可促进表皮细胞分裂、分化；PDEGF可促进表皮再生，并能通过刺激皮肤成纤维细胞和角质细胞分裂而促进伤口愈合；VEGF可促进内皮细胞迁移、分裂，促进毛细血管生成。这些生物学作用都有助于组织的再生和修复。

血小板浓缩制品中除了血小板之外，白细胞和纤维蛋白也是重要的组成部分，其作用同样不容忽视。关于白细胞在血小板浓缩制品中的作用，目前仍存在争议。有研究认为，血小板浓缩制品中的白细胞可起到抗感染和调节免疫的作用，同时可分泌大量VEGF，有利于促进组织愈合。但也有研究认为，白细胞释放的炎症因子会阻碍组织愈合。

因此，白细胞在血小板浓缩制品中的作用可能要视其浓度和不同组织情况而定。此外，纤维蛋白在血小板浓缩制品中亦具有重要作用，能为细胞迁移、黏附等生物学过程提供良好的微环境；致密的纤维蛋白网络可储存血小板释放的细胞因子，起到细胞因子缓释器的作用，从而延长其作用时间。

来源于自体静脉血的血小板浓缩制品因其良好的促进组织愈合及再生的特点，目前在临床上获得了日益广泛的应用。其发展大致经历了富血小板血浆（platelet-rich plasma，PRP）、富血小板纤维蛋白（platelet-rich fibrin，PRF）和高度浓缩生长因子的血纤维蛋白（concentrate growth factors，CGF）这三个阶段。

PRP是第一代血小板浓缩产品[31]，在其制备过程中需要使用抗凝剂，要经过1~3次离心，一般10 ml血液仅能提取1 ml PRP（图3-2）。PRP根据应用形式分为激活型和未激活型两种，研究证实体外应用时必须要激活血小板，而PRP在体内应用时是否需要激活仍存在争议。激活方法有加入凝血酶和氯化钙混合物，冻结和融化的物理方法也可以激活。激活方法不同，释放的生长因子也有所不同。PRP虽然在临床上获得了广泛应用，但存在下列缺点和不足：①激活过程中需要加入胎牛凝血酶，存在交叉感染的风险；②生长因子释

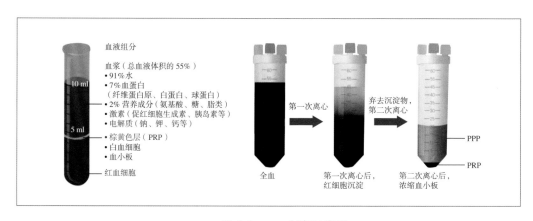

图 3-2　PRP 制备示意图

放过快、作用时间短暂，只能在植入早期起作用；③血小板在体外脆弱、易破碎；④不同的提取方法导致 PRP 的效果不稳定。

PRF 是第二代富集血小板制品[32]，由法国科学家 Choukroun 等于 2001 年首次报道。它完全来源于患者自身血液且无须添加任何抗凝物质，在无抗凝剂作用下，血液中的血小板在短时间内被大量激活。纤维蛋白原在被激活成纤维蛋白之前集中在试管的高位部分，并在离心管的中央区域形成纤维蛋白凝胶（图 3-3、图 3-4）。它与第一代血小板浓缩制品 PRP 相比具有较多优势：①提取简单，单次离心，无须加用任何抗凝药物；②具有缓释作用，可持续释放生长因子；③具有支架结构，可用于软组织缺损的修复（表 3-3）。研究证实，PRF 能释放包括 PDGF、EGF、TGF-β、IFG 和 VEGF 在内的多种生长因子；同时 PRF 内含有大量的白细胞，因此 PRF 不仅是单纯的血小板浓缩制剂，还能够对炎症反应起到调节作用。纤维蛋白是血管形成的天然引导物，创面覆盖纤维蛋白后可影响上皮细胞和成纤维细胞的功能及代谢。

CGF 是第三代血小板浓缩制品，由 Sacco 于 2006 年提出并应用于临床[33]。CGF 类似于 PRF，也是通过抽取静脉血经离心来制备。但与 PRF 不同的是，CGF 制备是利用变速离心机来实现的，这种离心系统通过变化离心速度可以从血液中获得更多的纤维蛋白和浓缩的血小板（图 3-5）。其优点是：① CGF 中富含的纤维蛋白凝块比 PRF 中的要大得多，而且更黏稠，纤维蛋白的含量也更多；② CGF 比 PRF 具有种类更丰富、浓度更高的生长因子，且含有 CD34+ 细胞；③ CGF 的制备在恒温下一次完成，可以根据临床应用制备液态和凝胶两种形式；④操作方便，制备过程简单，可高效获得各种内源性生长因子。

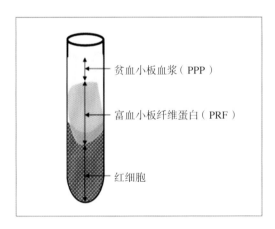

图 3-3 PRF 的结构

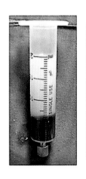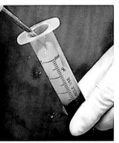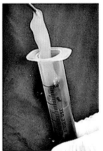

图 3-4 全血经过离心制备的 PRF

表 3-3 PRP 与 PRF 的区别

	PRP	PRF
形状	液体	凝胶样固体
制备方法	a.离心 1～3 次 b.转速、时间不定 c.加入凝血酶、氯化钙	a.离心 1 次 b.转速、时间一定 c.不加外源性试剂
组织学结构	a.较疏松的网格状结构 b.较少的纤维蛋白	a.较紧密的网格状结构 b.较多的纤维蛋白
生长因子的释放	释放迅速，主要在第一天	释放缓慢（2 周）

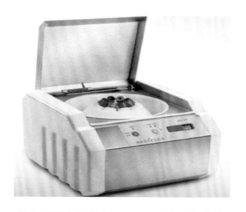

图 3-5　意大利塞法登特（Silfradent）公司生产的 Medifuge 200 变速离心系统。离心过程在低温 15 ℃ 下进行，按照 2700 r/m → 2400 r/m → 2700 r/m → 3000 r/m 的顺序变化离心速度，运行 13 min 完成，每 9 ml 血液可分离出约 2.5 ml 液态 CGF（liquid phase concentrate growth factors, LPCGF）

国内外学者通过研究发现，CGF 中富含有大量生长因子、CD34⁺ 细胞（干细胞）及白细胞等生物活性成分（图 3-6）。生长因子在促进组织新生、再生及血管化等多个方面发挥重要作用；CD34⁺ 细胞在组织修复及免疫调节、细胞分化等方面作用明显；白细胞在抗炎、抗感染等方面作用显著。

随着对血小板浓缩制品研究的不断深入及提取方法的不断进步，以 PRP、PRF 辅助进行脂肪

颗粒移植已经在临床上广泛开展起来，并取得了比较好的效果。众多学者认为，由于血小板浓缩制品中含有丰富的生长因子，促进了移植的脂肪组织能够早期血管化，提高了脂肪移植的成活率。还有部分学者研究认为，在移植的脂肪颗粒中加入 PRF 的效果明显优于 PRP，因为 PRF 中含有比 PRP 更多、更丰富的生长因子成分，且 PRF 的蛋白质网状凝胶结构为脂肪的成活提供了微环境；由于 PRF 中网络着大量的白细胞，这些白细胞也分泌许多种生长因子，因而有利于脂肪颗粒的成活；另外，白细胞的抗炎作用亦是脂肪成活的有利因素。当然，也有部分学者的研究得到了不同的结果，他们认为加入血小板浓缩制品未能起到提高脂肪移植成活率的效果。笔者认为，不同学者制备血小板浓缩制品的方法差异很大，导致产品中获得的生长因子含量和种类存在很大差别，特别是加入血小板浓缩制品的量和需要移植的脂肪量之间的比例，目前尚没有公认的标准，这些因素导致了研究结果的不一致。但从理论上和大量的实验研究及临床报告中得出的结论是，血小板浓缩制品是提高脂肪移植成活率很有前途的技术手段。当然在某些方面还有许多需要完善的地方，如制备的方法、

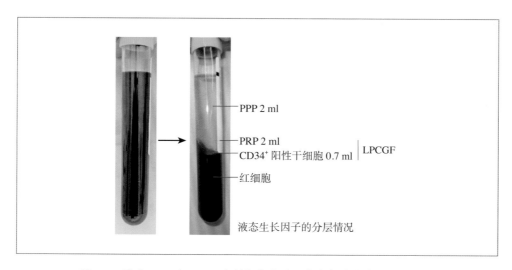

图 3-6　液态 CGF（LPCGF）制备完成后血液中各种成分分布示意图

需要加入的比例以及激活方式等，都需要标准化。

三、Brava技术

在现代脂肪颗粒移植出现的三十余年中，为了提高脂肪的成活率，人们对进行移植的脂肪颗粒像筛选"种子"一样，从获取、优化、处理到影响其活性的多种因素，都进行了广泛的研究，取得了一系列成果，提高了脂肪游离移植的成活率。同时，学者们也探讨了向移植的"种子"（脂肪颗粒）中添加"肥料"以期望提高成活率的相关途径，同样取得了巨大进步，如自体 SVF 的添加和血小板浓缩制品的应用，都展现了良好的应用前景。但这些研究均未涉及一个十分关键的因素，那就是对播种的"土地"即移植受区的处理。美国 Khouri 教授的 Brava 技术让我们从另一个角度来审视脂肪颗粒移植的问题，为提高脂肪颗粒移植的成活率开辟了新的思路。

1999 年，Khouri 教授在美国美容整形外科学会年会上报告了 Brava 技术的应用。随后于 2000 年在 PRS 杂志上发表了相关文献[34]，引起了整形外科医生的强烈兴趣。该装置是一款外置式软组织扩张器，由一个半球形罩杯构成，罩杯的边缘设计了一圈硅胶衬垫，与皮肤接触时起到密封作用；罩杯内设计了一微型电池驱动泵，以调节罩杯内部压

力并提供持续低负压（图 3-7）。Khouri 的研究显示，每天持续佩戴 10 ~ 12 h，数周到数月后可使乳房体积持久增大。经过常规的佩戴后，虽然在停止治疗后，乳房扩张体积会有一个较快的回落，但之后进入相对稳定期，该稳定期内的乳房体积仍较治疗之前有所扩大，只是程度有限。如果佩戴后注射脂肪组织，则能维持稳定和持久的效果。

2012 年，Khouri 主持了一项长达 6 年的包含 81 例患者（年龄 17 ~ 63 岁）的前瞻性、多中心研究[35]，在连续佩戴 Brava 4 周后，每侧乳房平均注射脂肪 277 ml，并在术后 24 h 内继续坚持佩戴 7 天以上，术后平均随访 3.7 年。用磁共振成像（MRI）三维重建技术评估乳房的体积变化，结果显示：12 个月时，在接受治疗的符合 Brava 佩戴标准的 71 名女性中，平均每个乳房体积增加了 233 ml；而在没有佩戴 Brava 的对照组中，平均每个乳房仅增加了 134 ml。Brava 辅助脂肪注射丰胸的脂肪成活率为 82% ± 18%，明显高于不用 Brava 的对照组（成活率为 55% ± 18%），且未发现明显可疑的乳房肿块或结节。

Brava 技术提高脂肪移植成活率的机制是：①负压外扩张增加了乳房组织间隙，受区容纳空间的增加使移植的脂肪颗粒与受区接触面积增加，移植的脂肪组织能够得到更多的营养物质；②持续低负压外扩张能够促进血管生成因子的释放，促进

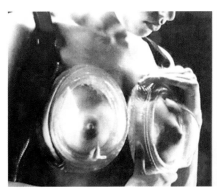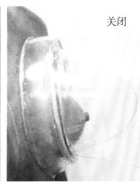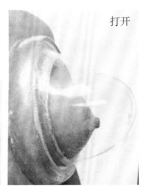

图 3-7　Brava 外扩张装置

微血管再生，有利于移植物建立血液供应。

Brava技术丰富了脂肪移植技术的内容，让人们在利用脂肪移植技术进行治疗时，不仅要在优选"种子"即脂肪颗粒上下工夫，在考虑注重"施肥"添加各种生长因子等活性成分的同时，还要重视移植受区"土地"的精耕，优良的土壤即移植受区是提高脂肪成活率不可或缺的重要因素。

四、受区分离松解技术

利用脂肪组织对面部较深的皱纹、皱褶及局部皮肤凹陷进行填充时，特别是进行局部瘢痕治疗时，由于局部皮肤与皮下或瘢痕组织内纤维组织粘连紧密，常常需要分离松解，以便进行脂肪颗粒的移植填充和治疗，提高治疗效果。

分离松解使用的器械有：带有斜面的锐性注射器针头、特制的前端较锋利的各式刀叉、金属线锯、小针刀等（图3-8）。

分离松解的意义包括：①通过对皱纹或皱褶的松解及凹陷粘连部位分离预处理后，粘连的纤维组织被松解、离断，可使脂肪颗粒移植到受区更容易，同时防止再次发生粘连；②通过对术区的分离、切割、铲剥等松解疏通，为脂肪移植预制了隧道，增加了受区填充的空间，使脂肪细胞与

受区接触面积增加，有助于提高自体脂肪颗粒移植的成活率；③在机械损伤刺激下，机体启动自身的组织修复机制，改变了局部微环境，促进了新生血管的形成，受区局部血供得到改善，有利于移植脂肪组织的成活。

面部需要进行分离松解的常见部位有：眉间皱纹（川字纹）、鼻唇沟皱纹、口下颌沟皱纹及较深的鱼尾纹等。此外，利用脂肪组织进行面部凹陷及瘢痕治疗时，对术区进行分离松解也是必不可少的手段，对提高治疗效果具有十分重要的意义。目前利用脂肪组织进行瘢痕治疗已经是临床治疗瘢痕的常规手段，且取得了较好的效果，利用脂肪组织治疗瘢痕的机制详见有关章节。

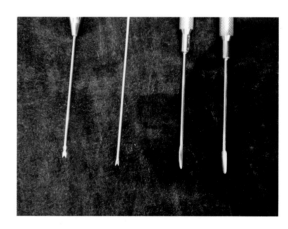

图3-8　常用的分离松解器械

第7节　脂肪再生修复技术

一、"纳米脂肪"移植技术

"纳米脂肪"移植技术（nanofat grafting，NG）即Nanofat技术，由比利时医生 Tonnard于2010年发明、

2013年正式公布的一项新技术[36]。其技术原理是：通过机械力把脂肪组织乳化打碎，在该过程中，脂肪源性干细胞等活性成分释放出来，再把经乳化后含有脂肪干细胞的乳糜样混合物注射到真皮内。

其操作要点是：

1. 用直径 3 mm、带有多个侧孔直径 1 mm 的吸脂针进行脂肪采集。

2. 获得的小脂肪颗粒混合物用网眼直径 0.5 mm 的尼龙网过滤清洗，得到的脂肪收集到 10 ml 注射器中。

3. 通过转换接头把两个 10 ml 注射器连接起来，往复推注乳化脂肪 30 次后（图 3-9），再经过网眼直径 0.5 mm 的尼龙过滤网去除纤维成分。

4. 收集过滤后的乳糜状混合物即为"纳米脂肪"。

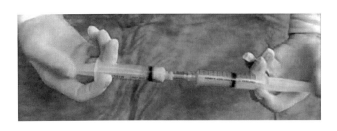

图 3-9　Tonnard 展示的"纳米脂肪"的制作过程，通过转换接头把两个 10 ml 注射器连接起来，利用机械力量往复推注脂肪 30 次。Tonnard 将这一过程描述为"乳化"

这种"纳米脂肪"可用 27 号针头注射到真皮内，可用于眶周年轻化、眉间皱纹的祛除、口周皱纹的治疗及乳沟区光老化皮肤的修复，还可以进行瘢痕组织的治疗等。

上述为早期 Tonnard 制作"纳米脂肪"的过程，后期美国 Tulip Medical Products 公司研制了系列的"Nano Transfer（纳米转换接头）"并增加了过滤器（图 3-10、图 3-11），将"纳米脂肪"的制作进行了规范，规范后的操作流程是：将收集的脂肪颗粒依次经过内径分别为 2.4 mm、1.4 mm 和 1.2 mm 的纳米转换接头进行乳化，各转换 30 次，然后经过滤器过滤即可使用。

Tonnard 的研究已经证实，"纳米脂肪"具有的修复能力主要来自于其中含有的脂肪源性干细胞等活性成分，同时 Tonnard 比较了获得的大脂肪颗粒、小脂肪颗粒（图 3-12）和"纳米脂肪"中含有 SVF 和 CD34$^+$ 细胞数量的差异，见表 3-4。

从表 3-4 中可以看出，虽然"纳米脂肪"中的 SVF 细胞和 CD34$^+$ 细胞数量要少于大脂肪颗粒和小脂肪颗粒组，但可以看出 CD34$^+$ 细胞相对于

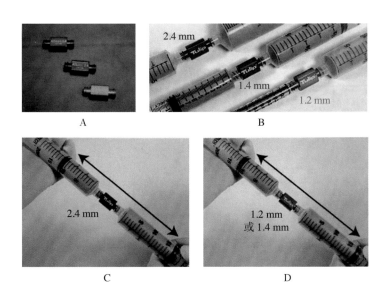

图 3-10　系列纳米转换接头及其用法。A. 内径分别为 2.4 mm、1.4 mm 及 1.2 mm 的转换接头；B～D. 显示不同内径的转换接头进行脂肪加工细化的过程，由大到小依次经过转换后，脂肪颗粒变得越来越小

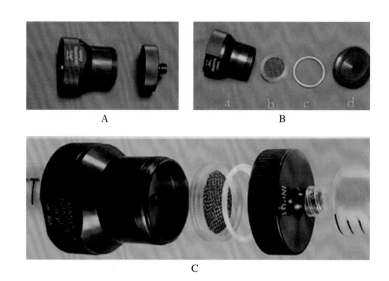

图 3-11 "纳米脂肪"过滤器。A、B.显示的是"纳米脂肪"过滤器及其组件：a.脂肪出口组件；b.密封硅胶圈；c.金属滤网；d.脂肪入口组件。C.各个组件与注射器安装示意图

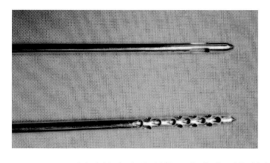

图 3-12 Tonnard 展示的大脂肪颗粒、小脂肪颗粒制备所用的吸脂针。上方的吸脂针即传统的标准吸脂针，针管直径 3 mm，侧孔直径为 2 mm×7 mm，用该吸脂针获取的脂肪即为大脂肪颗粒；下方的多个侧孔的吸脂针针管直径 3 mm，侧孔直径 1 mm，用该吸脂针获取的脂肪即为小脂肪颗粒。用小脂肪颗粒再进行机械乳化得到的脂肪油水混合物即为"纳米脂肪"。多孔吸脂针的侧孔边缘设计成外翻毛刺状，有利于提高脂肪的获取效率

SVF 的百分比却高于小脂肪颗粒组，这说明经过乳化加工后所获得的 SVF 中干细胞占据细胞总数的比例还是比较高的，这也证明了利用机械乳化方法可以从脂肪组织中提取干细胞。由于"纳米脂肪"中没有脂肪组织结构，而且成熟的脂肪细胞都已消失和去除，因此"纳米脂肪"已经超越了脂肪移植的概念，从本质上讲已经不属于脂肪组织移植的范畴。但对"纳米脂肪"的深入思考揭开了脂肪移植从组织移植阶段到细胞移植阶段的序幕，也预示着整形外科利用脂肪组织进行组织再生修复的正式开始。

另外，"纳米脂肪"的出现也证实了除了化学消化方法外，通过物理机械法也可以获取 SVF 或脂肪源性干细胞的可行性。

表 3-4　不同吸脂针获取的脂肪混合物中细胞计数的比较（每 100 ml 抽吸的脂肪中获得的细胞数）

	SVF	CD34+	CD34+/SVF（%）
大脂肪颗粒（标准吸脂针）	3 075 000	200 000	6.5
小脂肪颗粒（多孔吸脂针）	2 360 000	105 000	4.5
"纳米脂肪"（多孔吸脂针+乳化）	1 975 000	100 000	5.1

由于该技术主要是以脂肪源性干细胞的再生修复能力作为治疗的手段，所以不适合用于组织缺损凹陷的填充，且干细胞的修复作用需要经历一定的时间，故其治疗效果不是即刻的，需要术后 1～3 个月才能逐渐显现，6 个月以后效果明显。

纳米是长度单位，1 nm=1×10^{-9}m=1×10^{-6} mm=1×10^{-3} μm，当物质尺寸进入到纳米级时，其原有的很多物理和化学性质会发生巨大变化，表现为小尺寸效应、表面效应及量子效应。纳米技术指对 1～100 nm 范围内的物质和材料进行研究处理的技术。人体细胞的平均直径在 10 000～20 000 nm（10～20 μm），最小的人体细胞血小板也在 2000 nm（2 μm），已经不在纳米技术研究对象的范围内，所以把该技术获得的脂肪叫"纳米脂肪"是不严谨的，也缺乏科学性。

再者，如前文所述，利用 Tonnard 的方式得到的脂肪乳化混合物已经完全丧失了脂肪的组织结构，甚至连组织学上的脂肪细胞都不复存在，理论上已经不能将这种乳化混合物叫做"脂肪"了。因此，笔者认为应该称之为"脂肪组织基质细胞及成分"（adipose tissue stromal cells and compositions，ASCC）更为确切，因为在该乳化混合物中，包含了除脂肪细胞外所有的脂肪组织细胞间质成分，当然也包括脂肪组织中的各种基质细胞。最初 Tonnard 医生在发表文章时将其称为"纳米脂肪"，可能是出于和大脂肪颗粒及小脂肪颗粒比较而言的，但从科学意义上来说，"纳米脂肪"的真实含义早已经名不符实了。

尽管对这种通过脂肪乳化得到的混合物的叫法存在争议，但不管怎样，"纳米脂肪"技术本身表明了物理方法能够从脂肪中获取具有生物修复和再生能力的细胞成分，从而改变了以往只能通过生化酶消化方式获取 SVF 的传统认识。

二、ASCC技术

显而易见，Tonnard"纳米脂肪"移植技术获取的乳化物是多种成分的混合物，其中含有较多的油脂和肿胀液成分，因而其有效成分的浓度大大降低了。有鉴于此，笔者团队从 2015 年 2 月开始，通过对抽吸的脂肪颗粒两次去水离心，将"纳米脂肪"中的有形成分从乳化的脂肪混合物中分离了出来，具体方法是：

1. 将抽吸的脂肪颗粒静止 3～5 min，丢弃下面的液体成分；

2. 以 395×g、离心 3 min，进一步去除下层液体；

3. 将两次去掉水分的脂肪颗粒通过 10 ml 注射器连接三通管进行机械破碎处理；

4. 将上述加工后的混合物再以 700×g、离心 3 min，即可以得到 ASCC 成分（图 3-13）。

由于乳化的意思是通过表面活化剂进行油脂与水溶液的混合过程。Tonnard 医生在制备"纳米脂肪"时，对抽吸的脂肪组织没有经过离心进一步去除水分，因此，其处理的脂肪颗粒中油水共存，经用注射器反复推注称为"乳化"，是可以理解的。但笔者经过两次去水离心后，所用来制备 ASCC 成分的脂肪颗粒组织中基本没有了水分，所以，制备 ASCC 的过程不能称之为"乳化"，笔者称之为物理机械法制备 ASCC（图 3-14）。

笔者将 ASCC 应用于临床开展了面部皱纹祛除、瘢痕畸形的治疗及辅助脂肪移植等，取得了理想的效果（详见第 11 章）。笔者通过临床研究还发现，用不同侧孔直径的吸脂针获取的不同大小的脂肪颗粒都能够利用上述方法制备出 ASCC 成分，且不同的机械破碎次数得到的 ASCC 体积不

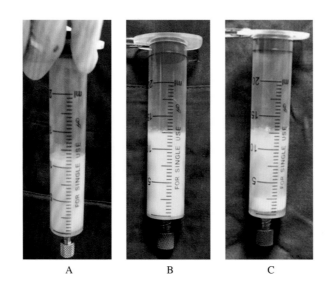

A　　　　　B　　　　　C

图 3-13　展示不同离心处理方法获得的脂肪混合物的差别。A.显示的是两次去除水分的脂肪颗粒，肉眼呈黄白色，可见颗粒样的脂肪组织；B.显示的是图 A 注射器中的脂肪颗粒经过机械破坏后的脂肪混合物，呈金黄色的乳糜状；C.将图 B 注射器中的混合物再次离心后，可见上层占据较大比例的油脂，中间的白色部分为 ASCC，下层为液体

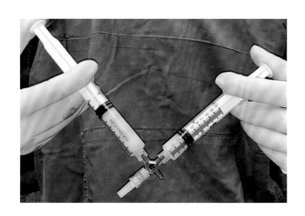

图 3-14　笔者展示利用输液三通管进行脂肪机械破碎处理

同，其临床意义及应用目的也各有差异，有关内容详见下文和第 11 章。

2016 年，中国南方医科大学的鲁峰教授同样认识到了这一问题，也通过离心手段去除了"纳米脂肪"中的油脂和肿胀液成分，并将其获取的沉淀物命名为脂肪源性干细胞基质胶（SVF-Gel）[37]。鲁峰教授团队研究证实，这种沉淀物中包含了 80.5% 的 ASC 和 70.2% 的内皮细胞及细胞外基质成分，他们把该基质胶用于小鼠的创面，发现明显促进了伤口愈合。提取 SVF-Gel 的技术步骤如下：

1. 采用管径 3 mm、侧孔直径 1 mm 的多孔吸脂管在低负压（0.75 mmHg）下吸脂；

2. 获取的脂肪组织在 4 ℃条件下静置 1 min，去除上层的油脂；

3. 静置纯化的脂肪层再次给予 1200×g、离心 3 min 的处理，去除水分；

4. 再利用注射器进行乳化；

5. 再次离心 2000×g、3 min，最后得到的底层沉淀称为 SVF-Gel。

由于 ASCC 中含有丰富的脂肪源性干细胞和脂肪组织间质细胞成分，因此具有很好的再生修复功能，为临床上利用脂肪组织进行再生修复的治疗开辟了新途径，展现了良好的应用前景。

三、脂肪体内组织工程技术

组织工程技术的核心思想是用人工的方法生产生物组织，是医学科学的热点和未来的发展方向[38]。组织工程主要包括以下三个要素：①宿主种子细胞的获取；②理想的生物相容性支架材料；③调控宿主细胞生长、分化的细胞因子。

体外组织工程技术是经典的组织工程技术，其主要技术路线是：从宿主组织中获取种子细胞，在体外进行培养、扩增，并吸附在生物相容性良好的可降解的支架中构成复合物，细胞增长到达一定数量后再一同回植宿主体内病损的部位，这些细胞在支架材料被降解吸收的过程中形成新生的组织或器官，以期达到组织再生功能重建的目的，其目标是用再生组织替代病损组织。虽然组织工程技术取得了很大的进展，有些成果已经应用于临床，但是目前体外组织工程技术面临诸多困难，其中最为突出的问题是，所获取的宿主细胞在体外培养、传代扩增过程中，其分化、变异尚不能进行有效的控制；另外，体外组织工程技术将在体外构建的复合物植回体内后，植入的复合物和宿主组织间的界面修复问题没有得到很好的解决。这些都是体外组织工程技术尚没有解决的问题。

体内组织工程技术是组织工程的一种新思路[39]。与经典的体外组织工程技术不同，体内组织工程技术主要包括特异性生物支架材料的获得和体内自身细胞的利用，在生物材料中不加入任何外源细胞，直接将生物材料植入宿主体内，通过宿主自身细胞的生物学作用，将植入物转化为宿主自身的、具有原组织活性和功能的组织，最后也达到组织再生修复的目的。

因此，相对于体外组织工程技术，体内组织工程技术更加重视理想生物材料的获取和应用。在目前已知的生物材料中，细胞外基质（extracellular matrix，ECM）是较为理想的支架材料，其在体内组织工程中可以直接作为细胞长入的支架。脱细胞的 ECM 作为支架应用于组织工程是近来研究的热点，其应用潜力巨大。

ECM 广泛存在于生物体内，是机体组织细胞进行一切生物学活动的场所和微环境，由机体细胞合成并分泌到细胞外，分布在细胞表面及细胞之间。其主要成分包括胶原蛋白、纤连蛋白、层粘连蛋白、蛋白聚糖、氨基聚糖及生长因子成分等。这些蛋白质及多糖分子在调节细胞反应等方面起着关键作用，能够诱导并促进细胞的迁移、增殖、分化以及血管生成，是机体组织修复的基础。目前已成功提取的 ECM 材料包括膀胱、皮肤、血管、神经、软骨等，但这些生物材料大多来源于异种或异体组织，脱细胞过程复杂且细胞成分难以彻底脱除。

人脂肪组织 ECM 因其来源丰富、可源于自体、易于获得及制备，并且具备独特的三维空间结构及良好的细胞相容性等优点，可作为组织修复的理想材料之一，具有广泛的应用前景[40]。其既可以基质胶的形式进行移植填充，又可以作为脂肪源性干细胞移植的支架材料，还可以与某些注射药物形成混合物进行体内注射，同时也可作为其他干细胞体外增殖、扩增的支架。

国内已经有学者开展了利用人脂肪组织 ECM 支架联合人脂肪源性干细胞构建工程化脂肪组织的报道[41]。他们将脂肪抽吸术中得到的人体脂肪组织通过酶消化法获取脂肪源性干细胞，同时利用这些抽取的脂肪组织分离提取 ECM，然后将收集得到的脂肪源性干细胞以一定的细胞密度与提取的脂肪组织 ECM 支架复合移植于裸鼠背部，结果提示，脂肪组织 ECM 支架联合脂肪源性干细胞在体内能够成功构建成熟的脂肪组织，8 周后支架无明显吸收。

我们可以从这些研究中获得启示，即可以用患者自身的脂肪组织来制备 ECM，并与其自身的脂肪源性干细胞一起进行体内注射移植，同时加入其血液提取的内源性生长因子，这样就可以在患者机体内进行脂肪体内组织工程，用于病损部位软组织缺损的修复。

笔者团队进行脂肪体内组织工程的基本技术

流程如下：

1. 利用 ASCC 技术通过物理方法获取脂肪源性干细胞和 ECM。

2. 用 ASCC 技术获取的 ECM 为生物支架。

3. 通过抽取静脉血制备 PRF 或 CGF，获取内源性生长因子。

4. 将三者按一定的比例进行混合后注入病变部位。

其实，如果按照体内组织工程的理念来看，CAL 技术也可以看成是一种体内脂肪组织工程化，其中来源于 SVF 的脂肪源性干细胞作为种子细胞，脂肪颗粒为生物支架，吸脂得到的脂肪基质成分提供了必要的生长信息。笔者团队按这样的思路，在临床上开展了一些较难修复的面部软组织缺损的治疗，取得了比较理想的临床效果（这部分临床应用详见本书第 11 章）。

脂肪体内组织工程技术由于所利用的种子细胞、支架材料以及生长因子均来自于患者自身，因此，可以不必担心其支架材料 ECM 的制备过程中由抗原引起的免疫反应问题，这种用简单的物理方法来制备支架材料 ECM，大大方便了临床的应用。另外，由于用物理方法获得的 ECM 具有较好的流动性，是一种理想的注射式支架，同时其中本身已经包含有大量的脂肪源性干细胞，通过注射方式来填充软组织缺损，具有简便、手术创伤小、临床实用性强等诸多优势。

可以预见，脂肪体内组织工程技术不仅可以解决以前临床上难以治疗的软组织缺损问题，还在提高脂肪颗粒移植的留存率方面展现了良好的应用前景。

第 8 节　脂肪颗粒冷冻储存技术

一、脂肪颗粒冷冻储存的意义

虽然现代意义上的脂肪颗粒移植技术经过三十多年的发展完善，在临床上得到了广泛使用，涌现出了大量成功案例，但在实际应用中，仍有一些病例需要进行两次以上的脂肪填充移植，才能达到比较好的治疗效果，例如面部严重凹陷畸形和重度半侧颜面萎缩症的患者，以及颞部深度塌陷和乳房发育较差的小乳房求美者。因此，如果能够将一次手术采集获取的足够多的脂肪颗粒组织冷冻储存起来[42]，临床上就可以像注射透明质酸一样，在患者需要的时候随时进行补充注射，从而大大方便临床的使用，也为患者免除了每次吸脂手术带来的痛苦和风险，并且减轻了患者的经济负担。

吸脂术获得的自体脂肪颗粒组织不仅可用于软组织的填充，而且在美容和修复重建等诸多领域显示了广阔的应用前景。将抽吸的脂肪组织作为初级原料，通过可靠的冷冻方式保存起来，不仅可以满足患者重复注射的需要，而且可以利用这些保存的脂肪组织为原料，从中提取脂肪源性干细胞和 ECM，进而通过组织工程技术开展细胞治疗。成功地保存抽吸获取的脂肪组织，将开创整形外科利用脂肪组织进行临床治疗和组织再生领域的新时代。

二、脂肪颗粒冷冻储存技术

脂肪颗粒冷冻储存技术是将临床上采集获得的脂肪颗粒经过体外适当的处理后，放置在低温环境中以保持脂肪细胞的完整性和活性，在需要时通过解冻复苏再次供临床使用[43]。其主要技术环节包括：①在组织细胞冷冻前加入冷冻保护剂；②控制冷冻降温的速度；③使用组织细胞前解冻复温；④去除冷冻保护剂。

目前在脂肪颗粒组织冻存中经常使用的冷冻保护剂有二甲基亚砜和海藻糖两种。前者属于渗透性保护剂，其机制是将水分子置换到细胞外，减少细胞内冰晶形成，从而减轻对细胞的损伤，特点是能在较短时间内透过细胞膜到达细胞内各个细胞器中而发挥抗冻效果；海藻糖属于非渗透性保护剂，为大分子物质，是通过提高细胞外渗透压，促进细胞脱水来减轻细胞冷冻时冰晶的形成而起到保护细胞的作用。虽然二甲基亚砜被认为是有效的冷冻保护剂，但由于具有生物毒性，限制了其在临床上的应用。

按照储存的温度不同，一般将脂肪颗粒组织储存条件分为三种：①普通冰箱冷冻储存，其温度在 -20 ~ -16 ℃范围内，一般的家用普通冰箱即可以达到，但研究表明该温度下只能短暂保存脂肪颗粒；②深低温冷冻储存，其温度范围在 -80 ~ -70 ℃，一般认为在该低温下，组织细胞可以得到相对较长时间的保存而维持较高的生物活性；③液氮冷冻储存，是指储存在 -196 ℃的极低温度环境中，组织细胞内各种酶的活性都已经停止，生命的代谢活动处于"悬滞状态"，理论上在此温度下生物细胞可以无限期储存。

三、脂肪颗粒冷冻储存的现状

自从 1990 年 Fournier 提出冷冻脂肪组织以来，由于冷冻储存脂肪具有良好的应用前景，众多学者就此问题进行了广泛的研究，综合目前的研究成果，脂肪颗粒组织冻存的现状总结如下：

1. 加入冷冻剂保存的脂肪组织其细胞活性明显优于不加冷冻剂的单纯冷冻方式。

2. 单独应用海藻糖这一无毒性的冷冻剂可以达到较好的冷冻效果。

3. 程序化慢速降温法冷冻和快速复温是脂肪组织冷冻储存过程中需要坚持的基本原则。

4. 脂肪源性干细胞的冷冻保存相对于脂肪组织能够获得更可靠的细胞活性。

5. 液氮 -196 ℃是较理想的冻存温度，可以长期保持细胞活性，优于 -80 ℃。-80 ℃可用于短期保存。不建议选择 -20 ℃进行冷冻储存。

综合临床和实验研究可以得出这样的结论：冷冻储存的脂肪组织是可以再次利用的。但目前对冷冻保存脂肪颗粒组织还缺乏规范统一的方法，另外，对冷冻后脂肪组织起到容量填充的机制还有待进一步的研究。冷冻后的脂肪组织是在移植受区成活了，还是其中的细胞外基质成分起到了填充作用？或者是冻存后脂肪组织中剩下的干细胞通过再生来完成的？相信对上述问题的深入研究，将会进一步揭开脂肪颗粒移植成活的机制，并为脂肪颗粒组织的临床应用开拓更加广阔的前景。

参考文献

[1] Klein JA. The tumescent technique for liposuction surgery. Am J Cosm Surg, 1987, 4:263-267.

[2] Moore JH，Kolaczynski JW, Morales LM. Viability of fat obtained by syringe suction lipectomy: effects of local anesthesia with lidocaine. Aesth Plast Surg, 1995, 19: 335-339.

[3] 李发成,雷华,李青峰.若干理化因素对脂肪颗粒活性影响的研究.中国美容医学, 2005, 14(1):31-33.

[4] Keck M, Zeyda M, Gollinger K, et al. Local anesthetics have a major impact on viability of preadipocytes and their differentiation into adipocytes. Plast Reconstr Surg, 2010, 126(5):1500-1505.

[5] Sommer B, Sattler G. Current concepts of fat graft survival: histology of aspirated adipose tissue and review of the literature. Dermatol Surg, 2000, 26(12):1159-1166.

[6] Nguyen A, Pasyk KA, Bouvier TN, et al. Comparative study of survival of adipose tissue taken and transplanted by different techniques. Plast Reconstr Surg, 1990, 85:378-386.

[7] 张新合,高建华,郭东来.取脂方法及吸脂压力对脂肪细胞损伤程度的实验研究.中华医学美学美容杂志, 2001, 7(5):254-257.

[8] Cheriyan T, Kao HK, Qiao X, et al. Low harvest pressure enhances autologous fat graft viability. Plast Reconstr Surg, 2014, 133(6):1365-1368.

[9] Shiffman MA, Mirrafati S. Fat transfer techniques the effect of harvest and transfer methods on adipocyte viability and review of the literature. Dermatol Surg, 2001, 27(9):819.

[10] Kato H, Mineda K, Eto H, et al. Degeneration, regeneration, and cicatrization after fat grafting: dynamic total tissue remodeling during the first 3 months. Plast Reconstr Surg, 2014, 133(3):303e-313e.

[11] 陈苑雯,王婧薷,廖选,等.温度对脂肪颗粒及脂肪干细胞活性的影响.中华医学美学美容杂志, 2017, 23(1):47-50.

[12] Kaminski, MV Jr, Wolosewick JJ, et al. Preservation of interstitial colloid. A critical factor in fat transfer. Oral Maxillofac Surg Clin North Am, 2000, 12:631-639.

[13] Stutz JJ，Krahl D. Water jet-assisted liposuction for patients with lipoedema：histologic and immunohistologic analysis of the aspirates of 30 lipoedema patients. Aesthet Plast Surg, 2009, 33(2):153-162.

[14] Meyer J, Salamon A, Herzmann N, et al. Isolation and differentiation potential of human mesenchymal stem cells from adipose tissue harvested by water jet-assisted liposuction. Aesthet Surg J, 2015, 35(8):1030-1039.

[15] Coleman SR. The technique of periorbital lipoinfiltration. Oper Tech Plast Surg, 1994, 1:20.

[16] Coleman SR. Long-term survival of fat transplants: controlled demonstrations. Aesthet Plast Surg, 1995, 19:421.

[17] Coleman SR. Facial recontouring with LipoStructure. Clin Plast Surg, 1997, 24:347.

[18] Amar RE. Adipocyte microinfiltration in the face or tissue restructuration with fat tissue graft. Ann Chir Plast Esthet, 1999, 44(6):593-608.

[19] Zeltzer AA, Tonnard PL, Verpaele AM. Sharp-needle intradermal fat grafting (SNIF). Aesthet Surg J, 2012, 32(5):554-561.

[20] Rohrich RJ, Pessa JE. The fat compartments of the face: anatomy and clinical imlications for cosmetic surgery. Plast Reconstr Surg, 2007, 119(7):2219-2231.

[21] Rohrich RJ, Arbique GM, Wong C, et al. The anatomy of suborbicularis fat: implications for periorbital rejuvenation. Plast Reconstr Surg, 2009, 124(3):946-951.

[22] Ramanadham SR, Rohrich RJ. Newer understanding of specific anatomic targets in the aging face as applied to injectables: superficial and deep facial fat compartments-an evolving target for site-specific facial augmentation. Plast Reconstr Surg, 2015, 136(5S):49S-55S.

[23] 戴晓俊,王飏,陶凯,等.影响自体游离脂肪移植成活率相关因素的研究进展.中国美容整形外科杂志, 2013, 24(4):232-234.

[24] Allen RJ Jr, Canizares O, Scharf CL, et al. Spinning into control: centrifugation creates an optimal density for fat grafting. Plast Reconstr Surg, 2009, 124(Suppl):35-36.

[25] Allen RJ Jr, Canizares O Jr, Scharf C, et al. Grading lipoaspirate: is there an optimal density for fat grafting? Plast Reconstr Surg, 2013, 131:38-45.

[26] Canizares O Jr, Thomson JE, Allen RJ Jr, et al.The effect of processing technique on fat graft survival. Plast Reconst Surg, 2017, 140:933-943.

[27] Yoshimura K, Satob K. Clinical experiences of cell-assisted lipotransfer for soft tissue augmentation. Stem Cells, 2007, 25(12):3278-3278.

[28] Yoshimura K, Suga H, Eto H. Adipose-derived stem/progenitor cells: roles in adipose tissue remodeling and potential use for soft tissue augmentation. Regenerative Medicine, 2009, 4(2):265-273.

[29] Eto H, Suga H, Matsumoto D, et al. Characterization of structure and cellular components of aspirated and excised adipose tissue. Plast Reconstr Surg, 2009, 124(4):1087-

1097.

[30] Eppley BL, Pietrzak WS, Blanton M. Platelet-rich plasma: A review of biology and application in plastic surgery. Plast Reconstr Surg, 2006, 118(6):147e-159e.

[31] Alsousou J, Ali A, Willett K, et al. The role of platelet-rich plasma in tissue regeneration. Platetlets, 2013, 24(3):173-182.

[32] Dohan DM, Choukroun J, Diss A, et al. Platelet-rich fibrin (PRF): a second-generation platelet concentrate. Part I: technological concepts and evolution. Oral Surg Oral Med Oral Pathol Oral Radiol & Endod, 2006, 101(3):e37-44.

[33] Kim TH, Kim SH, Sándor GK, et al. Comparison of platelet-rich plasma(PRP), platelet-rich fibrin(PRF), and concentrated growth factor(CGF) in rabbit-skull defect healing. Arch Oral Biol, 2014, 59(5):550-558.

[34] Khouri RK, Schlenz I, Murphy BJ, et al. Nonsurgical breast enlargement using an external soft-tissue expansion system. Plast Reconstr Surg, 2000, 105:2500-2513.

[35] Khouri RK, Eisenmann-Klein M, Cardoso E, et al. Brava and autologous fat transfer is a safe and effective breast augmentation alternative: results of a 6-year, 81-patient, prospective multicenter study. Plast Reconstr Surg, 2012, 129(5):1173-1187.

[36] Tonnard, Zhu M, Liu L, et al. Nanofat grafting: basic research and clinical applications. Plast Reconstr Surg, 2013, 132(4):1017-1026.

[37] Yao Y, Dong Z, Liao Y, et al. Adipose extracellular matrix/ stromal vascular fraction gel: a novel adipose tissue-derived injectable for stem cell therapy. Plast Reconstr Surg, 2017, 139(4):867-879.

[38] 朱茗, 高建华, 鲁峰. 脂肪组织再生的组织工程研究进展. 中国美容整形外科杂志, 2007, 18(3):216-218.

[39] 戴魁戎, 李慧武. 再生医学. 国际骨科学杂志, 2006, 27(2):66-68.

[40] 宋玫, 刘毅, 惠玲. 利用脂肪脱细胞基质构建组织工程化脂肪的实验研究. 解放军医药杂志, 2016, 28(1):30-34.

[41] 蔡鹏飞, 高建华, 陈阳, 等. 人细胞外基质支架联合脂肪干细胞构建脂肪组织. 中华实验外科杂志, 2012, 29(6):1085-1087.

[42] 程爱娟, 王少华. 自体脂肪颗粒移植与体外储存研究进展. 中华医学美学美容杂志, 2014, 20(6):479-480.

[43] 肖斌, 刘毅. 脂肪组织的体外储存. 中国美容医学, 2005, 14(2):233-235.

第 4 章

面型重塑的美学设计和美学评价

利用脂肪技术进行面型改造是基于软组织的改变来实现的，不同于传统的基于骨骼塑型的颌面外科技术，这就使得二者在美学设计上存在明显的不同。以往认为面部长宽比例是黄金比 1.618∶1，但笔者发现这一美学参数在以软组织为基础进行测量时，与客观情况相差甚远，并不符合临床实际。

目前人们经常说的"面部脂肪移植术"已经不能真实反映出脂肪技术在面部美容整形应用的实际情况。面部轮廓的重新塑造不是简单的脂肪移植填充，更不是单纯用脂肪去"填坑"，即使是单一的某个部位的脂肪填充或减脂，也需要进行严密的术前美学设计，才能达到理想的美学效果。通过详细的术前美学评估，可以判断哪些美学单位需要用脂肪移植技术进行填充和改善形状，哪些美学单位需要用抽吸减脂技术进行形状调整，哪些美学单位需要用脂肪再生修复技术进行较深沟壑及皱纹的抚平修复等。

到目前为止，关于自体脂肪移植的规范操作流程或术式，学术界还未形成统一的标准。但是制订一个规范的手术美学设计方案，对评价一个术式和手术效果是很有裨益的。

在本章中，笔者在以往面部美学理论的基础上，结合自己的临床经验和研究，提出了利用脂肪技术进行面型重塑的美学设计原则，从面部的点、线、面、角及比例关系等方面系统地阐述了面部的美学规律。

本章首先介绍了东西方人种面型的差异和东方人面部的一般美学特征，随后探讨东方女性理想面型的长宽比例关系，进而阐述了基于面部软组织雕塑来实现面型重塑的美学设计原则，同时介绍了面型重塑时面部美学缺陷评价的实际意义，最后指出美学缺陷与病理畸形的根本区别。

第1节　面部塑型的一般美学原则

一、面部轮廓的重要性

面部的轮廓美，也即人们经常说的面型美，是一个人美丽漂亮的基础[1]。心理学研究表明，人们在与陌生人初次见面时，彼此打量对方的时间仅为十几秒，在这短暂的时间内，一般人记住的只是对方面部的整体轮廓，而不是眼睛、鼻子等五官的细节，当然要除外五官畸形的异常情况。生活中体现面部轮廓重要性的例子很多，例如当我们描述自己的亲朋好友乃至兄弟姐妹中某个人的具体五官形状时，一般人很难准确地说出来，但我们对其大致的整体轮廓却能描述得比较清楚；再比如对于我们周围的同事，我们根本说不出某个人的眼睛、鼻子和嘴巴的具体形态，但走在街上，很远就能够认出对方；对容貌整体轮廓认知最为明显的例子就是，当我们把小学、中学乃至大学毕业合影照片拿给家里长辈和朋友观看的时候，他们会从这些甚至连五官都无法辨认清楚的照片当中指出"那个姑娘很漂亮！"难道他们看出了这个人的双眼皮好看吗？还是她的鼻梁高挺俊美？其实都不是，他们只是被这个人的面部轮廓及和谐的比例关系所吸引[2]（图 4-1）。

人们在具体五官细节无法看清的情况下，为

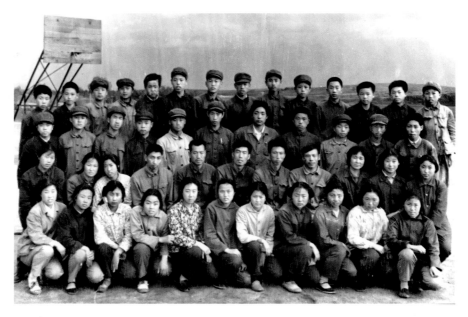

图 4-1　在这张中学毕业合影照片中，大多数人认为漂亮的女生面孔依次是前排左 2、5，后排左 1、右 2 这几个女学生。从这张照片里，我们根本无法辨别其鼻梁的高度和眼睛的形态，甚至连眼裂的大小都很难看出，但我们能够看清楚每个人的面部轮廓和五官的分布及其比例关系，正是由于这几个女生具有较好的面部轮廓形态及和谐的五官比例关系，使大多数人认为她们是这张合影中漂亮的女生

什么认为这几个女生漂亮呢？因为在东方人看来，面部最理想的形态是卵圆形脸，即老百姓常说的"鸭蛋脸"或"瓜子脸"，即把鸭蛋倒立起来大头在上、小头在下的形状。从这些生活中最简单的例子可以看出，面型是人们交往中相互关注的最重要部分，有一个好的面型，也就站在了美丽的平台上。如果一个人的面型不符合人类的审美取向，那么即使眼睛再大、鼻子再高，也难给人以美感。虽然世界上各个民族对面部审美有着不同的认知，但就面型而言，却有着共同的审美取向[3-4]（图4-2）。

二、东西方人面型的差别

世界上各个民族在面型上都有自己的特征，受西方文化的影响，许多东方女性喜欢西方人面部的立体感。因此，找出西方白种人与东方黄种人面型的差别，在美容整形外科中有着特殊的意义。

东方人的中面部较宽，即两侧颧弓间距较宽，颧骨体较宽大；而眉间、眉弓低，整个鼻子低矮，下颏向前凸度不够；另外，两侧下颌角间距也较西方人为宽；再加上大多数东方人鼻基底部位凹陷，或存在轻度的上颌骨发育不良，导致整个中面部较低，使得东方人看上去整个面部较宽、面型低平，缺乏立体感，眼睛不够深邃迷人。

而西方人则因为眉骨较高，颧弓间距较窄，整个鼻子高挺，中面部发育较好，外凸明显；下颌角间距又较小，给人感觉面部中央外凸，面型立体感较强，尤其是眼睛由于处于凹陷的眼窝深处，让人感到深邃而迷人。

东方黄种人和西方白种人的这些面部体表解剖差异从图4-3的两张照片对比中可以明显看出。

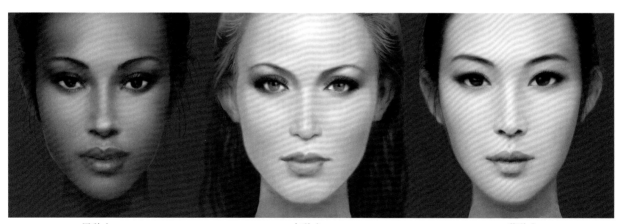

黑种人　　　　　　　白种人　　　　　　　黄种人

图 4-2　照片显示的是黑种人、白种人和黄种人标准美女的面型，虽然在面型的长宽比例上有所差异，但可以看出这些美女的面型基本都是上宽下窄的卵圆形

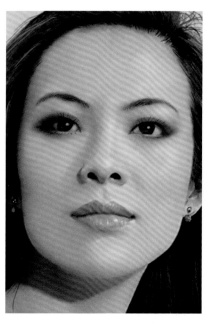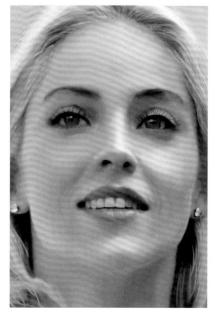

图 4-3　左侧照片为东方黄种人，右侧为西方白种人。从这两张照片的对比中可以明显看出东西方人种的面部体表解剖差异：东方人颞部、中面部及下面部较西方人宽，眉弓、鼻子及下颏没有西方人高挺，鼻基底周围的中面部较西方人低平

三、东方人面型重塑的几点参考

由于在近一百多年的时间里，西方文化处于主导地位，受其影响，许多东方女性羡慕和追求西方人的面型，希望改善面部形态，增加面部立体感。因此，在利用脂肪技术进行面部轮廓重塑时，要注意以下几点：

（1）由于民族的特点，东方人面部较宽，主要表现在双侧颧弓间距较宽，因此在面型重塑时要充分考虑颧弓上脂肪垫厚度的降低。根据笔者的经验，大多数患者颧弓上的皮下脂肪厚度在 0.5～1 cm，有的中面部过宽者甚至达 2 cm 或更多，因此可利用精细抽吸减脂，使皮下脂肪厚度减少至 0.2 cm 以下。对于颧骨高的患者，通过颧骨上脂肪垫的减脂塑型，绝大多数都会获得较为理想的手术效果（图 4-4）。

（2）面部较宽也是东方人面部缺少立体感的原

因之一。根据下面部解剖及组织构成特点，其原因可分为三个方面：下颌骨肥大、咬肌肥厚和皮下脂肪堆积。从临床观察来看，真正下颌骨肥大的患者在人群中所占比例很少，多数下面部宽大的患者均是由于咬肌肥厚和局部脂肪堆积造成的。因此，对这部分患者可以通过肉毒杆菌毒素注射瘦脸和下颌缘精细减脂塑型来治疗，可以取得较好的治疗效果。但对于真正下颌骨肥大的个别患者，必须通过颌面外科技术进行下颌角截骨，才能得到根本的改善。目前，许多求美者追求"网红脸"和"V形脸"，对于这类求美者，更应该注意双侧下颌缘前方从耳前到口角外侧的抽吸减脂，从而缩窄面部宽度（图 4-5）。

（3）绝大多数东方人眉弓处低平，因而增加眉弓高度是塑造面型的一个重要方面，有时候可以同时进行外侧眶缘的塑造，使眶周更具立体感。实践证明，经过眶周雕塑后，患者的眼神会发生明显的变化，显得更加灵动、深邃迷人，是单纯

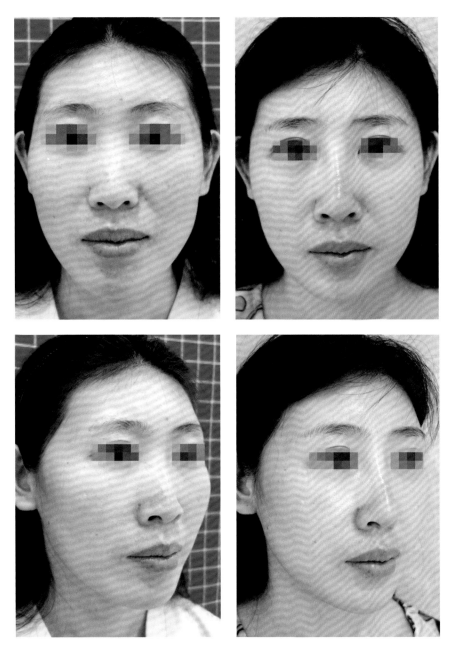

图 4-4 该患者颧骨和颧弓较高，是多数中国人不太愿意接受的面型，通过颧弓上和颧骨上脂肪垫的减脂塑型，同时进行颞部脂肪填充塑型，可见术后中面部明显变窄，颧骨高的状态得到改善，面型变得柔和美丽。左侧为术前照片，右侧为术后 5 个月照片。该患者同时接受了隆鼻手术和其他部位的脂肪填充塑型

重脸手术所无法达到的（图4-6）。

（4）中面部低平在东方人很常见，由于上颌骨发育不良，导致中面部包括鼻翼基底（梨状孔周围）及鼻旁三角凹陷，反衬出上唇凸起，致使俗称的"苹果肌"部位外形不够圆润饱满。因此，中面部的抬高塑型对改善面型具有十分重要的作用。许多求美者的该区域都需要进行精心打造，才能够达到增加面部立体感和面部年轻化的目的（图4-7）。

（5）由于人们普遍接受的美丽面型是上大下小的卵圆形脸，从审美的角度来审视，许多求美者的额头不够饱满，双侧颞部凹陷，导致上面部宽度和凸度不够，加上受中国传统文化面相学的影响，很多求美者要求填充额头和颞部。因此，在进行面部的整体美学设计时，上面部的填充塑型也是不可或缺的重要内容之一（图4-8）。

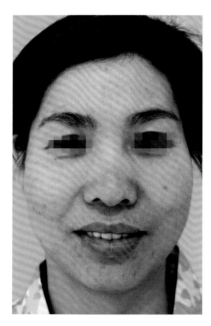
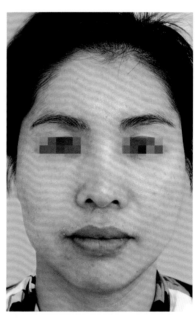

图4-5　通过对颊部及下颌缘的减脂塑型，使患者下面部较宽的状况得到明显改善。该患者还同时进行了额头、颞部、鼻梁及"苹果肌"区的填充塑型

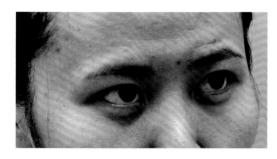
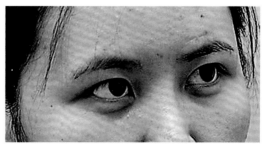

图4-6　利用脂肪填充技术进行眉弓和眶外缘脂肪填充塑型后，患者的眼神发生了明显的变化

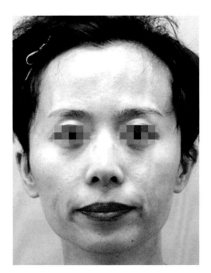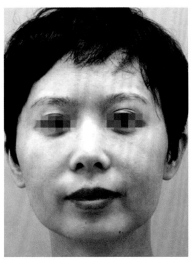

图 4-7　通过脂肪技术进行中面部塑型后，鼻基底及眶下区的凹陷得到了矫正，中面部呈现前"凸"的外观，"苹果肌"圆润饱满，面部立体感增强，面型得到极大改善。该患者同时进行了眉弓及眶外缘的填充塑型，可见眶周增高后，眼神也发生了明显变化。患者还同时进行了额部填充塑型

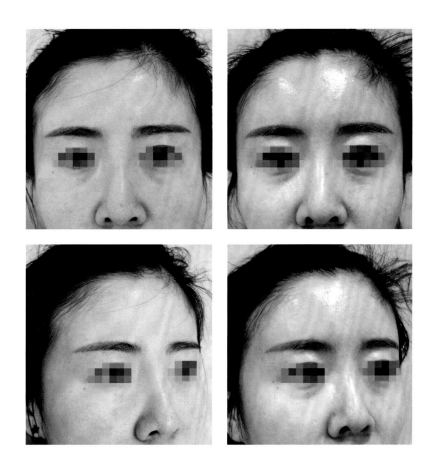

图 4-8　通过脂肪技术进行额头及颞部塑型。左侧照片为术前，右侧照片为术后 3 个月。可见患者额头变得宽阔饱满，双侧颞部的过渡曲线更加自然流畅，给人以"聪慧"之感

第 2 节　东方女性理想面型的比例

一、影响面部轮廓的因素

人的面型除了由颌面骨骼的形状大小决定外，其中附着在骨骼上面的软组织分布、厚薄及其形状也是决定一个人面型的主要因素[5]。在软组织当中，除了咬肌以外，面部脂肪的分布特点、局部形状及厚薄程度在某种程度上决定了一个人的面部形状。

对于人们经常提到的面部各处存在的脂肪垫，现在的临床解剖学研究已经证实，这些所谓的脂肪垫其实是相对独立存在的脂肪室，也就是说面部的脂肪不是以往人们所认为的那样是连续分布的。进一步的研究表明，面部的脂肪由 SMAS 层所处平面分为浅层和深层，这些相对独立的深、浅脂肪室的形状、大小和分布影响着一个人的外貌。面部脂肪室概念的提出[6]，使得人们能够在一定程度上通过脂肪技术进行深、浅脂肪室的调整，来改变一个人的容貌。

由于利用脂肪技术进行的面型塑造是以面部软组织的改变为基础的，不同于传统的颌面外科技术改造面型，因此，其美学设计的基础也不同于传统的基于颌面外科技术而提出的美学理论，例如，以往的面长和面宽的比例、颧面宽与颌面宽的比例、颧面宽与颞面宽的比例等，都是基于面部骨骼而测量的结果[7]。显然，这些美学理论及参考数值已经不适用于基于脂肪技术进行面型重塑的需要，因为后者主要是通过软组织的改变来实现面型改造的。

二、关于面型比例的传统美学观点

长期以来，受西方黄金分割率的影响，人们一直认为标准面型的面长度与面宽度的比例应该符合黄金比例，即 1.618：1[8]，但笔者在进行面部美容手术时，尤其是进行软组织改造、面型重塑时发现，这一比例数值并不符合中国人理想美人脸的实际情况，按照这一比例进行面型塑造时，面部的宽度明显缩窄。对此的可能解释是，1.618：1 这一比例数值也许是整个头的长度和面宽的比例[9]，但问题是整个头的长度由于受各种发型的影响，头的长度测量变化很大。此外，面的宽度也没有进一步明确是面部的最宽处，还是颧面宽，因为有时颧面宽并不就是面部的最宽距离。由此看来，所谓的标准面型的面长与面宽比例应符合 1.618：1 的说法有待于进一步商榷。

另外，有些文献中报道，下颌角宽和颧面宽的比值为 0.633～0.712，颧面宽和面高的比值为 0.743～0.780，这些数值也都是以骨骼为基础来测量的[10]，虽然在一定程度上能反映出面部的比例情况，但与面部真实的情况还有较大差距，因为面部的软组织肌肉和皮下脂肪在一定程度上对一个人的面型起着决定性作用。目前，许多下面部过宽的患者通过注射肉毒杆菌毒素促使咬肌失用性萎缩来达到瘦脸的目的，就足以说明软组织在决定面型中的重要地位。笔者在临床工作中，通过对下面部下颌缘的减脂塑型和颧弓、颧凸等部位的减脂，都能够达到比较好的面型塑造效果，关于这方面的内容，在上文和以后的章节里都有阐述。

　　基于骨骼测量的面长和面宽与基于软组织测量的面长和面宽，其所得的数据存在着较大的差距，如图 4-9 所示。由此看来，以往的一些美学观点在描述面部整体的比例关系上，尤其是基于面部软组织存在的情况下，这些美学理论和数值存在着明显的不足。

三、东方女性理想面型的黄金比例

　　为了获得基于软组织状态下理想面型的长宽比例关系，以指导临床实践，笔者团队于 2016 年 3 月至 2017 年 5 月对 80 例美貌女性面型的黄金比例关系进行了研究。由多个人从网络上挑选出自认为是美丽面型的美貌女性，共 500 例，年龄在 18 ~ 28 岁。选择的照片以身份证、护照等证件照

为标准，均为正位像，图像清晰，双眼平视，表情自然，头位端正，无左右及上下倾斜。这些美人脸再通过随机问卷的方式进行调查筛选，被调查者均为到院的求美者，年龄在 18 ~ 60 岁，采用到院随机方式，不区分职业及男女，共询问 400 人。90% 以上的被调查者都认为漂亮的照片入选，共筛选出包括有些影星在内的美貌女性共 80 例，作为本研究的测量对象。使用图像处理工具 Photoshop 软件分别测出：①面长度 AB，即面中线上发际点到下颏缘点；②中面宽 M，即经两侧颧弓最宽处；③上面宽 N，即经眉弓最宽处；④下面宽 C，即经下颌骨最宽处；⑤将 AB 与 M 的交点确定为 O 点，并测量出 AO 与 BO 的距离。为减少误差，所有测量均由同一名测量者在同一时间段内进行三次测量，取平均值。图 4-10、图 4-11 为测量示意图。

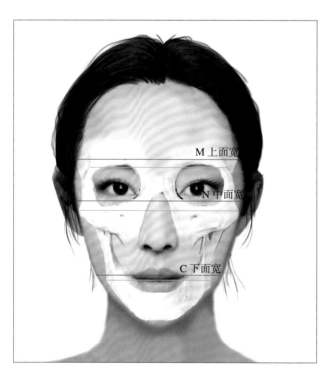

图 4-9　骨性面宽与软组织面宽的差异。红线为基于面部软组织的面部上、中、下的宽度，绿线为基于骨骼的面部上、中、下的宽度。可以看出两者在测量时存在明显的不同

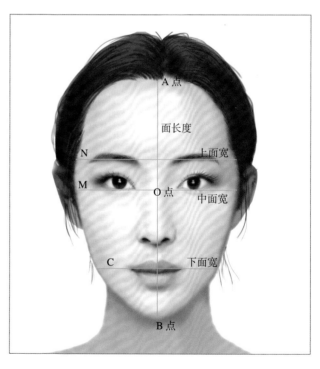

图 4-10　Photoshop 图像软件的测量示意图。面长度 AB：A 点为面中线上发际点，B 点为面中线下颏缘点；中面宽 M：经两侧颧弓最宽处；上面宽 N：经眉弓最宽处；下面宽 C：经下颌角最宽处。AB 与 M 的交点为 O 点，O 点称为面部黄金点，该点将面长度分为上面长 AO 和下面长 BO

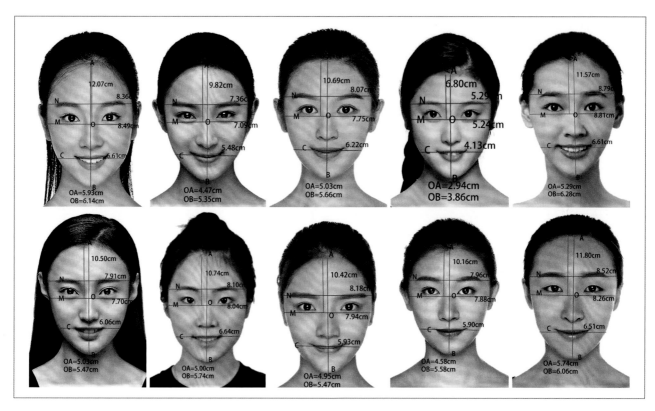

图 4-11　随机抽取的 10 幅美人脸测量示意图

考虑到这些数值由于受到图像放大或缩小倍数的影响，数值本身已经不能反映出图像本人的真实数据，各个美人脸彼此之间的测量数值也没有可比性，但是图像是按照一定比例缩小的，因此计算出每一张脸的这些长、宽数值之间的比例，彼此间是具有可比性的，同时这些比例数值具有统计学意义。所以，根据之前的测量数值，求出每例照片以下四组数值的比例：①面长度与面宽度的比例即 AB∶M；②上面长与下面长的比例即 AO∶BO；③中面宽与上面宽的比例即 M∶N；④中面宽与下面宽的比例即 M∶C。所得数据导入 SPSS 统计软件，进行统计学分析。

得到的统计学结果是：80 例美貌女性面型的长宽之比即 AB∶M 为（1.361±0.070）∶1，上面长与下面长之比即 BO∶AO 为（0.896±0.102）∶1，中面宽与上面宽之比即 M∶N 为（0.994±0.071）∶1，中面宽与下面宽之比即 M∶C 为（1.276±0.045）∶1。

四、理想面型比例的临床意义

以往人们想要改变自己的面型和容貌外观时，需要利用颌面外科技术，通过截骨或磨骨进行颌面骨性结构的塑型改造才能完成。但是随着肉毒杆菌毒素注射瘦脸技术以及各种减脂技术的出现，使得整形外科医生在不需要进行骨骼处理的情况下，仅仅通过软组织的改变就能够实现一个人容貌的改变。尤其是在自体脂肪颗粒移植出现以后，使得面部软组织容量的加减变得更为容易，从而改变了以往只能通过截骨或磨骨术才能改变面型的状况。由于以前的面部美学理论有些是基于颌面外科，以骨骼测量为基础的，这些数值已经不能适用于目前基于面部软组织塑型而实现面型改造的现实需要。因此，本研究获得的一系列美貌女性面型的比例数值，对通过改变软组织来进行面型改造，特别是利用脂肪技术进行面型重塑具有一定的临床指导意义。

本研究发现，美貌女性理想面型的长宽之比 AB∶M 约为 1.361∶1，而不是以往认为的1.618∶1。这使得在临床上进行面型改造时，利用"三庭五眼"的原则，测量得出理想的面长或面宽后，就能求出相应的面宽或面长，进而来指导临床上面型重塑时相应部位需要填充的脂肪量。本研究还发现，美貌女性理想面型的上面长与下面长之比即 AO∶BO 约为 0.896∶1，这说明上面部的长度要适当小于下面部的长度，这样的面型看起来更加美丽。另外，中面宽与上面宽之比 M∶N 约为 0.994∶1，中面宽与下面宽之比 M∶C 约为1.276∶1，其临床意义在于：利用脂肪技术进行面型重塑时，眉弓外侧应该调整为面部的最宽处，下面部的宽度要明显小于中面宽。利用这些比例关系，可以通过中面宽的测量来求出下面宽或上面宽，进而来指导临床上进行局部脂肪填充和塑型。

第3节 面型重塑的美学设计

一、美学设计的意义

近些年来，伴随脂肪移植基础理论研究的逐步深入，出现了一些新的理念和技术设备，使得以脂肪组织为基础的美容整形技术得到了快速发展，其中尤以自体脂肪颗粒移植技术发展最为迅猛。但是，脂肪移植后其临床效果具有一定的不确定性，这一问题一直在困扰着世界各个国家的整形外科医生们。笔者认为，虽然现在学术界还未就脂肪颗粒移植的规范操作达成共识，但通过优化目前的研究成果，总结形成某一机构或个人的有关脂肪颗粒移植操作的规范流程，从而保证脂肪移植后达到预期的临床效果还是可行的（在后面的有关章节中有详细介绍）。笔者经过多年的观察和总结，在优化众多的脂肪技术后，形成了一套手术操作流序，包括脂肪的获取、纯化、加工、注射以及术后的管理，这些环节中都有规范的操作方法和参数，在此基础上取得了稳定的手术效果。

但是笔者在临床实践中越来越感觉到困惑的是，在整个面部的填充塑型过程中，缺少规范的美学设计标准，临床操作时总是"头痛医头、脚痛医脚"，即哪里凹陷就填哪里，哪里凸起就减哪里，导致了整个手术操作过程中的随机性和盲目性。如一个颞部凹陷的患者进行脂肪填充塑型，是填5 ml、8 ml 还是 10 ml，完全没有客观依据，只是根据术者的经验进行判断。因此，如何制订一个完善的术前美学设计方案来指导临床操作就显得很有必要。

有鉴于此，笔者经过长期的临床实践，并结合面部的解剖和美学特点，提出了利用脂肪技术进行面型重塑的美学设计原则。该美学设计原则建立在人体面部解剖学分区的基础上，且以美貌女性面型比例的统计学结果为依据，结合"三庭五眼"等诸多传统美学思想，并吸收了"四高三低"等面部其他美学理论，是以面部软组织改造为基础的系统的面部美学设计原则，其内容包括面部比例、面部黄金点、面部主要美学曲线、面部美学单位和亚单位以及面部美学角。

（1）面部比例：①面部长、宽比例；②上面长与下面长比例；③中面宽与上面宽比例；④中面宽与下面宽比例。

（2）面部黄金点：面部正中线与中面宽的交叉点。

（3）面部主要美学曲线：①面型基础轮廓线；②面部正中曲线；③苹果弧线；④下颌缘曲线。

（4）面部美学单位和亚单位。

（5）面部美学角：①鼻额角；②鼻唇角；③下颌角；④颌颈角。

由于面部的各个美学角基本都被面部主要美学曲线所涵盖，如鼻额角、鼻唇角及颌颈角，皆处在面部正中曲线上，而下颌角则处在下颌缘曲线上，因此，这些面部美学角的美学效果均能够通过对这些面部主要美学曲线的塑造来实现，所以在阐述面型重塑美学设计原则的内容时，关于面部美学角的内容不再另行叙述。

二、面型重塑美学设计原则的内容

（一）面部比例

面长度为面正中线发际缘点和下颏最下点的连线，中面宽为两侧颧部最宽处的连线，该线的骨性标志是两侧眶下缘的连线，软组织标志位于双侧睑眶沟处的连线。笔者对 80 例美貌女性面型比例研究的统计结果显示，面长度（AB）与中面宽（M）之比约为 1.361∶1，而不是以往认为的 1.618∶1。上面长（AO）与下面长（BO）之比约为 0.896∶1，中面宽（M）与上面宽（N）之比约为 0.994∶1，中面宽（M）与下面宽（C）之比约为 1.276∶1。

（二）面部黄金点

黄金点即面部正中线与中面宽的交叉点，称

为 O 点，黄金点的高低决定上面长（AO）与下面长（BO）之间的比例，美貌女性理想上、下面长之比约为 0.896∶1。

（三）面部主要美学曲线

面部主要美学曲线示意图如图 4-12 所示。

1. 面型基础轮廓线

用画线笔分别标记出：额骨的两个额结节、两侧眉弓外侧最凸起处、两侧颧骨最高点、口角外侧口轮匝肌外侧缘点、下颌骨颏隆突的两个颏结节。然后用流畅曲线连接各个标记点（图 4-13），形成一个椭圆形（面型姣好者为卵圆形，不好者形态不规则）。该椭圆形圆中包含眉、眼、鼻和口等主要五官，该圆即为求美者的面型基础轮廓线。在较理想的面型中，该基础轮廓线上部略宽、略圆，下部略窄、略尖，为上大下小的卵圆形，且曲线过渡流畅、自然，没有起伏波浪，如图 4-14 所示。而在不完美的面型中，面型基础轮廓线则呈现椭圆形、扁圆形、圆形、长方形、方形、梯形、菱形和不规则形等各种形状，曲线走行为波浪状或锯齿状，曲线在有些美学单位平面内弧度变小，甚至为直线，有的局部曲线存在凸起或凹陷，或形成不规则外观，如图 4-15 所示。

2. 面部正中曲线

面部正中曲线是在面正中线上连接发际缘点、额凸中间点、鼻根最低点、鼻尖最高点、人中凹点、上唇唇珠最高点、颏窝最低点、下颏前凸点到下颏下点的一条曲线。该曲线在侧位像中表现尤为明显，可以看出在美人脸上，该曲线过渡自然、流畅，"四高三低"错落有致、清晰明了（图 4-12）。

3. 苹果弧线

即中面部沿着"苹果肌"边缘走行的一条弧形抛物线。一般人在静态下不太清晰，只有在微笑时显现。该曲线起自鼻唇沟顶端，向前下延伸到"苹果肌"下缘，再向后上沿颧弓下缘走行至耳轮根

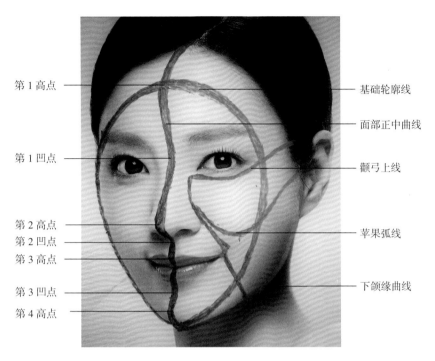

第 1 高点 ———— ———— 基础轮廓线

———— 面部正中曲线

第 1 凹点 ————

———— 颧弓上线

第 2 高点 ————
第 2 凹点 ———— ———— 苹果弧线
第 3 高点 ————

第 3 凹点 ———— ———— 下颌缘曲线
第 4 高点 ————

图 4-12　面部主要美学曲线示意图

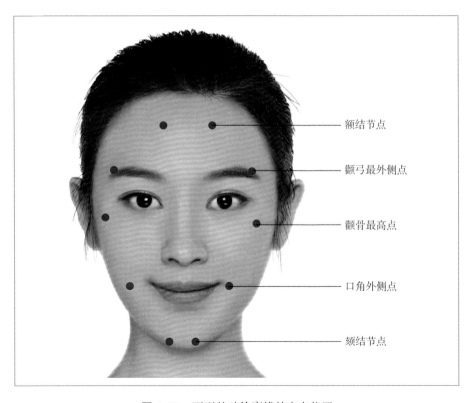

———— 额结节点

———— 颧弓最外侧点

———— 颧骨最高点

———— 口角外侧点

———— 颏结节点

图 4-13　面型基础轮廓线的定点位置

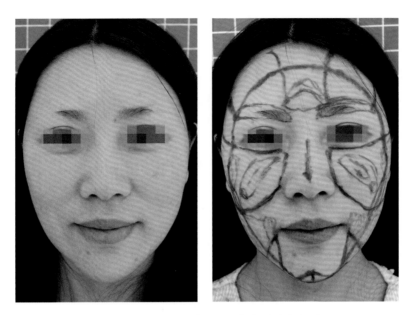

图 4-14　较好的面型其基础轮廓线形状为卵圆形

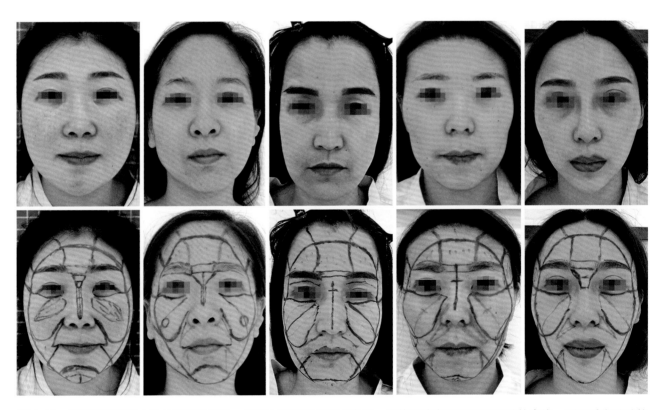

图 4-15　显示不同面型女性的基础轮廓线。按照上述面部的定点位置，连接形成各种形状的基础轮廓线，可以看出基础轮廓线能够反映出患者的基本面型。在不完美的面型中，面型基础轮廓线呈现出各种各样的形状，曲线走行呈现波浪状或锯齿状；曲线在不同美学单位平面内，弧度有的变小或增大，有的甚至形成直线，有的局部曲线存在凸起或凹陷，或形成不规则外观。可以看出，美丽的面型皆相似，缺陷的面型各不同

部（图 4-12）。该曲线在理想面型静态下即可存在，走行流畅圆润。该曲线的最低点在鼻翼和口裂之间。如果苹果弧线的最低处高于鼻翼下缘水平连线或者低于口角水平线，都会导致面部美学缺陷（关于苹果弧线的美学意义将在第9章中详细阐述）。

4.下颌缘曲线

是连接耳轮切迹下端、下颌缘咬肌最凸处、口角下颌缘切迹最低处和一侧颏结节形成的一条曲线。在面型良好的女性，该曲线平滑过渡、圆润流畅，没有起伏或呈锯齿状。在不理想面型或面部衰老者，该曲线走行出现凹凸不平，曲线流畅度破坏，衔接过渡不顺滑（图 4-16）。利用脂肪技术可以塑造完美流畅的下颌缘曲线，使患者呈现年轻化外观（图 4-17）。

（四）面部美学单位的划分

面部美学单位是由下列9条分界线划分形成的（图 4-18）。

（1）颞上线：从眉尾沿着颞肌上缘到发际缘的连线，为额、颞部的分界线。

（2）颧弓上线：从眼角内侧沿着眼台下沟（睑眶沟）向外，到达外眼角处后顺颧弓上缘到发际，此线是上面部与中面部的分界线，也是颧、颞部的分界线。

（3）苹果弧线：在患者微笑时，可以看到围绕"苹果肌"，起自鼻翼旁尖牙窝顶端，沿着鼻唇沟向外下走行，到达"苹果肌"下端后围绕"苹果肌"向上后延伸到颧弓下缘的一条弧形曲线。该线是中面部与下面部的分界线。

（4）下颌缘线：在耳轮切迹下方耳垂下点沿着下颌缘画线，通过咬肌前缘与下颌缘交点，再到口角外侧切迹（鼻翼口角连线延长线）与下颌缘的交点，最后连接同侧颏结节。此线是颊部与颈部的分界线。

（5）鼻唇沟线：起自鼻翼旁三角顶端，沿鼻唇沟到口角水平连线交点，左右两条鼻唇沟线是

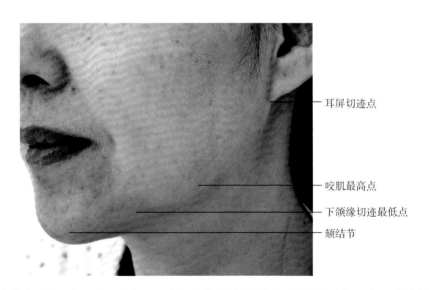

— 耳屏切迹点

— 咬肌最高点
— 下颌缘切迹最低点
— 颏结节

图 4-16　显示下颌缘曲线的标识点。从照片中可以看出患者下颌缘曲线的连续性被破坏，出现了锯齿状外观，使面容呈现衰老表现

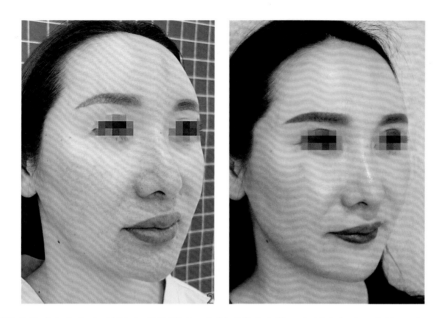

图 4-17　显示下颌缘曲线形态变化对面部年轻化的影响。左侧照片为术前，右侧为术后 7 个月。可以看出在利用脂肪技术进行下颌缘曲线雕塑后，原来走行不理想的下颌缘曲线变得流畅光滑，凹凸现象消失，使得患者术后面部呈现年轻化外观。该患者还同时进行了面部其他部位的塑型

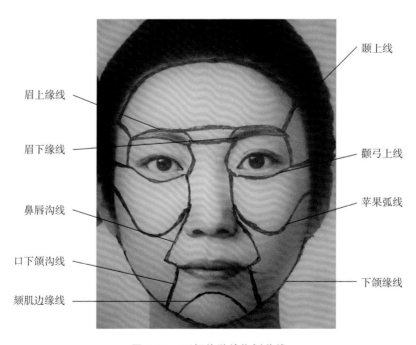

图 4-18　面部美学单位划分线

上唇部与颊面部的分界线。

（6）口下颌沟线：起自口角，沿木偶纹画线与下颌缘线相交，或鼻翼外侧缘与口角连线的延长线与下颌缘交点。此左右两条线是下唇与颊部的分界线。

（7）眉上缘线：是通过双侧眉上缘画出的连接两侧眉尾之间的连线。该线是额部与眉部的分界线。

（8）眉下缘线：是通过两侧眉下缘连接两侧眉尾的连线。该线将眉区与眼部和鼻部分开。

（9）颏肌边缘线：患者做微笑状态，沿颏肌边缘画出的半圆形曲线。该曲线将颏部与下唇部分开。

上述 9 条面部分界线共将面部划分为 16 个美学单位，其中有 5 个成对的美学单位，即颞部、眉部、眼部、中面部和颊部；6 个单一的美学单位，即额部、眉间部、鼻部、上唇部、下唇部和颏部，如图 4-19 所示。

面部各美学单位分界线、面部美学曲线和面型基础轮廓线的关系如图 4-20 所示。

可以看出，面型重塑美学设计原则阐述的面部美学单位的划分方法以解剖学为基础，兼顾面部外表的形态和标识，将解剖功能分区和面部外观形状很好地结合了起来，对指导利用脂肪技术进行面型重塑具有重要的临床意义。

（五）面部美学亚单位的划分

面部美学单位的划分为利用脂肪技术进行面型塑造起到了很好的临床指导作用。但笔者在临床工作中发现，由于大多数美学单位所属的解剖区域内又存在着解剖功能和形态上的差别，有鉴于此，笔者将面部美学单位进一步划分为若干个美学亚单位，以便更好地指导临床工作。具体划分方法如下：

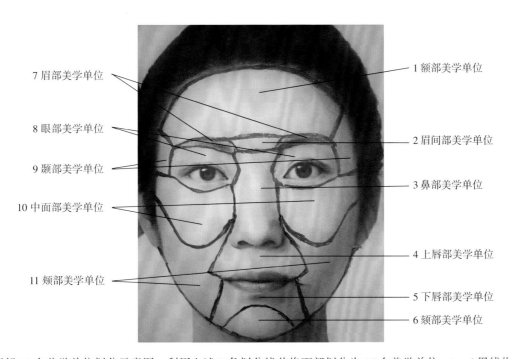

7 眉部美学单位
8 眼部美学单位
9 颞部美学单位
10 中面部美学单位
11 颊部美学单位

1 额部美学单位
2 眉间部美学单位
3 鼻部美学单位
4 上唇部美学单位
5 下唇部美学单位
6 颏部美学单位

图 4-19　面部 16 个美学单位划分示意图。利用上述 9 条划分线共将面部划分为 16 个美学单位。1～6 黑线指示的是 6 个单一的美学单位：额部、眉间部、鼻部、上唇部、下唇部和颏部；7～11 红线指示的是 5 个成对的美学单位：眉部、眼部、颞部、中面部和颊部。这样面部共分为 16 个美学单位

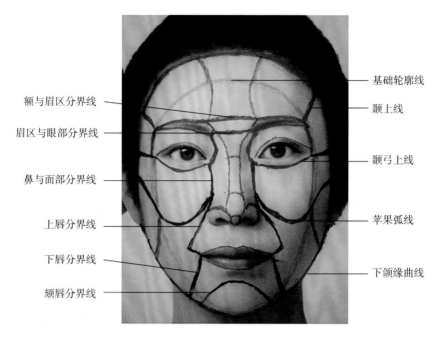

图 4-20　面部各美学单位分界线、面部美学曲线和面型基础轮廓线的关系。可以看出，面部各个美学单位的分界线与面部解剖功能区的分界线基本一致，也是面部五官的分界线；有些美学单位的分界线如苹果弧线和下颌缘曲线，同时也是面部的美学曲线。基础轮廓线也是划分面部美学亚单位的分界线，例如将中面部美学单位划分为颧弓区和颧骨区（即"苹果肌"区）两个美学亚单位

（1）额部：由两侧额结节分别向后上方画线至发际缘，再由额结节至双侧眉头画线，这样和基础轮廓线、颞上线及眉上缘连线一起将额部划分为6个美学亚单位，分别是额正中区、额顶区、两侧的眉上区和两侧的额侧区。

（2）鼻部：依据鼻部的解剖特点和外表形态，将鼻部划分为8个美学亚单位，分别是鼻根区、鼻背区、侧鼻区（双侧）、鼻尖区、鼻翼区（双侧）和鼻小柱区。

（3）上唇部：根据其解剖特点和外形特征，分为两个美学亚单位即红唇区和白唇区。

（4）下唇部：下唇分为两个美学亚单位，分别是红唇区和白唇区。

（5）颏部：颏部由于其解剖和外形特点，作为一个完整的美学单位，不再进行美学亚单位的划分。

（6）眉部：眉部体表解剖界线清晰，分为两个美学亚单位。

（7）眉间部：位于两侧眉头之间，由眉上、下缘线划分出来，仅为1个美学单位或亚单位。

（8）眼部：由眉下缘、睑板上缘及下睑的睑眶沟与基础轮廓线一起，共同将眼部划分为6个美学亚单位，分别是两侧的上睑区、上睑板区和下睑板区（眼台区）。

（9）中面部：由基础轮廓线与苹果弧线和颧弓上线一起，将中面部分成4个美学亚单位，即双侧的颧骨区和颧弓区，其中颧骨区也称"苹果肌"区。

（10）颊部：沿咬肌前缘画线连接苹果弧线和下颌缘线，再加上面型基础轮廓线，一起将颊部划分为6个美学亚单位，分别是左右两侧的腮腺咬肌区、侧颊区和前颊区。

（11）颞部：颞部不再进行美学亚单位的划分，每侧颞部为 1 个美学单位，共 2 个美学单位或亚单位。

这样，整个面部的 6 个单美学单位又细分为 20 个美学亚单位，5 个双美学单位再细分为 20 个美学亚单位。如此面部的 16 个美学单位共划分为 40 个美学亚单位（图 4-21）。

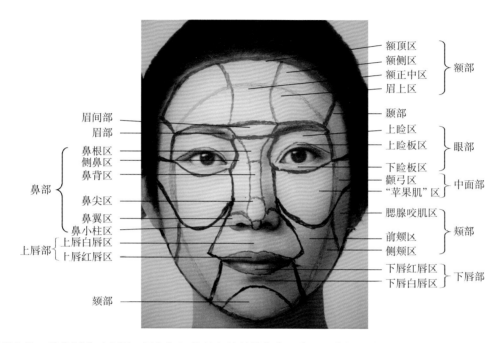

图 4-21　面部美学亚单位划分示意图。黑色标记线是各美学单位分界线，绿色标记线是面型基础轮廓线，蓝色标记线是美学亚单位分界线。从图中可以看出，面部共划分为 16 个美学单位、40 个美学亚单位。利用脂肪技术，通过这些美学单位及亚单位的适当调整塑型，即可以达到面型重塑的目的

第 4 节　面型重塑美学设计原则的临床意义

以往进行面部脂肪移植填充或进行局部抽吸减脂时，术者只能根据自己的临床经验大致估计脂肪的填充量和局部减脂的程度，而且在进行面部重塑时，全面部和局部的形状判断也没有客观的依据可循。笔者提出的面型重塑美学设计原则可以为解决临床所遇到的上述问题起到很好的指导作用，使手术医生在进行局部填充塑型或全面部塑型时，做到心中有数、有据可依。

一、面部比例的临床意义

在利用脂肪技术进行面型塑造的术前设计中，面部长度和宽度的比例是一个非常重要的参数，如何确定患者理想的面长和面宽是手术成功的基础。

以往认为理想的面长和面宽之比是 1.618∶1。笔者经过数据统计分析和大量的临床验证，得到的结论是女性理想美人脸的长宽之比约为 1.361∶1，这样我们就可以在术前设计中利用这一比例，参照"三庭五眼"的美学原则，结合患者自身的实际情况，求出理想的面部长度或宽度。

另外，根据中面宽与上面宽即 M∶N 约为 0.994∶1 的比值可以看出，理想的女性面型中，面部的最宽处应该在下睑的睑眶沟水平线和经眉上缘水平线之间，如果面部的最宽处超出这个范围，如偏上或者偏下，都会对面部的美学效果产生影响。

从中面宽与下面宽 M∶C 约为 1.276∶1 的比值可以看出，理想的美人脸下面部的宽度要明显小于中面部的宽度，这就解释了为什么目前许多求美者追求"V"形脸的缘由。这一数值也对临床上进行面型重塑具有重要的指导意义，要求术者在条件允许的情况下，在一定的范围内要尽量减少下面部的宽度。

二、面部黄金点的临床意义

在面部的长度确定后，如何进一步决定上面长和下面长，就要根据 AO∶BO 的比值 0.896∶1 来决定黄金点 O 的位置，从而也能计算出上面部和下面部的长度；此外，从 AO 与 BO 的比值约为 0.896∶1 可以得到的结论是，女性理想面型的上面部长度要短于下面部长度。这为临床进行面型重塑时是增加或减少额部的高度，还是延长或缩短颏部，起到重要的指导作用。

三、面部主要美学曲线的临床意义

面部美学曲线主要包括面型基础轮廓线、面部正中曲线、苹果弧线和下颌缘曲线，由于上述 4

条主要美学曲线的塑造基本上满足了面型重塑时对美学的需求，因此，以下就这些美学曲线的临床意义进行说明。另外，因为面部的主要美学角基本都涵盖在这些美学曲线内，美学角的美学效果完全可以通过这些美学曲线的塑造而实现，因此关于面部美学角的临床意义不再另行说明。

（一）面型基础轮廓线的临床意义

1. 指导脂肪填充或抽吸减脂的位置和量

基础轮廓线的形状和走行变化对利用脂肪技术进行面部塑型具有非常重要的指导意义。前文中我们已经介绍了，在标准美人脸中，该基础轮廓线为上大下小的卵圆形，且曲线过渡流畅、自然，没有起伏波浪。而在不完美的面型中，基础轮廓线则表现为各种几何形状甚至为不规则形状，走行呈波浪状或锯齿状，曲线在有些美学单位内走行弧度变小，甚至成为直线，有的局部曲线存在凸起或凹陷，或形成不规则外观。因此，依据标准面型基础轮廓线，就可以在临床手术中决定局部脂肪填充的位置和填充量，或抽吸减脂的位置和程度，从而调整某些部位曲线的形状和走行，使其达到或接近完美曲线为止，这样就可以让术者操作有依据、填充或减脂有标准、美学单位之间的过渡有参照，从而来指导面部的脂肪移植填充或吸脂塑型。

2. 明确了面部塑型的主次部位

基础轮廓线内包括了眉、眼、口、鼻等主要五官，也是泪沟、鼻唇沟和木偶纹等衰老标识显现最为集中的区域。因此，基础轮廓线内是手术时要重点塑造的区域，如额头、眉弓、鼻梁、"苹果肌"和下颏。这些美学单位的塑型、抬高和拉升，能够显著改善面部的形状，是打造面部立体感的关键要素。在进行面部轮廓整体雕塑时，要以基础轮廓线内的美学单位和亚单位塑造为主，轮廓线以外的美学单位塑型为辅。当然，在进行局部美学单位的填充雕塑时，以这些原则为指导，也可以得到很好的临床效果。

3. 是面部塑型时理想的进针点位置

因为基础轮廓线基本处于正面部和侧面部的交界处，在该交界线上进针，可以从视觉上掩饰进针点的色素变化或形成的瘢痕；另外，由于基础轮廓线处于面部的特殊位置，由此处进针可以兼顾正面部和侧面部两侧美学单位的调整塑型，便于临床操作；还有，选择在基础轮廓线上进针，避免了发际线进针时容易误穿颞部血管的风险，同时也减少了发际线进针时因毛发而带来的操作不便。

（二）面部正中曲线的临床意义

面部正中曲线也是术中需要着重进行塑造的曲线之一，在这条曲线上重点要塑造"四高三低"，同时注重曲线的过渡自然、流畅，以及鼻额角和鼻唇角的调整，有时颏颈角的塑型也是非常重要的。此外，Ricketts 审美平面及 Onzales-Ulloa 零子午线也是该曲线塑造时重要的美学参考依据。术中从侧位观察面部正中曲线的走行和形状，按照以上美学原则，能够很好地指导手术操作。

（三）苹果弧线的临床意义

苹果弧线即微笑时中面部"苹果肌"下方出现的一条优美的"C"形曲线，这条弧线的存在和流畅完美是面部年轻化的重要指标之一。静态下，多数成年人这条弧线不明显，术中进行"苹果肌"形状、位置及大小的塑造，能显著改善一个人的容貌。在理想美人脸，这条曲线的最低点在鼻基底水平线和口裂水平线之间，超过这个范围，就会破坏面部的和谐比例，导致怪异的面型。这条曲线对中面部填充塑型具有十分重要的临床指导意义。

（四）下颌缘曲线的临床意义

下颌缘曲线在面部的美学塑造中也具有突出的意义。在理想的面型中，这条曲线是平滑过渡的一条弧线。在术前美学设计时，画出这条美学线后，就可以确定下颌缘处要进行减脂或填充的具体位置。一般来说，该曲线多在口下颌沟处产生凹陷，在咬肌前方出现凸起，使曲线出现波浪式起伏，导致下颌缘处的美学效果遭到破坏。进行该美学曲线的塑造时，除了应用抽吸减脂和脂肪填充塑型等技术外，肉毒杆菌毒素咬肌内注射也是经常采用的方法，通过促使肥大咬肌的萎缩变小可以很好地调整下颌角的角度。

四、面部美学单位和亚单位的临床意义

面部美学单位的划分有多种方法，笔者根据脂肪技术的临床需要，结合面部的解剖特点，在吸收其他面部美学理论的基础上，总结提出了符合脂肪美容整形需要的面部美学单位划分方法。该划分方法使临床医生进行脂肪移植填充、抽吸减脂和利用脂肪组织进行再生修复时，能够有规律可循；通过各个美学单位和亚单位的调整塑造，来达到面部整体的和谐美观，具有较强的临床实用性。

按照面型重塑的美学设计原则，我们将整个面部划分为 16 个美学单位，又根据各个美学单位的形态及解剖特征，细分为 40 个美学亚单位。按照绘画雕塑原理，可以理解为将面部划分 16 个大块面和 40 个小块面（图 4-22）。在绘画雕塑时，把这些大、小块面构建完成后，面部的基本轮廓和形态就已经完成了。因此，我们在利用脂肪技术进行面部整体轮廓塑造时，即可以通过这些美学单位和亚单位的调整，来达到面型重塑的目的。下面分别阐述各个美学单位及亚单位的临床意义。

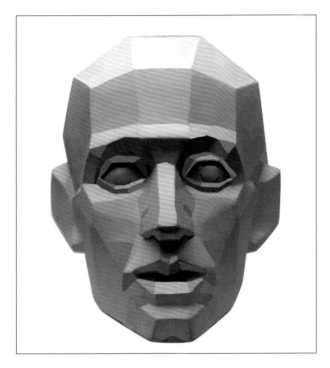

图4-22　面部绘画雕塑理论的块面结构示意图

（一）额部美学单位的临床意义

额部美学单位是由两侧颞上线、发际线和眉上缘线划分形成，与额部的解剖分区几乎一致。饱满、圆润和宽阔的额头是智慧的象征，因此额头的塑型在面部塑型中占有突出的位置。在额部脂肪填充塑型中，主要关注点是额部的高度、宽度和凸度。一般额部高光点的位置在两个额结节处，对于长面型、额头高的人，在进行填充塑型时，要尽量使高光点下移，并使高光点距离拉开；相反，对于短面型、额头低的人，在填充时要尽量使高光点上移，并拉近两个高光点的距离。对于额头较窄者，则要尽量拉大两个高光点之间的距离；相反，对于额头较宽者，则要尽量缩小两个高光点的距离。另外，对于长面型的人，额头的凸度要明显一些；而对于短面型的人，则凸度要适度。

在额部填充塑型时，为了使手术效果更确切，

一般可按其细分的6个美学亚单位逐一进行塑造。当6个亚单位填充塑型完成后，再进行彼此过渡，这样一个完整的额头就雕塑完成了。当将额部美学单位划分为6个美学亚单位后，对于一个有经验的医生来说，额头需要移植填充脂肪的量也就已经确定了。

（二）眉部美学单位的临床意义

眉部的美学单位很容易区分。在黄种人中，绝大多数眉弓都较为低平，因此该部位的填充抬高对面部形态的改善，特别是眼神的打造，具有非常重要的意义，是面部塑型中不可或缺的重点内容之一。需要特别指出的是，对于眼裂较小的患者，眉部的填充量要适度，有时填充过度会引起眼裂变小。

（三）眉间部美学单位的临床意义

眉间部美学单位承接着额部和鼻部的过渡，术中要注意该单位的修饰过渡。该美学单位对鼻额角的调整具有重要意义。

（四）眼部美学单位的临床意义

眼部划分为6个美学亚单位，分别是双侧的上睑区、上睑板区和下睑板区（眼台区）。在面部脂肪移植塑型中比较有意义的是上睑区和下睑板区。上睑区的脂肪填充对矫正上睑窝凹陷、多重眼皮很有意义，临床上可以通过对该亚单位的填充来加以矫正。下睑板区是眼台所处的位置，对于眼台（俗称卧蚕）不饱满的患者，可以通过该亚单位的精细填充来完成。另外，有些年轻患者和大多数中老年患者的下睑出现眶颊沟，该沟的出现破坏了面中部的完整性。因此，在面部年轻化治疗中，对该处的填充可以很好地重塑中面部的形态，达到"苹果肌"区的整体塑型，塑造出饱满的"苹果肌"外形。

（五）中面部美学单位的临床意义

中面部是面型重塑中最重要的部位之一。中面部分成两个美学亚单位，即颧弓区和"苹果肌"区（图 4-23）。其临床意义在于：对于中面部过宽的患者，即颧弓宽和（或）颧骨高的患者，可以通过颧弓上或颧骨上脂肪垫的精细减脂雕塑达到降低的目的；而对于面部较窄的患者，可以通过颧弓区或颧骨区这两个美学亚单位的脂肪填充来加以矫正。

在儿童及青少年时期，"苹果肌"区是一个完整的美学单位，仅由睑眶沟将眼台与"苹果肌"区分开来；"苹果肌"区向前方圆润凸起，表面没有沟壑和皱纹出现，仿佛甜美的苹果外形，这也许就是"苹果肌"一词的由来。但随着年龄的增长，面部组织出现老化萎缩和下睑皮肤的松弛下移，特别是颧深、浅脂肪垫的萎缩，导致了睑颊交接处下移，原有的以睑眶沟（睑颊沟）为界线的"苹果肌"区出现了眶颧沟（眶颊沟）、泪沟和颊中沟。沟壑的出现损害了"苹果肌"区饱满、圆润、平滑的外观，导致中面部类似于苹果样外观的美学单

位的完整性被破坏，这是中面部衰老的主要临床表现。因此，在面型重塑年轻化治疗时，"苹果肌"区亚单位的填充塑型，即泪沟和眶颧沟走行的区域是中面部塑型的关键区域。通过该美学亚单位的合理塑型，对于"苹果肌"的塑造，泪沟、眶颧沟及颊中沟的改善，以及眼袋的治疗，都有十分重要的临床意义（图 4-24 ）。

（六）颊部美学单位的临床意义

颊部为面部双美学单位之一，分左右两侧，各划分为 3 个美学亚单位，分别是腮腺咬肌区、前颊区和侧颊区（图 4-25 ）。腮腺咬肌区是颧弓下凹陷经常出现的部位，对此处的有效填充能较好地矫正该部位的凹陷；同时该亚单位也是咬肌肥大的部位，常常导致下面部过宽，对该类患者可以通过规范的肉毒杆菌毒素治疗达到很好的美学效果。前颊区位于口角外侧，经常出现脂肪堆积，是木偶纹形成的因素之一，对该区域的精细脂肪抽吸可以改善上述症状，但要想达到比较好的临床效果，通常要结合面部提升、脂肪填充以及利用脂肪组

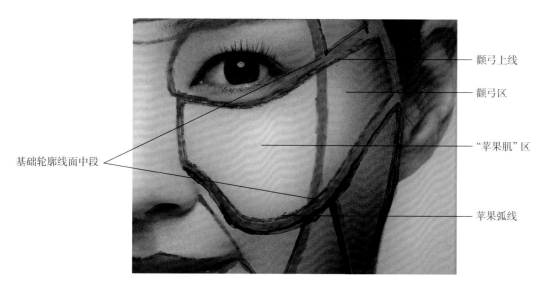

图 4-23　中面部美学单位及亚单位示意图

基础轮廓线面中段

颧弓上线

颧弓区

"苹果肌"区

苹果弧线

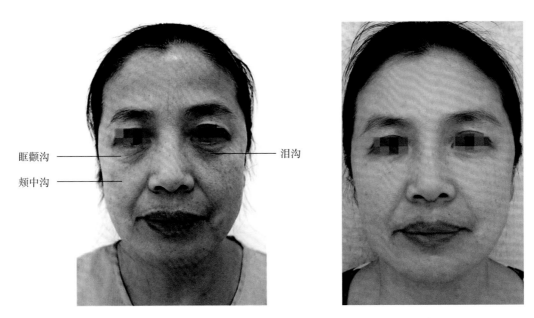

眶颧沟

颊中沟

泪沟

图 4-24　左图显示中面部泪沟、眶颧沟（眶颊沟）和颊中沟的出现，破坏了中面部饱满圆润的外形，给人以衰老的外观；右图所示为脂肪移植填充塑型后 9 个月，上述沟壑得以改善或消失，面部呈现了年轻化外观

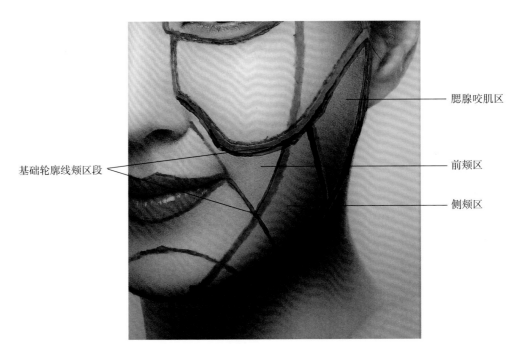

基础轮廓线颊区段

腮腺咬肌区

前颊区

侧颊区

图 4-25　颊部美学单位及亚单位划分示意图

织进行再生修复等综合治疗。侧颊区是下面部脂肪堆积最常见的部位，对该亚单位的精细减脂塑型能够缩小下面宽，重塑下颌缘曲线，达到明显改善面型的目的。

（七）鼻部美学单位的临床意义

鼻部分为 8 个美学亚单位，分别是鼻根区、鼻背区、鼻尖区、侧鼻区、鼻翼区和鼻小柱区。在进行脂肪隆鼻时，经常需要塑造的是鼻根区、鼻背区和鼻尖区这 3 个美学亚单位。鼻根区的填充塑型可以塑造理想的鼻额角度；鼻背区填充可以适当增加鼻背高度，也能矫正轻度的驼峰鼻畸形；鼻尖区进行填充能抬高鼻尖和改善鼻尖的形态。当然要想获得好的鼻尖外形，需要结合其他技术，如利用 ASCC 技术提取脂肪组织中的特殊成分，或结合线雕隆鼻技术等。总之，利用经过筛选的脂肪颗粒，通过鼻部美学亚单位的填充调整可获得比较理想的鼻部形态。当然，对于条件较差的病例或要求很高的求美者，仍然需要进行隆鼻手术治疗，才能达到比较理想的美学效果。

（八）上唇部美学单位的临床意义

上唇部被划分为两个美学亚单位，即白唇区和红唇区。白唇在进行脂肪移植填充时，一般是矫正鼻基底过低，或者上唇较薄，也可以对上唇较短的情况进行一定的改善；而红唇进行填充雕塑时，除了要增加厚度外，还要考虑唇弓缘的曲线形态、唇珠的塑型和红唇切迹（唇谷）的形态，以及唇谷与两侧红唇之间的平滑过渡。另外，在面部正中曲线雕塑时，唇珠的高点也是经常需要进行填充塑型的部位之一。上唇部美学亚单位的划分能够使上唇美学单位的填充雕塑更加准确，便于临床手术精准塑型。

鼻唇沟的填充塑型是进行上唇美学单位塑型

时一个非常值得重视的部分。正常的鼻唇沟在年轻人是位于鼻翼旁的一个浅窝，上方起于鼻翼旁的尖牙窝，下方在鼻基底水平线附近消失，当微笑时，其下方会达到口角水平。但随着年龄的增长，鼻唇沟会加深、延长。因此，改善鼻唇沟的形态是面部年轻化的主要内容之一。利用脂肪技术可以对鼻唇沟的形态进行较好的调整和改善。当然，对于面部松弛下垂较严重的患者，需要结合中面部提升才能达到比较理想的治疗效果。

（九）下唇部美学单位的临床意义

下唇部也分为两个美学亚单位，即红唇区和白唇区。其临床意义在于，对下唇的填充要遵循 Ricketts 美学平面这一审美原则，即下唇唇红最凸点位于鼻尖与颏前点的连线上，或位于其连线之后。在增加下唇厚度的同时，要注意上唇唇珠与下唇唇谷的对应，同时还要注意两个下唇唇珠的形态塑造。此外，对下唇外下方口角区的填充可以很好地改善口角木偶纹。临床上，许多患者在下唇白唇与下颌缘交界处存在明显的下颌缘切迹，影响下颌缘曲线的平滑流畅形态。对该亚单位的填充能很好地塑造下颌缘曲线，同时也能改善颏部的外形。

（十）颏部美学单位的临床意义

颏部作为一个完整的美学单位，不再进行亚单位划分。颏部也是利用脂肪技术经常进行雕塑的部位。颏部的雕塑有三方面的意义：其一，对于短下巴的患者，要填充颏部的下端来拉长下面部的长度，使下面部符合"三庭五眼"的美学比例；其二，对于长下巴的患者，要重点减除颏部皮下脂肪垫，缩短其长度；其三，对于一般的患者，要着力进行颏窝的塑造，并使颏部上翘，以形成完美的颏窝。

（十一）颞部美学单位的临床意义

由于颞部解剖分界明显，作为一个完整的美学单位，在进行脂肪移植填充时没有进一步分区的必要。颞部凹陷是临床上经常遇到的问题，对于该部位的填充能够显著改善上面部的宽度，改善面部的比例关系，对完美面型的塑造具有非常重要的意义。

总之，建立在面部软组织塑型基础上的面部美学单位的划分，对临床上进行面部塑型具有很好的指导作用。其具体应用在本书第8章中将详细阐述。

第5节　面部美学缺陷的评价及其意义

一、面部美学状况的系统评价

比较标准的面型在人群中所占比例很少，因此现实生活中的美人脸并不多，可谓百里挑一。在如此众多的正常人中，他们并没有生理缺陷，亦无容貌病损，但从美学角度来衡量，这些正常人的面部都或多或少有美学不足或缺陷。如何用一个美学标准来评价一个人的容貌，在整形美容外科中显得尤为重要。以往的文献中报道了诸多关于容貌美学的评判方法，如绘画艺术中的"三庭五眼"、面型的"黄金率"分割法则、面部的"四高三低"美学原则、Richetts审美平面以及Onzales-Ulloa零子午线等，但都没有系统地对整个容貌轮廓进行美学评价。尽管目前有许多测量技术能够对面部进行较全面地美学评估[11-12]，但因其临床实用性较差，很难为多数临床医生所接受。

笔者提出的面型重塑美学设计原则从面部的比例到点、线、面以及角度，全方位地来评价一个人的面型，能够很好地指导临床医生进行面型重塑，使术者在进行脂肪填充和吸脂塑型时有据可依、有章可循，对面部脂肪移植填充和减脂塑型具有十分重要的临床意义。

二、面型诊断和手术名称规范统一的临床意义

目前，许多医生对利用脂肪填充和吸脂技术进行面型塑造称为"加减法"，还有的称为面部脂肪移植术、面部吸脂术等。术前诊断更是五花八门，有的诊断为面型不良或面部凹陷，有的诊断为面型欠佳，还有的诊断为面部凹凸不平等，这些诊断名称给人的感觉是比较混乱，也缺乏规范性。另外，绝大多数的求美者为健康人，其面部并不存在畸形和疾病的病理状态，在绝大多数人的眼里，她（他）们的面部是没有生理缺陷的，而这些诊断用语提示患者存在生理解剖缺陷，明显不够严谨和缺乏科学性。为此，笔者认为对需要进行面部型态调整和塑型的求美者，应该统一诊断为"面部美学缺陷"比较合适，以此来与病理性畸形相区别。

按照面型重塑的美学设计原则，面部划分为5个双美学单位和6个单美学单位，由于双美学单位在面部左右对称、名称相同，故从名称角度，面部可以划分成11个美学单位。由于眉间部美学单位较小，该部位的塑型可以通过眉部和额部美学单位的塑型过渡来完成。因此，为了方便临床诊断，

笔者对眉间部美学单位予以忽略不计，这样整个面部则可以简化为 10 个美学单位组成。然后，根据美学单位缺陷的数量来判断美学缺陷的严重程度，依次诊断为美学缺陷Ⅰ～Ⅹ级，即有 1 个美学单位缺陷诊断为面部美学缺陷Ⅰ级；有 3 个美学单位缺陷诊断为面部美学缺陷Ⅲ级，以此类推。手术名称统一称为"面型重塑"，根据具体情况可以诊断为全面部面型重塑、上面部面型重塑、中面部面型重塑或下面部面型重塑等。例如，对一个存在颞部凹陷、额头低平、颧弓过高、眉弓较矮的求美者，因为存在 4 个美学单位的缺陷，因此诊断为面部美学缺陷Ⅳ级，手术名称为上面部面型重塑。这样就使得利用脂肪技术进行面部填充和塑型时，有了规范化的诊断和手术名称。

总之，面型重塑的美学设计原则是基于通过软组织塑型来达到面型重塑的现实需要，以解剖学为基础，以审美评价为依据，分析得出了女性标准美人面型的轮廓比例，建立了以面部比例和点、线、面及角度相结合的面型重塑美学设计思想，并根据美学单位缺陷的数量来进行面部美学缺陷的分级诊断，为临床上应用脂肪技术进行面型重塑提供了较完善的美学指导体系。

参考文献

[1] 王志军, 常兴华, 王娜, 等. 关于美容外科规律性的思考(一). 中国美容整形外科杂志, 2006, 17(6):476-479.

[2] 王炜. 整形外科学. 杭州: 浙江科学技术出版社, 1999: 882-899.

[3] Jefferson Y. Facial beauty—establishing a universal standard. Int J Orthod, 2004, 15(1):9-22.

[4] 冯守运, 王志军, 张晨. 现代汉族年轻女性"瓜子脸"和谐比例的测量及其在面型改造术中的应用. 中国美容整形外科杂志, 2010, 21(5):268-271.

[5] 王志军, 高景恒, 彭庆星, 等. 容貌美的软组织形态结构基础. 实用美容整形外科杂志, 2001, 12(6):283-285.

[6] Rohrich RJ, Pessa JE. The fat compartments of the face: anatomy and clinical implications for cosmetic surgery. Plast Reconstr Surg, 2007, 119(3):2219-2227.

[7] 曾效恒, 刘建芝, 欧阳四新, 等. 下颌骨及颧弓测量相关分析在美容医学中的应用. 中华医学美学美容杂志, 2006, 12(6):157-160.

[8] 查旭山. 面部年轻化的综合设计与治疗. 北京: 北京大学医学出版社, 2015:31-32.

[9] 蒋朔, 常兴华, 张晨, 等. 东方女性面部美学标准的量化. 中华整形外科杂志, 2011, 27(2):151-153.

[10] 张海钟, 步荣发, 柳春明, 等. 中国北方美貌女性颅面骨三维测量数据库的建立. 中华整形外科杂志, 2007, 23(2):130-133.

[11] 范晓枫, 杨壮群. 颌面部软组织测量技术的发展. 中国美容医学, 2004, 13(4):500-502.

[12] 陈小平, 宋建良, 孙豪, 等. 杭州地区美貌女性面型测定与分析. 中华医学美学美容杂志, 2004, 10(3):180-182.

第 **5** 章

脂肪美容整形技术在面部
应用的解剖学基础

引言

近些年来，脂肪注射移植已经成为美容整形外科的常用手段，是目前最为热点的美容项目之一。由于这一项目的广泛普及，临床上因注射脂肪而引起的各种并发症也随之增加，严重者甚至导致肺栓塞、脑栓塞、失明等严重并发症。

面部解剖是脂肪美容整形技术应用的基础，脂肪移植填充、局部减脂以及脂肪再生技术的应用都离不开扎实的解剖学功底。熟悉面部各个美学单位的解剖特点，不仅能够提高脂肪外科技术在面部应用的手术治疗效果，而且对预防手术并发症的发生也十分必要。

传统医学院校的解剖教学注重于大体和系统解剖。虽然在教授局部解剖时会涉及一些组织的层次和器官的毗邻关系，但大多数都围绕着深部组织和脏器来讲解，很少涉及面部和五官的体表解剖及层次关系。而面部的层次解剖恰恰是进行脂肪颗粒注射移植的关键所在，了解面部脂肪室或脂肪垫的解剖位置和毗邻关系具有重要的临床意义。

本章将从脂肪外科技术在面部美容整形应用的实际需要出发，依据面型重塑的美学设计原则对面部美学单位的划分，逐一介绍各个美学单位及相关亚单位的解剖学特点。

面部美学单位及亚单位的划分基本按照面部的解剖功能区域进行[1-2]，同时兼顾脂肪美容整形技术在面部应用的特点和需要。按照基于软组织塑型来实现面型重塑的美学设计原则，全面部共划分为 16 个美学单位，包括 6 个单美学单位和 5 个双美学单位（图 4-19）。该划分方法将外表形状和内部结构统一了起来，能够较好地满足面部软组织塑型的需要。本章叙述的面部解剖学基础知识基本按照上述的面部美学单位及亚单位的分区（图 4-21）来进行阐述。需要指出的是，由于眉间部和眉部美学单位的解剖构成联系紧密，因此，将眉间部和眉部美学单位的解剖一起进行阐述。

第 1 节　额　部

额部约占据面部的上 1/3，是颜面中较为凸起的部位，其型态对面部轮廓有着重要影响。额部的美学分界线基本与其解剖学分界线一致，即由上方的发际线、两侧的颞上线和下方的眉上缘连线为界线。虽然额部在解剖学上可以由浅入深依次分为皮肤层、皮下浅筋膜层、帽状腱膜额肌层、帽状腱膜下疏松结缔组织层和骨膜层[3]（图 5-1），但在进行大体解剖时，额部能够明显解剖分离出的解剖层次仅有皮肤层、帽状腱膜额肌层以及骨膜层（图 5-2）。

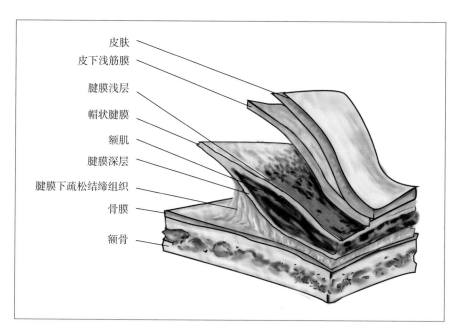

图 5-1　额部的解剖学层次示意图。由外到内分为 5 个层次，依次是：皮肤层、皮下浅筋膜层、帽状腱膜额肌层、帽状腱膜下疏松结缔组织层、骨膜层

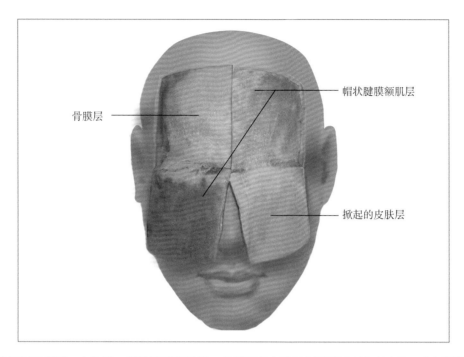

骨膜层

帽状腱膜额肌层

掀起的皮肤层

图 5-2　额部大体解剖示意图。皮肤层、帽状腱膜额肌层、骨膜层是大体解剖可以清晰分离出的 3 个解剖层次，其中帽状腱膜下间隙、帽状腱膜额肌层是临床上可以进行手术操作的主要解剖层次，皮下浅筋膜层也可以适当进行小颗粒的脂肪移植

由于皮下浅筋膜层内脂肪组织很少，且有许多纤维条索与额肌紧密相连，因此在皮下浅筋膜内只能填充少量细小颗粒的脂肪。在大体解剖时，皮肤层和帽状腱膜额肌层很难钝性分离，往往需要锐性剥离才能将这两个层次分开。解剖学上，帽状腱膜向前与额肌相延续，额肌与帽状腱膜实为一个解剖层次，几乎难以分离，二者共同形成帽状腱膜额肌层。额肌内是可以进行脂肪移植的理想层次。在帽状腱膜下和骨膜层之间存在一个很疏松的结缔组织间隙，这个间隙也是进行脂肪移植的区域，在这里可以进行较大颗粒的脂肪移植。另外，皮肤的真皮层内是进行再生修复的部位，在这里注射 ASCC 成分，可以实现去皱抗衰的目的，这一层次原则上不能进行脂肪颗粒移植。这样在额部进行脂肪颗粒移植时，能够进行脂肪移植的层次依次为皮下组织层、额肌层和帽状腱膜下层，真皮层是进行再生修复的部位，只能注射特殊的脂肪组织成分。

额部的血运丰富，主要由眶上动脉和滑车上动脉滋养供血；另外，颞浅动脉的额支也参与额部的血液供应，这三组动脉血管在额部交通吻合形成丰富的血管网[4]（图 5-3 ）。其中眶上动脉走行在额肌深面，而滑车上动脉则走行在皮下浅筋膜层。此外，在这些重要的动脉附近有同名静脉伴行，而且这些静脉比较粗大，也十分丰富。因此，在进行额部脂肪颗粒移植时，要特别注意这些动、静脉血管的走行和分布层次，避免误入血管内。

额部的感觉神经主要来自眶上神经和滑车上神经[5]（图 5-4 ），进行额头局部脂肪移植填充时，可以对这些神经实施神经阻滞麻醉。当这些感觉神经被阻滞后，就可以为治疗创造宽松舒适的手术环境。

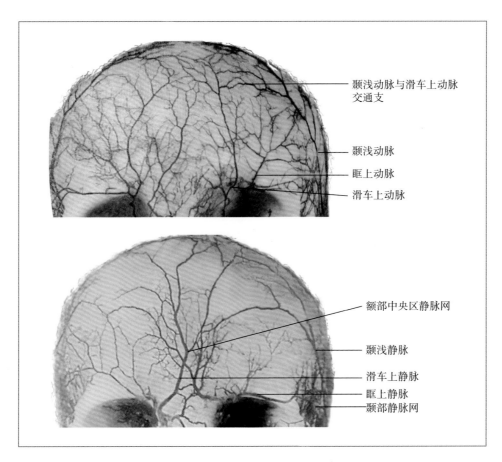

图 5-3　额部的动、静脉血管网示意图

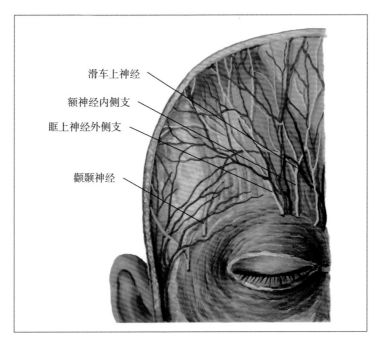

图 5-4　额部感觉神经分布示意图

第 2 节　颞　部

颞部美学单位的划分界线为：上界为颞上线，下界为颧弓上缘，前界为眶外缘，后界为发际线边缘。当然，解剖学上的颞部还应该包括颞肌分布的头皮内毛发区域，这里所叙述的颞部解剖只限于与脂肪移植密切相关的部分，即颞部美学单位的范围。这一区域的解剖比较复杂，由浅入深依次分为皮肤、皮下组织、颞浅筋膜、颞浅筋膜下疏松组织（颞中筋膜）、颞深筋膜浅层、颞浅脂肪垫、颞深筋膜深层、颞深脂肪垫、颞肌和骨膜等 10 个层次[6]。该区域属于面部皮下少脂肪区，皮肤与皮下少量的脂肪组织紧密相连，颞浅筋膜紧紧贴在皮下脂肪深面，皮肤和颞浅筋膜借助于皮下组织中

的纤维紧密结合，此三层在临床上可以捏起滑动。颞浅筋膜致密、较薄，与面部 SMAS 筋膜相延续，内含血管和神经，颞浅血管走行在颞浅筋膜的浅面，面神经的颞支则紧贴颞浅筋膜的深面走行（图5-5）。

颞部在活体解剖上，其浅面能够分离出来的解剖层次依次为：皮肤和皮下组织、颞浅筋膜、颞深筋膜浅层、颞浅脂肪垫、颞深筋膜深层。由于皮肤和颞浅筋膜被皮下组织内致密的纤维紧密相连，因此，该三个解剖层次通常紧密地结合在一起，很难钝性分离。

在颞浅筋膜下有一疏松结缔组织层，该层结

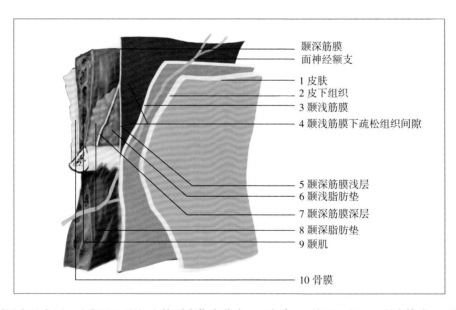

图 5-5　颞部解剖层次示意图。在颧弓上颞部由外到内依次分为：1. 皮肤；2. 皮下组织；3. 颞浅筋膜；4. 颞浅筋膜下疏松组织间隙；5. 颞深筋膜浅层；6. 颞浅脂肪垫；7. 颞深筋膜深层；8. 颞深脂肪垫；9. 颞肌；10. 骨膜。在眶上缘上方 1 cm 以上，由于颞深筋膜未移行分层，且该平面以上没有颞深、浅脂肪垫，因此，颞区在此处的层次由外到内依次为：1. 皮肤；2. 皮下组织；3. 颞浅筋膜；4. 颞浅筋膜下疏松组织间隙；5. 颞深筋膜；9. 颞肌；10. 骨膜

构疏松，呈网织状，活体解剖上难以解剖出完整的组织层次，有些文献上称之为颞中筋膜，与额部的帽状腱膜下疏松组织极为相似，该层将颞浅筋膜和颞深筋膜浅层分隔开来，其中没有肉眼可见的血管穿行。

颞深筋膜浅层是由起于颞上线的颞深筋膜向下延续到眶上缘上方约1 cm处移行分开形成。颞深筋膜在此处分成颞深筋膜浅层和深层，两层之间包含有颞浅脂肪垫、颞中静脉、颞中动脉和颧颞神经。其浅层止于颧弓上缘前面，深层止于颧弓上缘后内面。其深、浅两层包裹的颞浅脂肪垫在颧弓附近相对较厚，在颧弓上缘中点处的厚度为1.2～5.4 mm，其范围约4.8 cm×4.5 cm。颞浅脂肪垫的填充在增加颞部容积、改善局部轮廓上有一定意义，但颞深筋膜致密而强韧，在一定程度上会限制该部位体积的增加。图5-6显示的是颞浅脂肪垫、颞中静脉、颞深静脉及颞深脂肪垫等颞部重要解剖结构的毗邻位置关系。

在颞浅脂肪垫中穿行着颞中静脉[7]。颞中静脉平均直径0.31 mm，活体中该静脉血管直径可达1 cm，在距颧弓上方2 cm左右平行颧弓走行。颞中静脉在耳前汇入颞浅静脉（图5-7）。

临床上以颞中静脉为界，将颞部分为上、下两个区域。颞上区只有1 cm宽、较薄的颞浅脂肪垫分布，而颞下区颞浅脂肪垫较厚。由于颞深筋膜较致密，在颞下区进行颞浅脂肪垫注射时，能感受到颞深筋膜浅层被穿透时明显的突破感，提示已经进入到颞浅脂肪垫。颞浅脂肪垫可以作为脂肪注射填充的部位，但由于受前后颞深筋膜浅、深层的限制，注射的体积有限。颞深脂肪垫是颊脂垫在颞部的延伸，与颊部相通，故颞深脂肪垫不能作为脂肪填充的部位。如果脂肪颗粒被注射至颞深脂肪垫，可能沿颊脂垫向颊部流动，导致局部肿胀。

颞肌位于颞窝内，起始部位较薄，向下走行逐渐增厚，近颧弓处较厚。颞深前动脉、颞深后动脉自上颌动脉发出，伴随同名神经在颞肌深层向

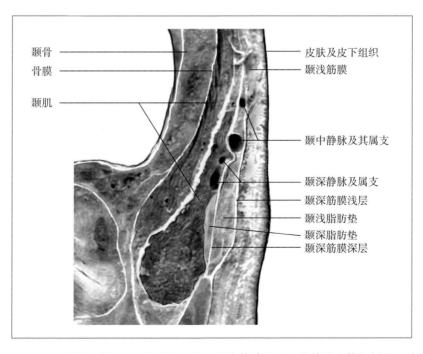

图 5-6　图示为颞浅脂肪垫、颞深脂肪垫、颞中静脉和颞深静脉的大体解剖位置关系

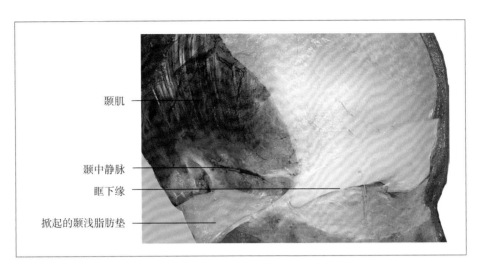

图 5-7　颞中静脉的位置示意图。颞中静脉在颞浅脂肪垫内于颧弓上方 2 cm 平行颧弓走行

前上方分布（图 5-8 ）。在颞下区颧弓附近进行颞肌深面注射填充时，经过的层次多、厚度深，穿刺过程中有损伤颞深血管和神经的风险，要求术者对该部位的解剖非常熟悉，才能掌握。

根据上述颞区的解剖特点，在进行颞部脂肪注射填充时，有皮下浅筋膜层、颞浅筋膜下疏松组织层、颞浅脂肪垫和颞肌深层可供使用，但经常使用的是皮下浅筋膜层和颞浅筋膜下疏松组织层这两个层次。对缺乏临床经验的医生来说，笔者建议慎用颞浅脂肪垫和颞肌深层这两个解剖层次。

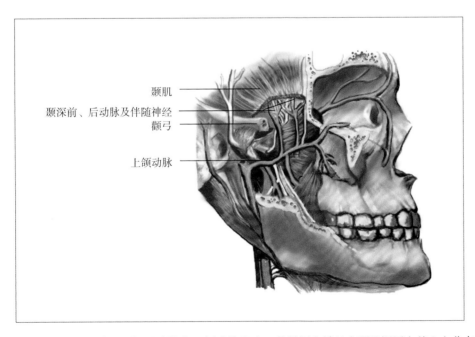

图 5-8　颞深前动脉、颞深后动脉自上颌动脉发出，伴随同名神经在颞肌深层向前上方分布

第3节 眉 部

眉位于眼睛的上方。眉部体表界线清楚，解剖上由浅入深分为皮肤、皮下浅筋膜层、肌层、眉脂肪垫和骨膜共5个层次[8]（图5-9）。眉部的组织结构类似于有毛发的头皮，像头皮一样，其皮肤、浅筋膜和肌肉层由纤维紧密相连，不容易钝性分离。眉毛的毛囊部深入皮下脂肪层中，因此，

当额肌、眼轮匝肌和皱眉肌等表情肌收缩运动时，可以牵动皮肤和眉毛做出各种表情。

眉部区域的肌层组织由额肌和眼轮匝肌交错而成，在内侧1/2区域有皱眉肌参与进来（图5-10）。额肌起自额上帽状腱膜，向下垂直走行，大部分肌纤维止于眉毛上部的皮肤真皮和皮下组

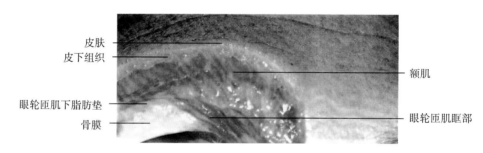

图5-9 眉部解剖层次

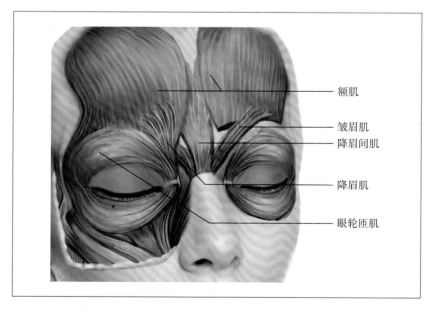

图5-10 额肌、眼轮匝肌、皱眉肌、降眉肌及降眉间肌位置关系示意图

织；眶区的眼轮匝肌直接与皮肤真皮层相连，部分肌纤维和额肌纤维交错相连；皱眉肌位于额肌和眼轮匝肌下方，起自额骨鼻部下端，斜向外上止于眉区内侧 1/2 皮肤。帽状腱膜向下移行形成肌层的后鞘筋膜层，经眉脂肪垫的前方降至眶上缘与骨膜愈着，并向下构成眶隔的前层。

眉脂肪垫处于肌层后鞘筋膜层和骨膜之间的疏松间隙内，使眉部隆凸呈现轮廓感，并能进行上提、下垂及皱眉等运动；眉脂肪垫分布在眉区中外 2/3 部位，长度平均为 3.2 cm，在眉中点平均宽 1.1 cm、厚 1.8 mm，眉脂肪垫借纤维包膜与深部骨膜相连（图 5-11）。

眉区内有眶上动脉和滑车上动脉这两条重要的血管走行。眶上动脉于眶上切迹或眶上孔出眶上缘后，在骨膜下行至眉弓反折部，进入额肌深面，向后上走行；滑车上动脉出眶上缘后，即穿过肌层进入皮下浅筋膜深部，向上后走行。

综上所述，在眉部的解剖层次中，存在于肌层后鞘和骨膜之间的疏松结缔组织间隙是脂肪注射填充的理想区域；另外，在皮下浅筋膜层、肌层和眉脂肪垫内，也可以填充一定量的脂肪颗粒组织。

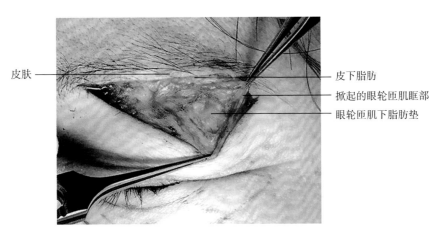

皮肤　　　　　　　　　　　　　　　　　　　　皮下脂肪
掀起的眼轮匝肌眶部
眼轮匝肌下脂肪垫

图 5-11　显示眉脂肪垫位置

第 4 节　眼　部

上睑以睑板上缘为界线划分为两个美学亚单位，即睑板区和睑区（图 5-12）。两个美学亚单位在解剖上存在差异，故在此分别加以叙述。

上睑区由外到内依次分为：皮肤、皮下组织、眼轮匝肌、肌肉下疏松结缔组织、眶隔、眶隔脂肪、上睑提肌及其腱膜、Müller 肌和睑结膜共 9 个层次（图 5-13）。在上睑凹陷的情况下，往往会对上睑区进行脂肪填充，眼轮匝肌下疏松组织间隙是脂肪颗粒移植的理想区域。但有时在上睑成形术等失败手术修复时，由于眶隔脂肪去除过多，导致上睑凹陷性瘢痕严重，可以考虑在眶隔内进行适量填充。下睑区一般不需要进行脂肪颗粒移植，但在眼袋手术切除眶隔脂肪过多导致局部凹陷时，也是脂肪填充的手术适应证。

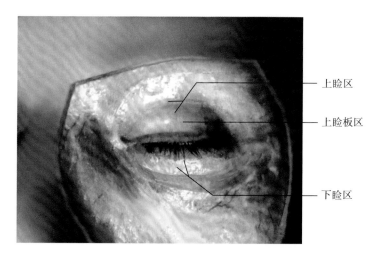

图 5-12　睑区和睑板区的解剖示意图

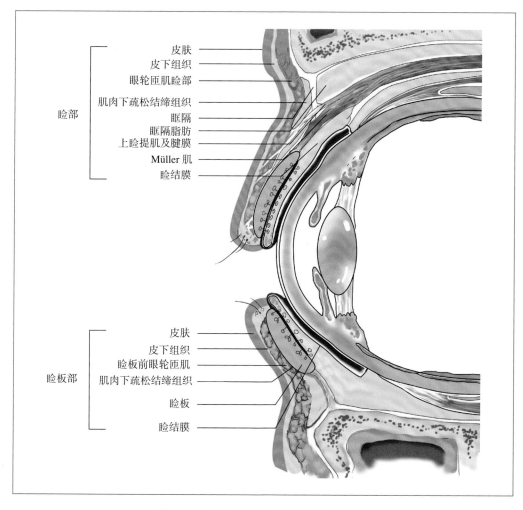

图 5-13　睑板区和睑区的解剖层次示意图

睑板区由外到内的解剖层次依次为：皮肤、皮下组织、睑板前眼轮匝肌、肌肉下疏松结缔组织、睑板和睑结膜共 6 个层次。睑板区是较少进行脂肪移植的部位，但在重睑手术睑板前组织切除过多时，可以尝试进行细微颗粒的脂肪移植，注射部位在睑板前皮下组织层内。另外，在下睑的睑板区进行细小颗粒的脂肪填充是眼台（俗称卧蚕）塑型重建的常用方法。在该区进行脂肪填充时，为了一次达到最佳的手术效果，可以在皮下组织层、眼轮匝肌层以及在眼轮匝肌下层进行分层填充塑型。

第 5 节　鼻　部

按照面部美学亚单位划分原则，鼻部划分为鼻根区、鼻背区、鼻尖区、鼻小柱区、鼻翼区和侧鼻区共 8 个美学亚单位（图 4-21）。利用脂肪外科技术隆鼻时，通过鼻根和鼻背的塑型对调整鼻额角大小很有实际意义。临床应用表明，使用不同的脂肪组织成分进行鼻尖和鼻小柱的塑型，对部分鼻尖低平患者也能够达到比较好的效果。脂肪移植对于鼻翼的改善是极其有限的，但是利用脂肪组织中具有修复再生的细胞成分对鼻翼进行注射，具有一定的临床意义。

鼻部的软组织解剖层次由外到内依次为：皮肤、浅表脂肪层、纤维肌肉层、深层脂肪层、软骨膜 5 个解剖层次[9]（图 5-14）。鼻背皮肤以鼻骨与鼻软骨交界处皮肤最薄，向鼻根、鼻尖和鼻翼方向逐渐增厚。鼻尖和鼻翼两个部位的真皮内皮脂腺含量丰富。浅表脂肪层和纤维肌肉层构成鼻部的浅表肌腱膜系统（SMAS），鼻背的血管和神经均走行在其中。鼻根部皮下层中有一定量的皮下脂肪，与降眉间肌一起构成鼻根部的 SMAS 结构，该层与骨膜之间有潜在的腔隙。鼻根部进行脂肪填

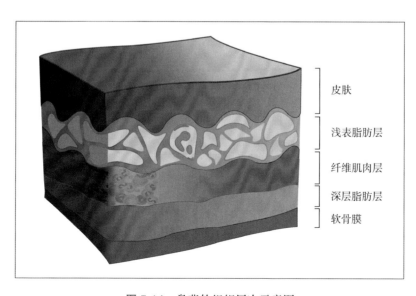

图 5-14　鼻背软组织层次示意图

皮肤

浅表脂肪层

纤维肌肉层

深层脂肪层

软骨膜

充塑型时，皮下 SMAS 层以及 SMAS 层与骨膜间是较为理想的注射部位。鼻背区皮下层脂肪很少，皮下浅筋膜和鼻背肌结合紧密，形成鼻背筋膜层即鼻背的 SMAS 层，该层与鼻骨和侧鼻软骨之间存在潜在间隙，该间隙是进行脂肪注射隆鼻较理想的部位。此外，在鼻背筋膜层内也可以进行细小颗粒的脂肪注射。在鼻背与鼻尖区的交接处存在一定量的皮下脂肪，此处可以进行微量的脂肪注射填充。另外，在鼻尖穹窿部，双侧鼻翼软骨中间角之间存在一个脂肪垫，该脂肪垫占据着鼻尖穹窿部间隙，其体积大小对鼻尖的形态有一定的影响。

进行脂肪注射鼻尖塑型时，调整该脂肪垫的大小对改善鼻尖的形状有一定的临床意义。

鼻部血管走行在鼻背的 SMAS 层当中。鼻背动脉和侧鼻动脉血管走行相对恒定，其中鼻背动脉位于鼻背的两侧；侧鼻动脉由面动脉在鼻唇沟顶部发出，沿鼻翼沟走行，在侧鼻软骨和鼻翼软骨交界处交汇，两侧侧鼻动脉之间经常存在交通支相连，该交通支有时较粗。在进行脂肪注射隆鼻时，要熟悉这些动脉血管的走行和分布层次（图 5-15），避免误入。

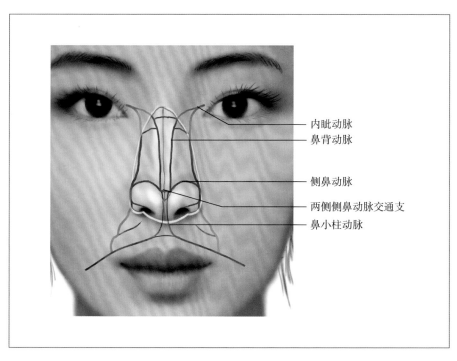

内眦动脉
鼻背动脉

侧鼻动脉
两侧侧鼻动脉交通支
鼻小柱动脉

图 5-15　鼻背的血管分布示意图

第 6 节　中面部

中面部划分为颧弓区和"苹果肌"区两个美学亚单位（图 5-16）。由于这两个美学亚单位在解剖结构上明显不同，故分别叙述如下。

颧弓区的解剖层次由外到内依次分为：皮肤、皮下浅筋膜、SMAS 筋膜及骨膜 4 个层次。面神经颧支多数经过颧弓中后 1/3 处进入颞区。颞支在颧弓上走行在较薄的 SMAS 筋膜下，该处的 SMAS 层为颞浅筋膜和腮腺前 SMAS 筋膜层的延续。有些人在颧弓上浅筋膜内存在较厚的脂肪层，也可称为颧弓上脂肪垫，该脂肪垫的降低塑型可以部分改善面部过宽的情况。颧弓区进行脂肪移植的层次是皮下浅筋膜层内。

中面部"苹果肌"区解剖比较复杂，由外到内依次为：皮肤、皮下脂肪层、SMAS 肌层（颧大肌、颧小肌、提上唇肌、提上唇鼻翼肌和眼轮匝肌）、肌层下脂肪垫及提口角肌和骨膜（图 5-17）。在这一区域，其浅筋膜内的皮下脂肪较为丰富。另外，在面中区有眶下血管神经束由眶下孔穿出。在眶下血管神经束周围存在疏松的眶下间隙，间隙内由脂肪组织填充其中，这些脂肪组织在解剖学上有明确的界线与周围组织分开，称为颧内深脂肪室。在众多学者的研究基础上，Rohrich 将面部浅、深层脂肪分为多个独立的脂肪室[10]（图 5-18），这些脂肪室的容积变化在面部衰老方面具有一定的临床意义。关于面部脂肪室的解剖将在后面有关章节进行叙述。

在该美学单位内，由于眶下血管神经束于眶下缘的眶下孔穿出，故进行脂肪注射时，要特别注意轻柔操作，防止误入眶下血管中，同时也要避免损伤眶下神经。

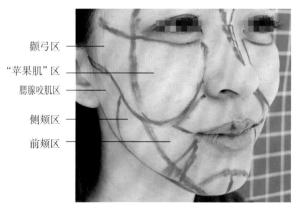
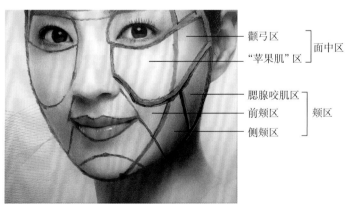

图 5-16　中面部和颊部美学亚单位划分示意图。基础轮廓线将中面部划分为颧弓区和"苹果肌"区两个美学亚单位。颊部美学单位被基础轮廓线和咬肌前缘线划分为 3 个美学亚单位，分别是前颊区、侧颊区和腮腺咬肌区。左图为实例图，右侧为示意图

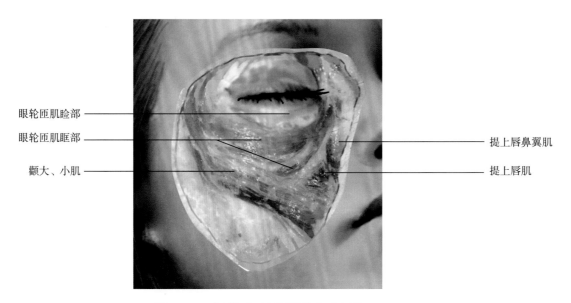

眼轮匝肌睑部

眼轮匝肌眶部

颧大、小肌

提上唇鼻翼肌

提上唇肌

图 5-17 "苹果肌"区肌层的分布示意图

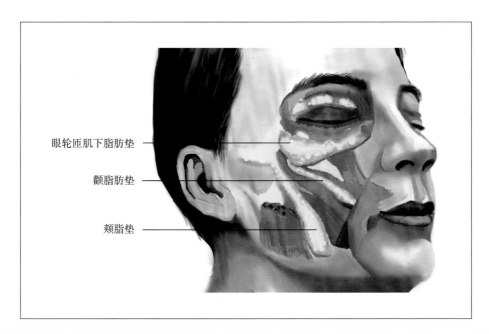

眼轮匝肌下脂肪垫

颧脂肪垫

颊脂垫

图 5-18 "苹果肌"区脂肪垫和面部表情肌的位置关系。可以看出在该区域，其表情肌下、骨膜上也存在着脂肪垫（室），在眼轮匝肌外侧下方的称为眼轮匝肌下脂肪（suborbicularis oculi fat, SOOF）垫（室）；以及位于颧大肌、颧小肌及提上唇肌下方的颧脂肪垫，Rohrich 称之为颧内深脂肪室。这些深层脂肪室容积和位置的变化对"苹果肌"区的外形具有十分重要的意义。临床上通过深层脂肪室的填充塑型，可以很好地塑造年轻化外观

第 7 节　颊　部

颊部美学单位的分界线是：上界为苹果弧线，下界为下颌缘线，后界为耳屏前缘，前界为鼻唇沟（或其延长线）和口下颌沟。该美学单位皮下脂肪丰富，属于面部多脂肪区域，被面型基础轮廓线和咬肌前缘线划分为 3 个美学亚单位：腮腺咬肌区、侧颊区和前颊区（图 5-16）。

腮腺咬肌区位于颧弓下方，该部位的皮下组织与 SMAS 筋膜和腮腺筋膜连接紧密。由于该区域皮肤受皮下纤维条索的牵拉作用，使该部位经常出现凹陷，俗称颊部凹陷或颧弓下凹陷（图 5-19）。在该亚单位的下方是下颌角部位，有些患者因为咬肌和（或）下颌角骨质肥大，经常出现局部隆起。由于大部分下颌角骨质肥大患者时常伴随咬肌肥大，因此，对于这部分患者进行规范的肉毒杆菌毒素注射经常能获得很好的改善效果。腮腺咬肌区的解剖层次由外到内依次为：皮肤、皮下脂肪层、SMAS 筋膜层、腮腺咬肌筋膜、腮腺、咬肌和口腔黏膜层（图 5-20）。皮下脂肪层是该部位进行脂肪移植填充的主要层次，因为此处皮下脂肪层较厚，可以在深、浅两个层面进行注射移植。

侧颊区相当于 SMAS 层的混合区，其上界为颧大肌，下界为下颌骨，后界为咬肌前缘，前界为口轮匝肌和降口角肌外缘。该范围是 SMAS 薄弱区，其深部填充着颊脂垫。其解剖层次由外向内依次为：皮肤、皮下脂肪层、薄弱的 SMAS、颊脂垫、颊肌和口腔黏膜层共 6 个解剖结构。该部位皮下脂肪多，是面部脂肪富裕区（图 5-21）；再加上该部位 SMAS 筋膜薄弱，由于重力作用，颊脂

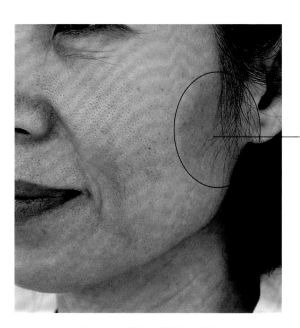

颧弓下凹陷区

图 5-19　颧弓下凹陷示意图

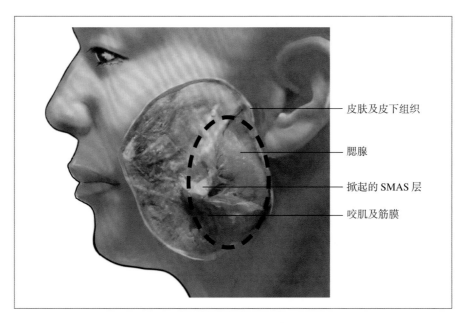

图 5-20　圆形区域显示腮腺咬肌区

垫下极经常在此处膨出，是口角脂肪袋形成的主要原因；另外，该部位位于口角涡轴的外侧，前上方为颧大肌，前下方是降口角肌外缘，后方为咬肌前缘，周围的肌性结构也促使颊脂垫由此膨出（图 5-22）。该部位是面部经常需要进行减脂的区域，很少进行皮下脂肪填充；但对于该区域局部出现的皮肤皱纹，则可以进行真皮内注射特殊脂肪组织成分进行有效治疗。

前颊区相当于涡轴区的位置，解剖层次由外到内依次为：皮肤、皮下脂肪组织、SMAS 肌层（颧

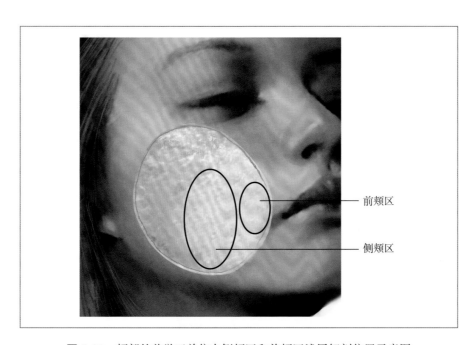

图 5-21　颊部的美学亚单位中侧颊区和前颊区浅层解剖位置示意图

大、小肌，笑肌，降口角肌，颈阔肌和口轮匝肌），颊肌和口腔黏膜。由于该区域是面部诸多表情肌与口轮匝肌和颊肌在口角外侧交汇之处，解剖结构比较复杂。该区域也是皮下脂肪堆积的部位，是形成木偶纹的主要原因之一。年老患者由于该区域皮肤松弛加上脂肪堆积加深了口下颌沟，是临床上

较难处理的问题之一，通常需要适当地抽吸减脂。

在应用脂肪外科技术进行下面部塑型时，需要注意两个重要的解剖结构，一个是由颈内动脉发出的经过咬肌前缘走行的面动、静脉血管，一个是在颊脂垫前面经过的腮腺导管。术中要注意它们所处的解剖层次和走行，以免损伤（图 5-23）。

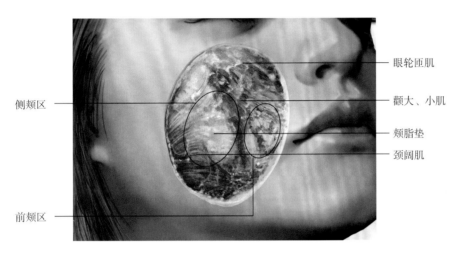

图 5-22　侧颊区和前颊区深层解剖结构示意图

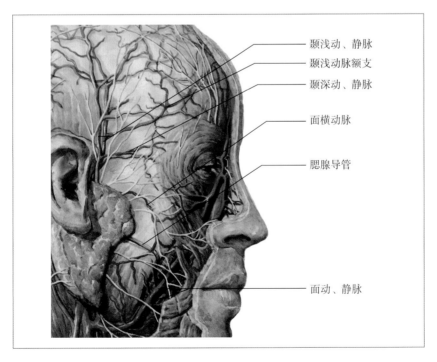

图 5-23　面部主要动、静脉及腮腺导管示意图

第8节 上唇部

上唇部美学单位的界线为：上界为鼻基底，下界为红唇黏膜干湿交界线，两侧为鼻唇沟。以唇弓为界，上唇分为白唇和红唇两个美学亚单位（图5-24）。

白唇的解剖层次由外到内依次为：皮肤、皮下组织、口轮匝肌、黏膜下层和黏膜层（图5-25）。需要指出的是，白唇部的皮下层几乎没有脂肪组织存在，皮肤和口轮匝肌连接紧密，很难完成钝

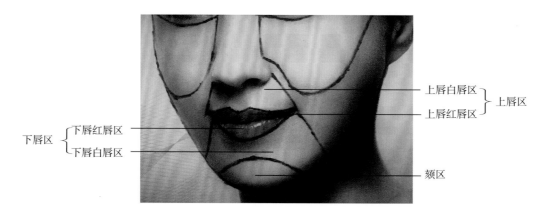

图 5-24　上、下唇及颏部美学亚单位的划分示意图

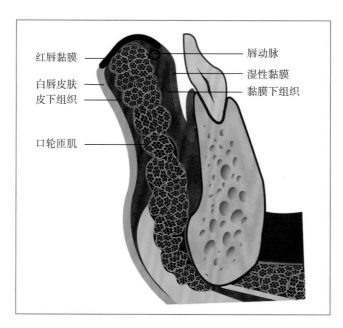

图 5-25　唇部解剖层次及唇动脉示意图

性分离，这样的结构是导致部分患者唇部出现放射状皱纹的主要原因。有些患者上唇部较薄，特别是对于上唇组织较薄的唇裂患者，利用脂肪组织填充增加上唇厚度和组织容量往往可以取得比较好的临床效果。白唇脂肪注射填充的层次为皮下层、肌肉层和黏膜下层。

红唇的解剖结构由外到内依次为：干性黏膜、黏膜下层和口轮匝肌。进行脂肪颗粒注射丰唇时，黏膜下层是主要的填充部位，肌肉内也可以适当填充。

上唇部进行脂肪注射时，要注意上唇动脉在唇部形成的唇动脉弓的走行层次。上唇动脉在口角水平起源于面动脉，沿着上唇缘在口轮匝肌的深面即肌肉与黏膜之间走行。在其走行中还发出分支

到鼻翼、鼻基底和鼻中隔，到鼻中隔的分支在中线附近发出深、浅两支，浅支走行于口轮匝肌的浅层，而深支则走行在口轮匝肌和黏膜之间。

在利用脂肪外科技术进行唇部塑型时，鼻基底和两侧鼻唇沟的填充通常是临床治疗的重点内容。这两个部位的填充塑型能够显著改善中面部凹陷，进而改变面部型态；还可以将脂肪加工成细小颗粒，通过真皮深层注射进行人中嵴和唇弓的塑型。此外，应用细小脂肪颗粒进行丰唇也能达到比较好的美容效果。相对于透明质酸，脂肪丰唇具有形态自然、手感柔软，且维持长久的优点，但由于口唇部活动度大，脂肪成活率受到一定影响，有时需要 2 次以上的填充塑型才能达到理想效果。

第 9 节　下唇部

下唇部这一美学单位的界线是：两侧为口下颌沟外缘，上界为红唇黏膜干湿交界线，下界为颏肌边缘线（图 5-24）。该美学单位由唇红缘划分为两个美学亚单位，即红唇区和白唇区。红唇的解剖层次与上唇相同（图 5-25）；白唇的解剖层次也基本与上唇相同，所不同的是肌肉层的构成有差别，上唇的肌层主要是口轮匝肌，而下唇的肌层中包

括口轮匝肌、降下唇肌和降口角肌。

在进行下唇塑型填充时，红唇的移植部位主要在黏膜下层；白唇则在皮下层，如果需要移植填充的量较大，也可以移植填充在黏膜下层和肌层。需要强调的是，在进行下唇脂肪注射移植时，也要注意下唇动脉的走行位置，以免误入血管。

第 10 节　颏　部

颏位于面部最下端，颏的大小、型态对面部整体形状和美学效果具有重要影响，因此，对颏部的塑造也非常重要。颏部由颏肌边缘线和下颌缘曲线划分出来（图 5-24）。该部位的解剖结构由外

到内依次是：皮肤、皮下纤维脂肪层、颏肌和下颌骨颏结节。颏部的皮肤和皮下纤维脂肪层结合紧密，在皮下层中存在较多脂肪而形成颏部脂肪垫，是进行脂肪注射填充较为理想的层次；另外，

颏肌内也可以进行一定量的注射填充。由于颏肌较肥厚，收缩有力，临床上利用脂肪注射隆下颏时，建议常规用肉毒杆菌毒素松解颏肌，尤其对颏肌紧张者，在术前 7 ~ 10 天使用更为合适。

第 11 节　面部脂肪室（垫）

详细内容见第 4 章和第 10 章等有关章节。

参考文献

[1]　王海平. 面部分区解剖图谱. 沈阳: 辽宁科学技术出版社, 2011.

[2]　Joel E. Pessa, Rod J. Rohrich著. 面部临床外形解剖学. 朱国章, 罗盛康译. 北京: 人民卫生出版, 2016.

[3]　韩卉, 牛朝诗. 临床解剖学丛书: 头颈部分册. 2版. 北京: 人民卫生出版社, 2014.

[4]　钟世镇, 徐传达, 丁自海. 显微外科临床解剖学. 济南: 山东科学技术出版社, 2000.

[5]　徐国成, 韩秋生, 舒强. 局部解剖学彩色图谱. 2版. 沈阳: 辽宁科学技术出版社, 2012.

[6]　齐向东, 张斌, 周婕, 等. 注射美容相关的颞部解剖学研究. 中国美容整形外科杂志, 2014, 25(9): 526-529.

[7]　姜平, 陈其庆, 黄伟锋. 颞部软组织层次解剖学研究和透明质酸注射充填的安全层次探讨. 中华整形外科杂志, 2016, 32(4):280-284.

[8]　赵玉明, 张海明, 林煌, 等. 眉部运动的显微外科解剖学研究及其临床意义. 中国临床解剖学杂志, 2003, 21(3):200-203.

[9]　徐万群(韩)著. 亚洲人鼻整形术. 赵广文译. 北京: 北京大学医学出版社, 2015.

[10]　Rohrich RJ, Pessa JE, Ristow B. The youthful cheek and the deep medial fat compartment. Plast Reconstr Surg, 2008, 121(6): 2107-2112.

第 6 章

脂肪美容整形技术常用相关器械和设备

引言

脂肪颗粒的采集获取和传统的抽吸减脂有着本质的不同。传统意义上的抽吸减脂其主要目的是将局部堆积的脂肪去掉，因此，不必考虑脂肪组织和脂肪细胞是否受损并保持活性；而脂肪颗粒采集获取的目的是进行脂肪移植和治疗，所以，必须要保证获得的脂肪组织及细胞的完整无损且具有良好的生物活性，同时也要最大程度地获取脂肪组织细胞外间质成分。这就决定了在脂肪颗粒获取中所使用的器械设备及其方法具有特殊性。

利用脂肪技术进行临床治疗的过程中，从脂肪的获取、分离、纯化、加工、储存到移植，其所用的器械和设备都会影响脂肪组织的生物活性及临床治疗效果。工欲善其事，必先利其器。因此，本章将脂肪美容整形技术常见的相关器械和设备做一简述及评价。

第 1 节　脂肪颗粒采集获取器械和设备

一、脂肪采集针

现代脂肪颗粒移植在临床开展初期，人们普遍用传统的吸脂针获取脂肪颗粒。由于这些吸脂针最初的设计目的是能方便快捷地抽吸去除脂肪，所以吸脂针的管径和前端的侧孔直径都制作得比较粗大，这样虽然能高效地抽吸去除脂肪组织，但利用这样的吸脂针获取的脂肪颗粒较大，不能很好地满足临床脂肪注射移植的需要，尤其是用于面部精细部位的脂肪移植时，无法用较细的注脂针来完成，给注射移植带来了诸多不便（图 6-1）。为此，经过不断探索实践，研究者们设计了针管直径为

2~3.5 mm、前端侧孔直径为 0.5~3 mm 的脂肪采集针，用于获取在一定范围内较小的脂肪颗粒[1]；同时为了进一步提高脂肪的采集效率，研究者们又设计了带有多个侧孔的脂肪采集针；后来随着对脂肪组织研究的不断深入，出现了侧孔边缘呈毛刺外翻的多侧孔脂肪采集针，以期将"筑巢"于脂肪组织内纤维血管周围的脂肪源性干细胞尽可能多地采集出来[2]（图 6-2、图 6-3）。

从以上脂肪采集针的演变过程可以看出，脂肪获取的采集针应该符合以下原则：①保持所获得的脂肪颗粒组织结构完整、不受损伤；②尽量多地获取脂肪源性干细胞和脂肪组织间质细胞成分；③获取的脂肪颗粒大小适当，从而保证具有

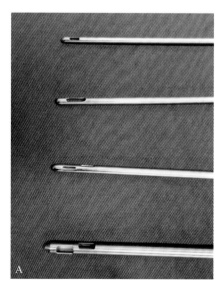
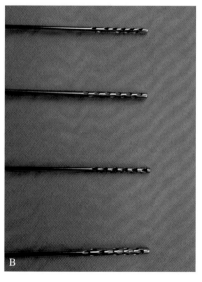

图 6-1　传统吸脂针和脂肪采集针的区别。图 A 所示为传统的吸脂针，针管直径 3~5 mm，侧孔为对孔设计，大小（2 mm×4 mm）~（3 mm×5 mm）或 2 mm×7 mm 不等，便于脂肪的抽吸，吸出的脂肪颗粒大，不适合用于面部脂肪移植；图 B 所示为常用的脂肪采集针，针管直径 2~3 mm，前端带有多个侧孔，侧孔直径 1~2 mm，所获取的脂肪颗粒较小，适合用于面部脂肪移植

较好的移植成活率；④获取的脂肪颗粒能够顺利地通过较细的注脂针。按照上述原则，笔者推荐用于面部脂肪移植的脂肪采集针应满足下列条件：针管直径 2 ~ 3 mm，前端带有多个侧孔，侧孔直径 1 ~ 2 mm，侧孔边缘锋利并呈 90° 外翻形状。

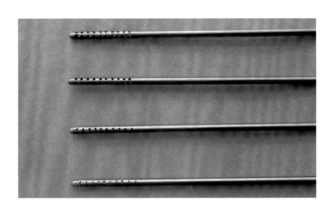

图 6-2　图示为笔者改进的针管直径 2.5 mm，侧孔直径分别为 0.3 mm、0.5 mm、0.8 mm、1 mm 的多孔脂肪采集针。侧孔边缘呈 90° 外翻状，边缘较锋利，锐性外翻的边缘有利于增加对血管网的搔刮，从而获得更多的脂肪源性干细胞和细胞外基质成分。不同侧孔直径的脂肪采集针所获取的脂肪颗粒大小和成分不同，可以满足不同的填充和治疗目的

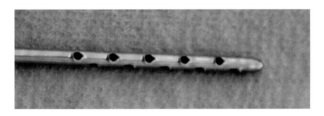

图 6-3　图示为比利时医生 Tonnard 所展示的脂肪采集针，针管直径 3 mm，带有多个侧孔，侧孔直径 1 mm，其管壁更薄，外翻的侧孔边缘更锐利，采集脂肪时效率更高，适合面部脂肪移植时进行脂肪颗粒采集时使用

二、手控注射器密闭脂肪采集系统

利用脂肪美容整形技术进行面部填充塑型时，由于所需要的脂肪量较少，但对采集的脂肪颗粒的质量要求很高，因此特别适合用注射器法进行脂肪抽吸获取[3]。临床实践证明，一个富有经验的医生在利用注射器抽吸获取脂肪的过程中，可以将抽吸负压控制在很低的水平，且注射器法方便灵活；但是，该方法经常需要将抽满的脂肪由注射器转移到其他容器之中，增加了手术的操作环节，也延长了脂肪与空气接触的时间。

为了克服单纯注射器法的不足，研究者们设计了手控注射器密闭脂肪采集系统，实现了注水、脂肪获取和漂洗等操作可以同时在一个密闭的系统中完成，在简化了手术操作环节的同时，也避免了脂肪与空气的接触（图 6-4 ~ 图 6-6）。

该装置主要由带有单向瓣膜的三通管、脂肪收集袋、注射器和连接导管组成。带有单向瓣膜的三通管（图 6-7）控制肿胀液和脂肪抽吸混合物的流动方向，使注水和脂肪抽吸能够连续进行。该机械装置无须特殊仪器设备，临床操作便利、省时，且整个过程在密闭系统中进行，很受临床医生欢迎。

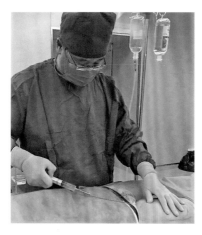
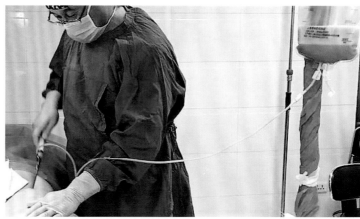

图 6-4　利用手控注射器密闭脂肪采集系统进行肿胀液注射和脂肪采集过程。左图为注射肿胀麻醉液实施肿胀麻醉，右图为利用该系统进行脂肪的采集获取

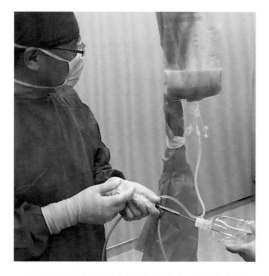

图 6-5　利用手控注射器密闭脂肪采集系统进行低温脂肪漂洗

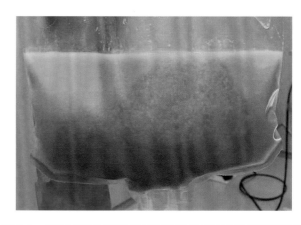

图 6-6　利用手控注射器密闭脂肪采集系统进行低温脂肪漂洗时的情况。可以看到弥散开的大小不一的金黄色脂肪颗粒，证实利用针管直径 3.0 mm、侧孔直径 2.0 mm 的多孔脂肪采集针获得的是脂肪颗粒组织

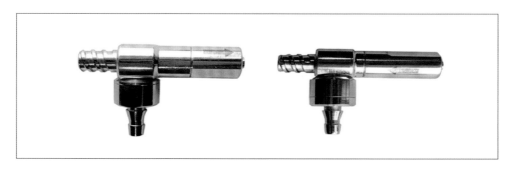

图 6-7　手控注射器密闭脂肪采集系统使用的带有单向瓣膜的三通管

手控注射器密闭脂肪采集系统是笔者在临床中最常使用的脂肪颗粒采集获取装置。笔者的经验是在进行脂肪抽吸采集前，向脂肪收集袋内注入一定体积 4 ℃左右的低温生理盐水，这样使抽吸获取的脂肪颗粒离体后即保持在低温状态，从而最大限度地保持脂肪细胞的活性。

三、水动力辅助脂肪获取设备

水动力辅助吸脂设备（图 6-8）的设计思想是利用高速扇形水流松解紧密排列在血管纤维结缔组织周围的脂肪组织，从而使脂肪颗粒或脂肪细胞能够通过较低的负压引力从体内分离抽吸出来，因此对皮下组织的损伤轻微，能够将脂肪抽吸过程中的出血量减少到最低程度，从而避免和减少传统的机械吸脂方法带来的相关并发症，缩短术后恢复期，保证手术安全，同时也能减少手术医生的体力消耗。该设备集肿胀液注射及脂肪抽吸于一体，使用方便，尤其是进行肿胀麻醉时，具有肿胀液注射均匀、注射效率高等优点[4]。

正是由于该设备具有保证脂肪细胞的完整性不受破坏的优势，因此特别适合用于脂肪移植时脂肪颗粒的采集，尤其是适合较大体积脂肪颗粒的采集获取。需要强调的是，在进行脂肪采集获取时，需要将注水档位调在 2 档以下，负压控制在 0.5 kPa 之内。该设备的另一个优势是提供了一套密闭的脂肪纯化装置，能够将抽吸得到的脂肪颗粒组织中的纤维成分过滤清除，让脂肪抽吸获取和纯化同时完成。脂肪颗粒获取完成后不需要再对脂肪颗粒进行处理，即可从收集罐里直接转移到注射器内进行注射移植，不仅缩短了脂肪组织在体外存留的时间，也大大节约了手术时间。

笔者从 2012 年即开始使用水动力辅助吸脂设备。经过多年的临床使用，笔者认为该设备是进行大量脂肪采集获取较为理想的方法，但存在一个问题，就是抽吸获取的脂肪组织经过机械加工后，无法将脂肪破碎后的有效成分提取出来，其原因目前尚没有找到。脂肪组织经过机械破碎处理后的成分，笔者称之为脂肪组织基质细胞及成分即 ASCC，关于 ASCC 的相关内容在本书的第 3 章和第 11 章中有详细叙述。

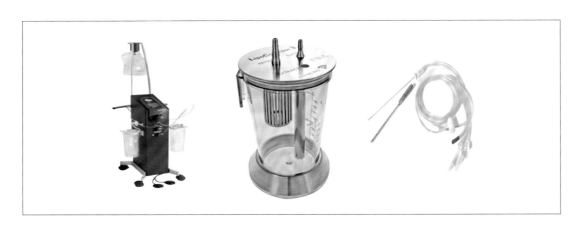

图 6-8　水动力辅助吸脂设备、脂肪收集纯化灌、注射吸脂针及连接管

四、传统负压脂肪获取装置

传统的负压吸脂法是利用电动负压吸引器来产生一定的负压，通过连接管连接脂肪抽吸针，来完成局部脂肪的抽吸减脂。其机制是用吸脂管侧孔往复运动中产生的剪切力和负压对周围组织的吸附作用去除皮下脂肪。该装置是最为经典的脂肪组织抽吸设备，系统包括真空泵、抽吸物储存瓶及其保护装置等[5]（图6-9）。

由于当初电动负压脂肪抽吸装置的设计目的主要是进行局部抽吸减脂，所以吸脂针的管径粗大，侧孔设计得也很大，产生的负压较高，不适合脂肪移植时脂肪颗粒的采集使用。但机械负压吸脂能节省医生操作体力，获取脂肪的效率高，在不具备水动力辅助吸脂设备的情况下，要获取大量脂肪用于移植时不失为一种有效的选择方法。但需要将通常吸脂条件下采用的近 1 kPa（760 mmHg）的负压调到 0.5 kPa（380 mmHg）以下，以免过高的负压对获取的脂肪组织产生较大的损伤，影响脂肪组织的生物活性，同时最后要使用上述笔者推荐的脂肪采集针。

传统的负压脂肪抽吸装置在一定条件下虽然能够满足临床上大量脂肪移植时脂肪颗粒的获取需要，但是由于存在设计上的不足，要满足严格无菌下的脂肪颗粒采集获取，存在消毒灭菌较困难、操作较繁琐、使用时较笨拙等缺点。

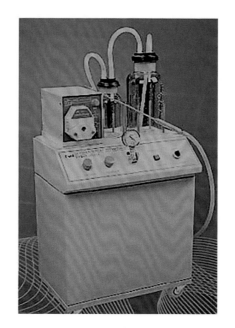

图 6-9　传统的电动负压脂肪抽吸装置

第 2 节　脂肪颗粒注射器械和装置

一、脂肪注射移植针

选择合适的脂肪注射移植针（简称注脂针）将脂肪颗粒注射移植到受区，是脂肪移植过程中十分关键的步骤。一般注脂针的选择遵循如下规律：① 注脂针的管径尺寸要与脂肪颗粒的大小相匹配，抽吸获取的脂肪颗粒越大，选择的注脂针管径也要随之增大，临床上经常使用的注脂针一般在 14～25 G（对应管径在 0.26～1.54 mm）。② 常规选择前端单孔注射针，因为单孔注射针易于控制脂肪注射的方向和注射位置。一般根据注射移植部位不同，主张每次推注脂肪量在 0.01～0.1 ml。③ 要求注脂针管内壁非常光滑，以减少对脂肪颗粒的损伤。另外，有些医生根据注射移植部位的不同，将注脂针设计成不同形状，针的前端也可以设计成圆钝型、扁

铲型和尖型等形状，前端开口的位置也可以设计在顶端等（图 6-10）。这些设计主要是方便临床使用和满足术者的个人操作习惯，至于注脂针前端的形状和开口位置对移植脂肪成活率的影响，目前还未见可靠的研究报道或文献发表。

二、注射器和注射器辅助推注装置

（一）注射器

随着自体脂肪移植的普及，单纯用注射器直接推注移植已经成为脂肪移植的常用方法。目前进行面部脂肪移植推荐使用 1 ml 注射器已经达成共识[6]。该方法具有器械获取容易、简单便捷、操作灵活等优点；其不足之处是初学者不易掌握推注力度，不能有效控制每个点脂肪的推注剂量。但笔者通过大量的临床实践体会到，使用 1 ml 注射器进

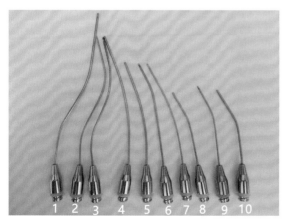
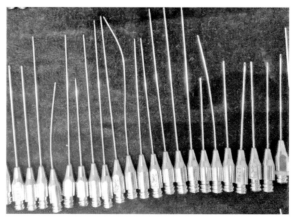

图 6-10　各种类型的注脂针。术者可以根据手术需要和个人操作习惯定制不同型号及类型的注脂针，但长度一般为 6～15 cm，管径一般在 0.5～2 mm，只是前端开口部位和针体形状有所不同

行面部脂肪注射移植是一种很实用的技术，经过一段时间的操作训练后，大多数医生都能够掌握。其基本要领是：用右手的示指和拇指夹持注射器针筒，中指起辅助作用，让注射器针芯的顶端顶住大鱼际肌，在注射器后退时，依靠大鱼际肌的力量进行推注（图6-11）。

（二）注射器辅助推注装置

为了更加精确地控制每个点脂肪的注射量，以便提高脂肪移植的成活率，世界各地的临床医生研究制作了各种注射器辅助推注装置，包括脂肪注射枪（图6-12）、螺纹推注装置、齿轮推注装置、气压推注装置和电动推注装置等，其最大优势是可以精准控制注射的脂肪量[7]，使初学者容易掌握和使用，有些推注装置甚至可以把每次的脂肪推注量精细到0.005 ml以下。

笔者认为，从理论上来讲，注射移植时每个点脂肪的注射量越少，其成活率越高，但将1 ml的脂肪分成200～300次进行注射，就显得有些困难。如果要注射移植100 ml左右的脂肪颗粒，按照这种微量的注射方法，临床上几乎是很难完成的。有鉴于此，笔者认为过分追求每次的注射剂量有时脱离了临床实际，从某种角度来看，这些注射器辅助推注装置的应用有时显得有些累赘，但在某些精细部位如眼睑的注射，还是值得推崇的。

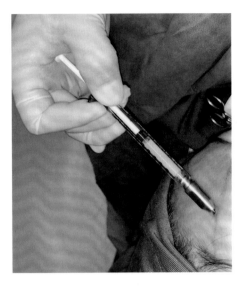

图6-11　面部脂肪颗粒移植的基本手法：用右手拇指及示指夹持注射器针筒，中指起辅助支持作用，让注射器针芯的顶端顶住拇指大鱼际处，注射时先将注脂针插入预定部位，拇指和示指夹持注射器退针，依靠大鱼际肌的力量，边退针、边注射。同时用左手示指放于术区注脂针前端，感知注射时脂肪颗粒推注进入组织的情况

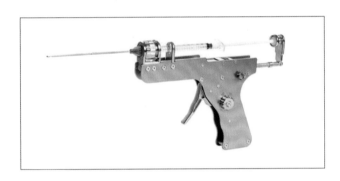

图6-12　脂肪注射枪

第3节　脂肪分离纯化设备

一、离心机

自从Coleman技术倡导用离心法分离纯化脂肪以来，离心机便走进了脂肪移植的手术室。离心机对液体混合物分离的机制是：在离心机产生的重力场作用下，混合液体中的物质成分因为密度的差异而发生彼此分离，密度比液体大的物质下沉在底部，密度比液体小的物质会上浮。物质颗粒在重力场中移动的速度与颗粒的大小、形态和密度有关，

并且又与重力场的强度及液体的黏度有关。

在抽吸的脂肪混合物中包含有甘油三酯、大小不一的脂肪颗粒、单个脂肪细胞、血液来源的细胞（主要是红细胞）、纤维结缔组织成分、非脂肪细胞及脂肪细胞间质中的其他成分等。由于这些成分之间存在的密度差异，在不同转速的离心条件下，它们就会在重力场作用下于离心管内形成不同的层次，从而得到分离。依据其密度、颗粒大小及形态，由上到下依次为：甘油三酯、大脂肪颗粒、中脂肪颗粒、小脂肪颗粒、单个脂肪细胞、纤维成分、破裂的细胞成分、肿胀液和最底层的红细胞及其他间质细胞等（图6-13）。这样就可以收集得到所需要的脂肪颗粒，从而将其他杂质成分去除掉。

此外，在重力场中，由于物质在介质中沉降时还伴随有扩散现象，扩散不受外力的影响，扩散与物质的质量呈反比，颗粒越小，扩散越严重；而沉降则需要受到外力的作用才能进行，沉降与物体的质量呈正比，颗粒越大，沉降越快。依据上述原理，获取的脂肪混合物中的脂肪细胞外间质

中的蛋白质及黏多糖等生物大分子，在溶液中通过扩散现象形成胶体或半胶体状态，一般的离心力条件很难将它们从液体中分离开来，由于颗粒越小，沉降越慢，而扩散现象则越严重，所以需要利用离心机产生强大的离心力，才能迫使这些生物大分子产生沉降运动而得到分离。而在进行脂肪颗粒离心时，由于离心转速较低，一般在1000~2000 r/m，在这样的重力场内，这些生物大分子是得不到分离的（图6-14）。

二、过滤装置

过滤是脂肪颗粒进行分离纯化的常用手段之一。过滤装置由过滤网和收集容器组成。过滤网有尼龙网、金属网等，可以根据临床需要进行不同网眼孔径的选择。一般网眼孔径的选择范围在0.5 mm以下（图6-15、图6-16）。使用过滤网过滤不仅能进行漂洗纯化脂肪、去除油脂和红细胞等杂质成分，还可以借助网眼的孔径来筛选不同大小的脂肪颗粒。收集容器可以选用金属或玻璃容器，如杯、缸及盆等。

三、吸附敷料

用敷料通过吸附作用去除抽吸的脂肪混合物中的水分及杂质来纯化脂肪颗粒，是脂肪纯化的另一种方式[8]。由于该方法只利用重力和敷料的虹吸作用来纯化脂肪，不对游离的脂肪颗粒进行过多的外界干预，因而避免了离心时离心力对脂肪组织的破坏作用，同时与过滤法相比，又能最大限度地保留脂肪组织中的细胞外基质细胞成分；不足之处是与外界空气接触的时间相对较长，且吸附程度有时不太容易把握。

目前常用的吸附敷料是用医用棉垫外面铺设多层纱布来构成（图6-17）。由于纱布的网眼孔径

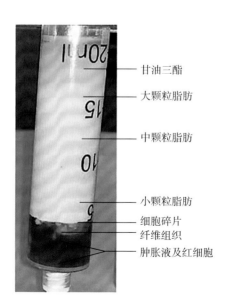

甘油三酯
大颗粒脂肪
中颗粒脂肪
小颗粒脂肪
细胞碎片
纤维组织
肿胀液及红细胞

图6-13　采集获取的脂肪混合物离心后分离情况（2000 r/m，3 min）

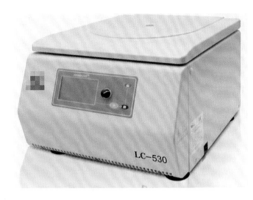
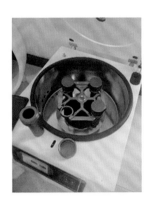

图 6-14　目前在临床上经常使用的离心机一般属于常速离心机，离心转速＜4000 r/m。由于要满足临床脂肪移植分离纯化的需要，这些离心机在设计上通过对其转子大小的改变形成不同的规格，可以同时满足 50 ml、20 ml 及 10 ml 注射器离心的需要

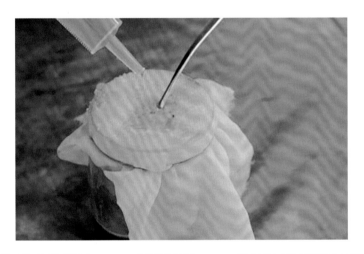

图 6-15　图示为比利时医生 Tonnard 用网眼孔径 0.5 mm 的尼龙网进行脂肪过滤漂洗的情况

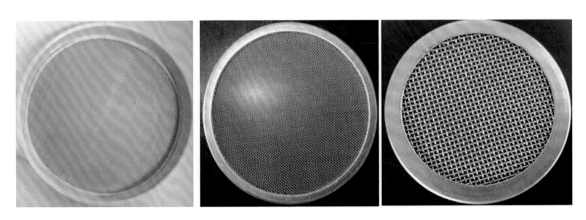

图 6-16　用于脂肪过滤漂洗的不同网眼孔径的金属网

（1～2 mm）太大，一些细小的脂肪颗粒和脂肪组织细胞外成分很容易黏附其表面或者透过网眼漏出而损失掉，因此导致过滤的脂肪损失量较大，且可能使许多有利于脂肪成活的活性成分丢失；另外，对于较瘦的患者，由于脂肪来源宝贵，也不太适合使用。

近来有国外学者报道，利用一种 Telfa 敷料进行脂肪分离纯化，取得了较好的临床效果[9]。Telfa 是一种非黏着性敷料，由内置的纱布垫和两面贴附有带微孔的薄膜组成，具有很好的吸附作用，同

时还有良好的通气性，敷料表面的薄膜有许多孔径＜10 μm 的细小网眼，脂肪颗粒及细胞成分不能透过，但水及红细胞等液态物质能透过薄膜的网眼被内置的棉垫所吸收。

笔者认为利用类似于 Telfa 敷料进行脂肪颗粒的分离纯化，是目前比较理想的脂肪纯化方法，因为该方法具有：①简便易行，耗时比较短；②分离纯化时对获取的脂肪颗粒损失小；③对获取的脂肪细胞无损伤，同时能够充分保留获得的脂肪组织细胞外基质细胞成分（图 6-18）。

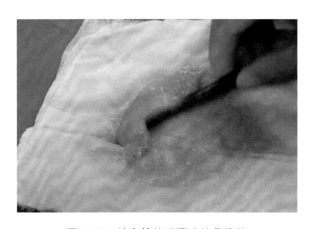

图 6-17　纱布棉垫吸附法纯化脂肪

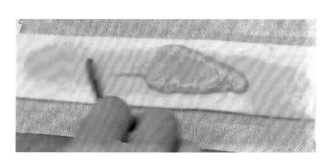

图 6-18　笔者利用类似于 Telfa 敷料的国产敷料进行脂肪颗粒的分离纯化

第 4 节　脂肪加工处理器械设备

一、机械破碎装置

成熟的白色脂肪细胞由于细胞质内含有"巨大"的脂滴，其直径可达 120 μm，可以说是人体内最大的体细胞，脂滴占据了脂肪细胞的绝大部分容积，被挤在一侧呈月牙形的细胞质和细胞核仅占

细胞整个容积的 1/40。正是由于这个特点，使得脂肪细胞在受到挤压和外力作用时，很容易破裂。基于上述脂肪细胞的结构特征，临床上可以利用机械力来破坏获取的脂肪颗粒组织中成熟的脂肪细胞。具体做法是：将抽吸获得的脂肪颗粒组织装入 10 ml 或 20 ml 注射器中，再通过带有一定孔径的连接头与另一个注射器衔接，然后快速往复推送

两个注射器，这样在液体剪切力的作用下，直径大的成熟脂肪细胞发生破裂，而脂肪组织内其他的细胞和细胞间质成分可以保留下来。

当然，随着剪切力的增大和作用时间的延长，脂肪组织内成熟脂肪细胞的破坏程度也会增加，可以推断，当这种破坏达到一定程度时，将会使一定体积内的脂肪组织中所有的成熟脂肪细胞被破坏殆尽，从而出现一个临界点，笔者称之为"脂肪基质成分临界点"，即达到该临界点时，单位体积内的脂肪组织中仅剩下脂肪组织细胞间质成分。已经有大量研究表明，剩下的脂肪组织细胞间质成分中含有丰富的脂肪源性干细胞，这也是物理法提取干细胞的主要机制。目前，有许多厂家设计出各式连接头，称之为"脂肪乳化器"。在这些"脂肪乳化器"的内部，有的设计成膜片状并带有不同数量的孔隙，还有的设计为不同数量的刀片状孔隙（图6-19）。

笔者在临床上经常使用输液用的三通管来进行脂肪颗粒的破碎加工处理。笔者认为单纯从破坏脂肪细胞的角度来看，输液用的三通管具有高效、省时和方便的特点；另外，三通管的内径较

粗，在快速推送过程中，脂肪细胞的破坏主要来自高速流动液体的剪切力，而使用那些孔径内部设计有数个微孔的"脂肪乳化器"，由于往复推送时阻力增大，会因为机械的挤压作用而导致脂肪组织中非脂肪细胞成分特别是干细胞的损伤。因此，笔者主张利用三通管进行脂肪颗粒的破碎加工处理（图6-20），特别是进行"纳米脂肪"的制备时，更有意义。

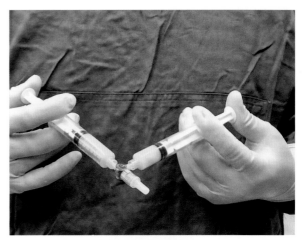

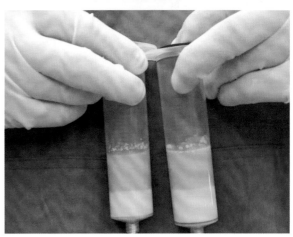

图6-20 笔者利用三通管进行脂肪颗粒的破碎加工处理（上图），可以根据临床需要选择推注次数，一般选择进行20~50次往复推注。下图显示的是进行20次往复推注后离心的情况，10 ml脂肪得到5 ml脂肪加工产物。笔者在临床应用时，对一定体积的脂肪颗粒进行不同次数的加工处理，可以得到不同体积的加工产物来满足临床的需要。利用10 ml注射器往复推注30次一般可以得到1~2 ml脂肪组织基质细胞及成分，即ASCC成分（有关内容见第3章和第11章）

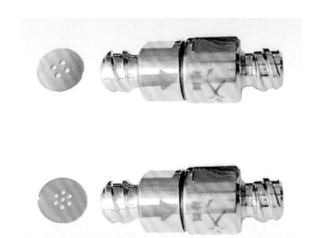

图6-19 对脂肪颗粒进行破碎加工处理的"脂肪乳化器"

利用三通管或"脂肪乳化器"进行脂肪颗粒破碎加工处理虽然具有经济方便的优势，但不同的操作者由于其推注力量和方法的不同，对取自同一个患者的相同体积的脂肪颗粒组织采用相同的推注乳化次数，得到的产物体积却不尽相同；即使是同样体积的脂肪颗粒组织由同一个操作者进行相同次数的乳化，前后两次所得到的产物量也不尽相同。因为人为的手动操作具有许多不确定性，很难进行规范和统一。近来，有些厂家设计了脂肪机械加工处理装置（图 6-21），推注次数和速度等参数可以在一定范围内设定，这样就使脂肪的机械加工处理过程和效果更具客观性并形成规范化，同时节省了医生的劳动强度，不失为脂肪颗粒加工处理的一种较好方法。但该装置在临床应用时，还存在一些问题需要去完善和解决。

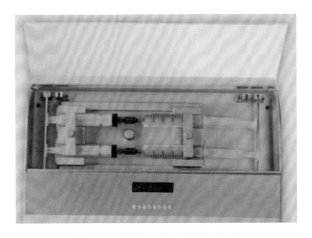

图 6-21　脂肪机械加工处理装置

二、转换器

转换器也称转换头，是两端带有螺纹的中空的金属或塑料连接管，用来连接螺纹注射器，以实现脂肪颗粒组织在不同规格注射器之间的转移交换，特别是方便由大容量注射器向 1 ml 注射器中的分装（图 6-22）。

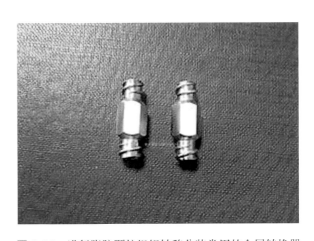

图 6-22　进行脂肪颗粒组织转移分装常用的金属转换器

三、内源性胶原制备装置

在脂肪颗粒抽吸获取的过程中，随脂肪颗粒一同获取的脂肪混合物内含有一定量的纤维条索。由于这些纤维在脂肪注射时易堵塞针管，一般都予以丢弃。这些纤维条索绝大部分是脂肪组织细胞外间质中的胶原纤维，对其进行加工处理使之成为内源性"胶原蛋白"，是一种很好的填充材料。

笔者在以往的临床实践中将这些纤维条索剪碎加工后，注入填充皱纹或局部凹陷，取得了不错的效果。但制备过程费时、费力，在人手紧张的情况下难以完成。近来笔者采用实验室高剪切均质乳化机可以在几分钟内加工完成，大大方便了临床使用（图 6-23、图 6-24）。

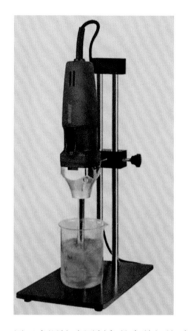

图 6-23　用于内源性胶原制备的高剪切均质乳化机

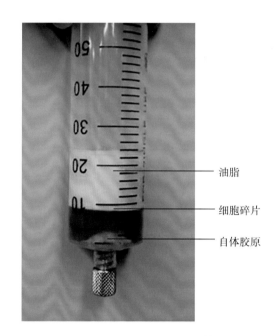

油脂

细胞碎片

自体胶原

图 6-24　经过剪切后获得的自体胶原

第 5 节　面部抽吸减脂器械和设备

面部暴露在外，是人们进行社会活动时身份形象识别的重要特征，因此，容貌的完整无损对于每个人来说都十分重要。另外，面部解剖结构复杂，分布有表情肌、腮腺及其导管以及重要的血管、神经等，这些解剖结构的损伤会严重影响容貌及五官功能。还有，在面部较小范围内分布着眼、鼻、口、耳等重要器官，它们的外形完整也影响着人的外貌和心理。鉴于面部具有上述诸多的特殊性，面部抽吸减脂对技术要求很高，许多适合于身体其他部位的抽吸减脂技术或仪器和设备，都无法在面部适用。以下阐述的是适合进行面部减脂塑型的常用器械和设备。

一、注射器减脂

注射器减脂塑型的原理简单，是在肿胀麻醉下，利用注射器针芯回抽所产生的真空负压来达到局部脂肪抽吸减脂的目的。其实质也是负压吸脂法的一种，只是注射器形成的负压较一般吸脂机产生的负压要小得多。研究显示，医用 20 ml 注射器完全回抽时，其负压为 61.3 ~ 62.7 kPa，远低于吸脂机的 101 kPa。由于注射器产生的负压低，对面部重要组织结构损伤轻微，所以特别适合面部小范围的减脂塑型。进行面部减脂塑型时，一般使用直径

1.5 ~ 2 mm 的单孔吸脂针，将注射器针芯回抽至针筒的中上 1/3 处，使减脂在低负压下精确进行（图 6-25）。笔者认为，注射器减脂具有方便灵活、损伤轻微和精确可控等优点，值得临床推广使用。

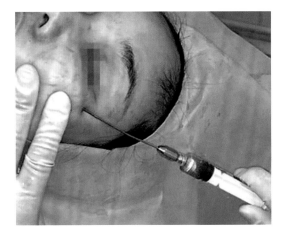

图 6-25　利用注射器进行面部减脂塑型的操作手法

二、激光溶脂设备

激光溶脂分为体外激光溶脂和体内激光溶脂两种方式，其中体内激光溶脂适用于面部溶脂减脂。其设备由激光发生器、光纤导出系统和治疗手柄等组成。面部激光溶脂所选用的激光为低能量激光，临床常见的激光有 HeNe（氦氖激光）、半导体激光和 1064 nm 波长的 Nd:YAG 激光。

体内激光溶脂的原理是通过激光的热效应选择性作用于脂肪细胞，导致脂肪细胞膜破裂液化[10]（图 6-26）。治疗时在皮肤做一小切口，插入激光光纤导管至需要溶脂的部位，通过手柄控制光纤导管前端激光的释放部位来进行溶脂塑型，完成后利用负压吸引装置将液化的脂肪抽吸出来。体内激光溶脂虽然具有术后肿胀较轻的优点，但操作治疗较为复杂，且需要的设备较为繁琐，灵活性及可控性较差。

三、侵入式射频溶脂设备

侵入式射频溶脂设备由主机和带有手柄的多种治疗手具组成。治疗手具可以根据治疗部位大小进行选择，一般面部设计有特殊治疗手具。其原理是治疗时将手具的内部电极置于皮下脂肪层内，外部电极置于相对应皮肤的上方，治疗时电流从内部电极流向外部电极，对想要治疗的靶组织进行选择性加热，在破坏脂肪细胞的同时使真皮纤维组织受热变性，实现在减少脂肪的同时达到皮肤紧致提升的目的（图 6-27）。治疗完成后，将液化的脂肪组织通过负压抽吸出来。但该设备较贵，操作复杂，进行面部局部减脂时没有注射器法灵活、可控性好。

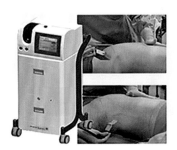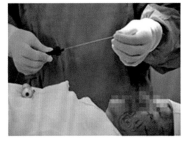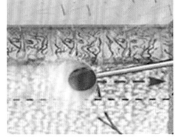

图 6-26　激光溶脂设备及原理示意图

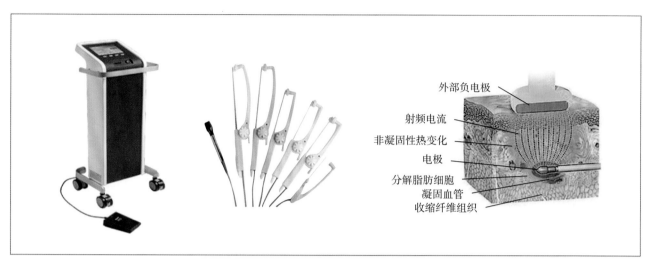

图 6-27　侵入式射频溶脂设备及原理示意图

外部负电极
射频电流
非凝固性热变化
电极
分解脂肪细胞
凝固血管
收缩纤维组织

第 6 节　脂肪实验室

　　利用手术刀等外科器械给患者治疗是外科治疗的基本手段。以往人们对临床外科领域的认知是外科医生在无影灯下进行手术的场景。然而，随着科技的进步，特别是声、光、电以及材料科学的发展，极大地推动了医疗技术的进步。这些技术的进步在美容整形外科领域体现得尤为明显，如各种声、光、电等辅助脂肪抽吸及减脂设备的应用就很好地证明了这一点，已经颠覆了人们以往对使用手术刀进行外科治疗的观念。

　　伴随脂肪抽吸技术而逐步发展起来的脂肪美容整形技术，不仅改变了美容整形外科传统的治疗方法和理念，而且更为突出的特征是，没有哪种外科技术像脂肪技术这样与基础科学联系得如此紧密，以至于外科技术与实验室的操作难以截然分开，从某种意义上说，这是技术应用与基础科学的完美结合，也是临床外科治疗的一个新的发展方向。因此，了解熟悉脂肪实验室的相关内容，对于提高脂肪美容整形技术的治疗效果是很有必要的。

　　一般脂肪实验室需要 $15 \sim 20 \ m^2$ 的房间，设有人员专用通道及更衣室。室内安装层流装置，墙面及地面铺设防火、防潮及防腐材料。室内温度和湿度可控，室内安装空气消毒机，并定期进行实验室空气培养。其主要设备介绍如下（图 6-28）。

一、脂肪低温储存设备

　　脂肪低温储存对临床应用具有非常重要的意

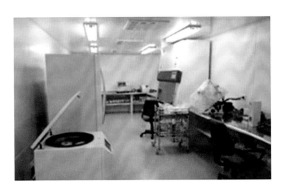
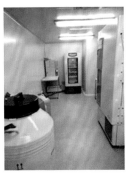
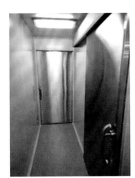

图 6-28　脂肪实验室主要房间结构和设备

义，目前用于脂肪低温储存的设备主要有深低温冰箱和液氮生物容器罐（图 6-29）。深低温冰箱可达到 -80 ℃以下，使用维护较为方便。氮在 -196 ℃时是无色、透明的液体，化学性质稳定，不易爆炸，无毒性，是目前广泛应用的安全廉价的低温储存液体；其缺点是容易挥发，需要定期补充。

目前进行低温储存的脂肪组织主要有三种形式：①抽吸的脂肪颗粒，一般认为深低温冰箱可储存时间为 6 个月左右，而液氮可达到长期储存；②脂肪源性干细胞，深低温冰箱可用于长期储存，而液氮几乎可以永久保存；③脂肪提取物 SVF 及 ASCC。

二、净化工作台（生物安全柜）

净化工作台（生物安全柜）主要用于脂肪组织和细胞的分离、纯化、转移、接种培养以及分装等操作，以避免受到外界空气污染（图 6-30）。

三、恒温水浴箱和恒温摇床

恒温水浴箱和恒温摇床主要用于 37 ℃恒温下冷冻组织细胞复苏，以及胶原酶 - Ⅰ进行脂肪组织孵育消化分离 SVF 成分。

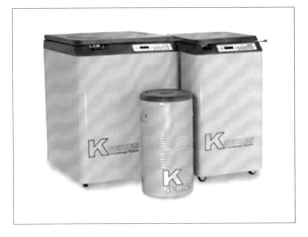

图 6-29　液氮生物容器罐

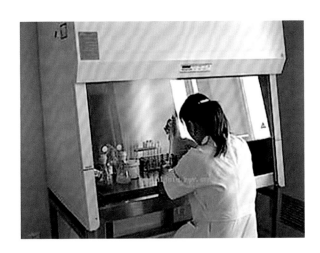

图 6-30　生物安全柜

四、离心机

离心机主要有低速冷冻离心机（图 6-31）、微量台式高速离心机和普通脂肪离心机。

五、荧光显微镜

荧光显微镜分为正置荧光显微镜和倒置荧光显微镜（图 6-32），主要用于脂肪组织细胞的组织学观测和拍照摄像。

六、程序降温仪

程序降温仪用于脂肪组织和细胞冷冻储存前

的程序降温（图 6-33）。

七、CO_2 细胞培养箱

CO_2 细胞培养箱主要用于脂肪源性干细胞的分离、培养（图 6-34）。

八、其他实验室设备

其他实验室设备还有电子分析天平、酶标仪、超纯水机及普通冰箱、空调等。

九、脂肪移植智能设备

脂肪移植是个系统工程，包括脂肪获取、纯

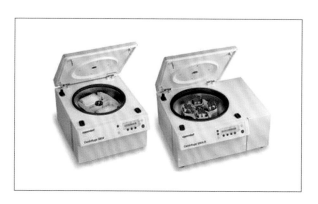

图 6-31　低速冷冻离心机

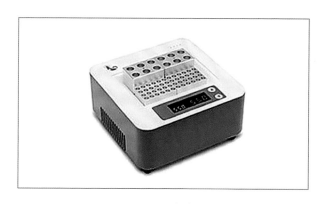

图 6-33　程序降温仪

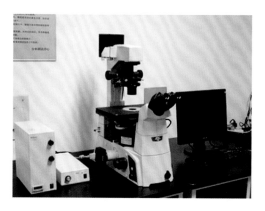

图 6-32　倒置荧光显微镜

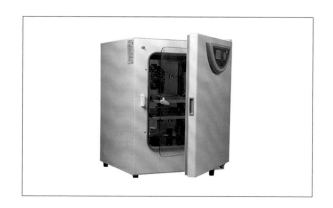

图 6-34　CO_2 细胞培养箱

化、加工、注射等诸多环节，这些环节有可能增加脂肪被污染的概率，同时脂肪移植的这些环节基本由人工操作完成，操作者的技术熟练程度及精神状态等都会影响到手术的效果及其稳定性。为此，国外有些厂家设计了智能集成的脂肪移植设备，笔者就其主要设备介绍如下。

1. CHA-station 自体脂肪源性干细胞分离机

该设备由韩国生产，主要由脂肪袋、离心机、震荡培养箱、细胞过滤器、细胞计数器及适配器等组成（图 6-35）。将脂肪干细胞提取过程的消化、离心、纯化都整合在一个封闭系统里，使临床获得脂肪源性干细胞及其应用更安全、精确和可靠。该机器一次最多可处理 200 ml 脂肪，机器屏幕直接显示干细胞的获取数量，整个提纯干细胞的时间约为 30 min。

2. Celution 800/CRS 自体脂肪移植机

该机器由美国生产，将脂肪的清洗、干细胞提纯、脂肪细胞优化等过程整合于一身。脂肪在机器内被专利的酶溶液消化提纯脂肪源性干细胞，

之后，这些干细胞按优化的比例被自动加入到已经无菌化处理的脂肪组织内，此时获得的即为富含脂肪源性干细胞的脂肪。该设备可以直接进行脂肪移植，一天可进行 3 例患者的脂肪移植手术，单次处理脂肪最大量可达 360 ml。其脂肪源性干细胞效率在（2.5～4.0）×10⁶/100 ml。该装置的另一项优势在于其具有定量注射装置，可量化注射脂肪的体积。一台典型的乳房重建手术需要的 250 ml 脂肪组织可在 2 h 左右注射移植完成。

参考文献

[1] Gonzalez AM, Lobocki C, Kelly CP, et al. An alternative method for harvest and processing fat grafts: an in vitro study of cell viability and survival. Plast Reconstr surg, 2007, 120(3):285-294.
[2] Zeltzer AA, Tonnard PL, Verpaele AM. Sharp-needle intradermal fat grafting(SNIF). Aesthet Surg J, 2012, 32(5):554-561.
[3] Fournier PF. 使用注射器的脂肪抽吸塑型术. 中华整形烧伤外科杂志, 1993, 9(2):88.
[4] 石成方, 杨蓉娅. 水动力辅助吸脂(WAL): 吸脂塑身技术的一次革新. 实用皮肤病学杂志, 2010, 3(3):191-192.
[5] 周兴亮. 脂肪抽吸术与肿胀技术. 中华整形外科杂志, 2004, 20(2):84-85.
[6] Coleman SR. Lipoinfiltration in the upper lip white roll. Aesth Surg, 1994, 14:231-234.
[7] Niamtu J. Fat transfer gun sued as a precision injection device for injectable soft tissue fillers. J Oral Maxillofac Surg, 2002, 60(7):838-839.
[8] 韩雪峰, 胡金天, 李发成. 棉垫纯化的脂肪颗粒在额颞部脂肪移植中的应用. 中国美容整形外科杂志, 2015, 26(1):32-33.
[9] Orlando Canizares, Jennifer E, Thomson B, et al. The Effect of processing technique on fat graft survival. Plast Reconst Surg, 2017, 140:933-943.
[10] Ic hikawa K, Miyasaka M, Tanaka R, et al. Histologic evaluation of the pulsed Nd:YAG laser for laser lipolysis. Lasers Surg Med, 2005, 36(1):43-46.

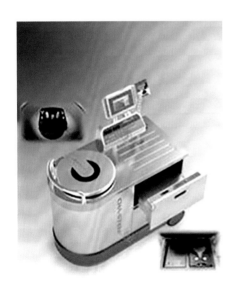

图 6-35　CHA-station 自体脂肪源性干细胞分离机

第 7 章

面部脂肪美容整形手术的临床基本原则、风险防范和麻醉选择

引言

美容整形手术基本都是锦上添花的手术，要保证手术治疗过程顺利平稳，达到患者预期的美学效果，需要在术前、术中和术后进行缜密安排。脂肪美容整形手术涉及脂肪的获取、纯化、加工处理以及移植等多个环节，其中任何一个环节出现问题，都会对手术效果产生影响，甚至导致手术失败。为了保证手术的成功，必须遵循脂肪美容整形手术的临床基本原则，同时还需要很好地把握患者的心理和美学需求；此外，选择适当的麻醉方式也是保证手术成功的重要条件。

本章以防范手术风险为出发点，首先阐述面部脂肪美容整形手术需要遵循的临床基本原则；其次强调术前整体评估对防范手术风险的重要意义；再次详细介绍脂肪外科技术在面部应用时可能出现的各种并发症和预防措施；接下来就脂肪外科技术在面部应用时麻醉方式的选择给出方案和建议；最后对面部手术治疗的术后管理进行必要的说明。

第 1 节 面部脂肪颗粒移植的临床基本原则

一、供区的选择

一般认为大腿、下腹部、大转子区及髂腰部区域的板状层脂肪是理想的供区，因为板状层脂肪属于静止性脂肪，一旦形成便不容易分解，只有在严重饥饿状态下才会降解。有关的理论研究也支持上述的观念，研究认为，腹部及大转子等部位的脂肪具有 α_2 受体，这里的脂肪具有抗脂肪分解的特性，对营养需求低，存活的可能性大[1]；还有研究认为，下腹部及大腿处的脂肪内含有的脂肪来源干细胞更加丰富，移植后有利于脂肪的存活[2]；有的学者通过测量脂肪组织中的成脂酶的活性，也证实臀部及大腿的脂肪具有更好的活性[3]；当然，也有许多学者认为，不同部位的脂肪对脂肪移植的成活没有太大的影响[4]。

笔者认为供区的选择一般要综合考虑，选择脂肪较多的部位可以同时改善供区的外观形态，同时又要兼顾术中的体位和操作的便利，而对于比较消瘦而缺乏脂肪的患者，需要进行多部位脂肪的采集获取。脂肪采集的供区选择一般应遵循以下顺序，即大腿内外侧→大转子区→下腹部→髂腰部→膝关节内侧→臀上部→上臂→上腹部→小腿→后背。面颈部和前臂一般不作为脂肪供区。

二、脂肪颗粒的采集获取

前述章节已有阐述，脂肪抽吸与脂肪的采集获取是完全不同的概念。前者的目的是去除脂肪组织，因此对脂肪抽吸物的成分、生物活性及脂肪组织的完整性几乎不予关注，强调的是安全、高效和省时省力，所以可以利用光、声、电及机械共振等辅助脂肪抽吸方法来达到去除脂肪的目的，显然有些方法获得的脂肪并不适合脂肪移植。而后者是为了利用脂肪组织进行临床治疗来达到美容整形的目的，在采集脂肪的过程中，更加强调脂肪组织的成分、活性和组织完整性，所以不能将两者混为一谈。

目前临床上在低负压条件下获取脂肪已经达成共识，一般主张抽吸时的负压应控制在 50 kPa 以下。研究显示当负压超过 50 kPa 时，随着负压的增加，对脂肪细胞的损伤越大[5]。笔者认为，脂肪的采集获取可以按照如下原则进行：①脂肪用量在 300 ml 左右时，可用 10 ~ 20 ml 注射器进行采集（注射器法采集脂肪的具体操作见有关章节）；②脂肪用量大于 400 ml 时，可用水动力辅助吸脂法或负压机械法，但需要将抽吸负压控制在 50 kPa 以下；③脂肪采集时动作轻柔，切记不要粗暴；④根据临床需要，可采用针管直径为 2.5 ~ 3 mm 的带有不同侧孔直径的脂肪采集针。

脂肪的采集获取最好在低温（4 ~ 8 ℃）条件下进行。有研究认为在室温条件下，游离的脂肪细胞存放 4 h 以上，大部分脂肪细胞会丧失活性[6]。另外，采集的脂肪应尽量减少在空气中的暴露时间，一则能减少被空气污染的机会，二则能避免脂肪细胞干燥脱水而影响细胞活性。

三、脂肪颗粒的加工处理

对采集后的脂肪颗粒进行适当的加工处理是现代脂肪移植的又一个显著特征，一般包括分离纯化、漂洗、筛选、乳化、机械加工处理及添加活性成分等[7]。分离纯化的主要目的是去除脂肪颗粒中的杂质成分，包括油脂、红细胞及肿胀液，主要方法有过滤、吸附和离心等。漂洗也是去除脂肪颗粒杂质的一种手段，经常与上述的分离纯化方法联合使用，能够达到提升纯化效果的目的。筛选是挑选不同大小脂肪颗粒的一种方法，以得到满足需要的脂肪颗粒供临床使用，可通过使用不同网眼直径的过滤网进行过滤；也可以将脂肪颗粒通过不同管径的针筒来进行筛选；梯度离心法也是进行脂肪颗粒筛选的一种手段，但没有过滤网过滤得到的脂肪颗粒更加均一。对获取的脂肪颗粒进行乳化是近几年来脂肪加工的常用手段，始于"纳米脂肪"的制备。根据临床使用目的的不同，可以选择不同的乳化次数，从而得到不同性质和成分的脂肪制备物，如笔者介绍的 ASCC 技术（见有关章节）。向获取的供移植的脂肪颗粒中添加有关成分以提高脂肪移植的成活率，已经普遍被临床采用，添加的成分有胰岛素、激素类药物、白蛋白、血小板制品、生长因子及干细胞等，其中血小板制品和脂肪源性干细胞是目前被广泛推崇的添加剂，基础研究和临床实验均有大量的文献报道，是目前脂肪移植最有前景的研究领域[8-9]。

四、脂肪颗粒注射移植方式

脂肪颗粒注射移植应该遵循的一般原则是：①多点、多隧道、多平面微量注射；②根据注射的部位和层次，每点注射剂量在 0.01 ~ 0.2 ml；③边退针、边注射；④笔者根据自身的临床经验认为还应该增加一条，即一个平面至少要选择 2 个以上进针点并采取交叉注射，而对于特殊部位，还可以采用垂直立体注射和定点注射等方法。

另外，根据注射移植的解剖层次和脂肪颗粒的大小不同，选择的注脂针管径一般在 0.21 ~ 1.55 mm，即选择 14 ~ 27 G 的针头。

五、脂肪颗粒移植的术后管理

自体脂肪颗粒移植术除了要遵循一般的外科原则外，妥善的制动固定和塑型是脂肪颗粒移植的一个不可忽视的环节。面部脂肪颗粒移植后的制动固定和塑型有下列意义：①限制局部的活动，尤其是颞部、口周等部位，固定有利于脂肪的成活；②妥善的固定有利于局部塑型，防止受压脂肪移位；③起到压迫止血的作用，防止术后水肿、血肿发生，预防皮肤淤青。固定时间一般为 5 ~ 7 天，限制活动 7 ~ 14 天。

第2节 面部抽吸减脂的临床基本原则

一、面部抽吸减脂的特殊性

面部减脂塑型和面部脂肪填充一样，也是面型重塑的重要手段，和普通的吸脂相比有很大的区别，其主要特点是：①面部的吸脂范围很小，有时只有 1 cm² 左右；②要求非常精细，是在面部做精雕细刻，不允许出现凹陷等畸形；③虽然是在局部进行的微塑型，但与面部整体型态要和谐相称。

二、面部抽吸减脂的一般原则

面部减脂时建议遵循下列原则：①可参照面部美学单位的划分进行术前设计；②术前详细标注吸脂的范围，防止因体位变化带来的不确定性；③合理预判要吸出的脂肪量和局部皮下脂肪预留的厚度；④注射肿胀液时，范围要精准；⑤用直径 1.5 mm 的单孔吸脂针精确吸脂；⑥手法要轻柔，在口腔周围吸脂时，可将左手示指置于口腔黏膜侧与大拇指形成夹捏状态，感受局部皮下脂肪的厚度和形态；⑦术后包扎压迫要确实，一般压迫塑型 10 ~ 14 天。

面部结构复杂，进行局部减脂塑型时，术者必须熟悉局部的解剖毗邻关系，防止损伤血管、神经及腮腺导管等重要解剖结构。

三、面部抽吸减脂的技术方法

面部减脂的方法主要有：

1. 注射器减脂法。通常在肿胀麻醉下，用 10 ~ 20 ml 注射器连接精密吸脂针，将吸脂针插入到预定部位后，靠注射针芯拉开一定距离后产生的负压进行抽脂。该方法的优点是，吸脂的同时可用左手示指和拇指抓捏局部来感知减脂的程度，具有准确可控的优点，是临床上常用的方法。

2. 激光溶脂法。该方法虽然减脂精细、准确，但术中左手不能同时抓捏感知减脂的程度和局部情况，可控性较差，操作较为复杂，且需要特殊仪器设备，成本较高，有局部烫伤的风险。

3. 侵入式射频法。俗称黄金微雕技术，该设备进行面部精细减脂时具有一定优势，能同时在一定程度上收紧皮肤，但仪器设备昂贵，操作医生需要经过专业技术培训。另外，该设备操作比较复杂，需要对解剖非常熟悉以避免损伤神经，术后恢复期较长。

4. 化学溶脂法。俗称溶脂针，该方法使用多年，由于注射药物后，局部溶脂效果难以控制，不建议在面部使用。

第 3 节　手术风险评估及防范

一、患者身体健康状况的评估

（一）一般病史的采集

通过病史采集，医生可以获得患者身体健康状况的第一手资料，进而全面评估患者对手术的耐受程度，以便对麻醉方式和手术方案进行合理安排及调整，达到规避手术风险的目的。病史采集一般按如下顺序进行：①重要器官系统病史的询问，包括有无严重的心脑血管疾病、糖尿病、高血压等；主要脏器如肝、肾、肺等是否存在器质性疾病和功能障碍；是否存在血液系统疾病。②是否患有传染性疾病及治疗情况。③了解患者的用药史、过敏史，目前是否用药及用药的持续时间，尤其注意近期是否使用过活血化瘀药物。④是否患有精神疾患或存在严重心理问题。对于患有精神心理疾病的患者，患者本人一般不会主动说出，医生要在交谈过程中通过察言观色予以及时发现。⑤女性患者要了解其月经史。

（二）常规查体及实验室检查

进行常规查体和实验室检查是对患者目前的身体状况进行评估的重要手段，也是对病史采集的重要补充和完善，可以更进一步地排除手术风险。一般包括以下主要内容：①对基本生命体征的检测，包括体温、脉搏、呼吸及血压，术前必须按规范要求进行准确检测并记录；②常规的术前实验室检查能客观反映出患者目前机体的内部状况，包括血常规、出凝血时间、血生化、肝肾功能及

心电图等；③根据患者身体的具体情况以及手术麻醉的特殊要求，必要时须进行其他实验室检查和物理检查，包括超声、X 线、CT 等。

（三）手术医生需要关注的几个特殊问题

通过一般的病史采集、查体和实验室检查，基本上可以排除因为患者身体原因而带来的手术风险。然而，由于美容整形手术的特殊性，加之现代社会的快速发展、生活压力的增加以及少数人思想观念的开放，手术医生必须对下列特殊患者群体加以认识和警觉：①对于体重低于 40 kg 的成年患者要谨慎手术，因为患者很有可能存在长期减肥等其他身体问题，低体重意味着营养不良，会增加全身麻醉和手术的风险；②对近期正在节食减肥的患者，特别是口服减肥药的患者，要引起注意；③有不良生活嗜好者，特别是有潜在毒品成瘾的患者是不会把真实情况告诉医生的，需要医护人员通过其牙齿、面色和进一步的交谈等发现端倪；④近期生活不规律、长时间熬夜、饮食不佳者；⑤工作压力过大、长时间得不到休息、精神负担过重的患者。

二、对脂肪供区和受区基本情况的要求

（一）对供区的要求

除按照前文所述的对脂肪供区的选择原则外，还要求脂肪供区及周围无感染灶，脂肪供区未注射过溶脂类药物；另外，一般要求供区皮下脂肪厚度＞1 cm，供区没有进行过反复脂肪抽吸。

根据笔者的经验，在供区皮肤没有松弛的情况下，皮下脂肪厚度在 1.5 cm 左右时，每 1% 体表面积可以获得 50 ml 左右的脂肪颗粒组织。

（二）对受区的要求

同样，对需要进行移植的术区及附近区域要求无感染病灶；对注射过透明质酸的部位行脂肪移植时，须提前 2 周进行溶解；对注射过不明填充剂的部位，须慎重进行脂肪移植；已经接受过聚丙烯酰胺注射的部位，禁止进行脂肪移植；另外，对进行过面部除皱手术、反复行注射美容的患者，也要谨慎进行脂肪移植。

三、患者的心理评估

从某种意义上可以说，医学美容其实是一种心理需求。因此，需要手术医生格外关注患者的心理状态，把握好患者的心理状况是一个美容整形手术医生应该具备的素质，否则容易陷入无休止的纠纷之中。笔者根据自身的临床经验，建议对患者心理状况的评估主要从以下方面着手：

1. 对手术期望值过高、吹毛求疵的患者，不予手术；

2. 对谨小慎微、反复无常的患者，不宜手术；

3. 对家属坚决反对的患者，一般不予手术；

4. 对心理准备不充分、思前顾后者，慎重手术；

5. 对审美有问题，不能正确理解面部美学规律的患者，不予手术；

6. 对心理偏激、不能正确理解手术过程的患者，不予手术；

7. 对没有礼貌、不尊重医生，不遵守医嘱，不配合手术者，不予手术；

8. 对术后恢复缺乏耐心、急于求成的患者，慎重手术；

9. 对进行本次手术的目的带有明显的功利色彩者，慎重手术。

四、面部的美学评估

利用脂肪技术进行面部手术时，术前对患者面部的美学评估也是十分重要的一个环节。从面部的整体轮廓、左右对称性到局部的形态，均要进行全面系统的评估，并拍照留存影像资料。同时将评估的结果向患者当面说明，以免术后产生不必要的麻烦，因为许多患者在术后都会对术前的情况出现认知偏差，淡忘甚至错记术前的情况。

（一）面部美学评估的要点

面部美学评估可从以下几个方面入手，按照由整体到局部、再到细节的顺序进行：

1. 着重对面部左右对称性的评估。许多患者平时并不太在意面部两侧的对称性，但做了手术以后就会把注意力都集中在术区。有些患者会整天对着镜子观察自己的面容，这时面部两侧的不对称性很容易被发现，从而来找医生询问甚至是抱怨。因此，笔者建议术前按面部美学单位对面部左右的对称性进行仔细观察，并和患者一起找出这些美学单位出现不对称的地方，特别注意额部、眉部、中面部、颊部这些美学单位及亚单位的对称性。

2. 对各个美学单位进行详细的局部评估，特别留意这些美学单位中存在的细节变化，如皱纹、沟壑、细小的凸起和凹陷等，并向患者说明。

3. 对颌面骨骼发育粗壮的男性化女性，告知其术后改善效果有限。

4. 对有半侧颜面萎缩症的患者，由于存在骨骼不对称现象，难以一次手术完全矫正。

5. 对颞部凹陷严重者，可能需要进行 2 次以上的填充塑型。

6. 对颧弓下、腮腺前方凹陷严重者，难以完全矫正。

7. 对由于皱眉肌、额肌、降眉肌及颏肌的异常收缩导致的局部凹凸不平，可以采用肉毒杆菌毒素注射治疗，脂肪移植达不到满意的治疗效果。

8. 对下面部咬肌及下颌角明显肥大的患者，利用局部减脂技术改善效果有限，需要配合肉毒杆菌毒素注射瘦脸，必要时需要行下颌角截骨术，才能达到比较理想的效果。

（二）医学摄影的重要意义

医学摄影是术前进行美学评估、术后进行手术效果评价十分重要的客观依据，尤其是利用脂肪技术进行面部三维的立体塑型时，由于这种三维立体结构的改变是难以用文字描述的，也很难用一般的方法测量，因此，做好术前和术后的摄影记录，不仅可以记录术前面部容貌的各种问题，还可以记录下手术的设计方案及术后的效果。

目前，术前和术后的对比照片仍然是手术前后患者面部各个细节发生改变的最具有说服力的客观依据。要完成高质量的医学摄影，获得能够反映出面部真实情况的照片，需要掌握好以下几个环节：①术前和术后的拍摄光源、相机参数、摄影距离和角度应该保持不变；②为了全方位记录患者的变化，要多角度、多方位进行拍摄，拍摄的角度一般需要包括正位、双侧位、双45° 斜位、俯位和仰位，一组共7张照片，必要时根据需要增拍动态表情位照片，如闭眼位、张口位及笑时位；③为了表现面部多部位的凹凸不平，特别是要表现衰老的特征，建议增加顶光源下进行拍摄，在顶光的照射下，能很好地利用光影效果真实地反映出面部的缺陷，因为每一处凸起会表现出高光亮点，而每一处凹陷会表现出低光阴影。

总之，利用脂肪美容整形技术进行面型重塑和治疗，是对面部三维立体的调整，有时这种变化是非常细微的，拍摄一组优秀的高质量的术前和术后照片，能够把手术效果充分展现出来，从而有效避免医患纠纷的产生（图 7-1 ~ 图 7-3 ）。

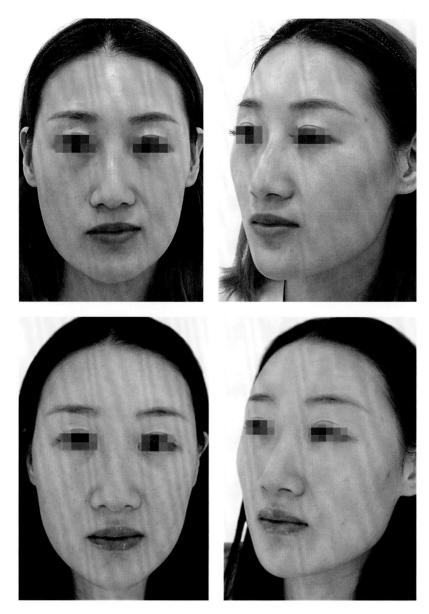

图 7-1　患者，女，28 岁，应用脂肪技术进行面型重塑后。上方为患者术前照片，下方为患者术后 7 个月照片。该患者术后 7 个月回访时抱怨手术后面部两侧不对称，颧弓下（颊部）凹陷，来院时情绪激动。术者将患者术前照片调出后，和患者一起评估术前情况：发现患者术前右侧面部较左侧明显增大，右侧颧骨、颧弓较左侧凸起明显，右侧口角下移，右侧颊部较左侧明显肥厚；术前整个颊部凹陷。术者与患者仔细评估术前和术后照片的对比效果后，患者欣然离院

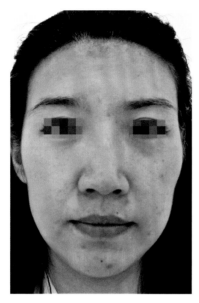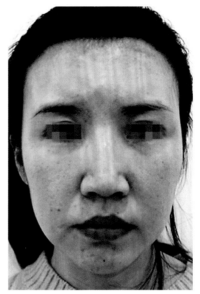

图 7-2　患者，女，26 岁，应用脂肪技术进行面部塑型后 4 个月。该患者术前额肌、皱眉肌异常收缩，导致额头和眉间出现凹凸不平现象。术前由于额头低平，摄影时该处为阴影区，所以视觉上不明显（左图）。但手术后，该处由原先的凹陷状态变得饱满凸起，摄影时该处呈现高光点，使得局部的凹凸不平表现得突出和明显（右图）。经用肉毒杆菌毒素注射额肌和皱眉肌后，异常收缩现象得到控制。可以看出，术前对患者面部的细节进行评估非常重要，特别要注意表情肌异常等现象。遇到此种情况，建议术前 14 天应用肉毒杆菌毒素注射治疗，并向患者说明情况，以避免产生纠纷

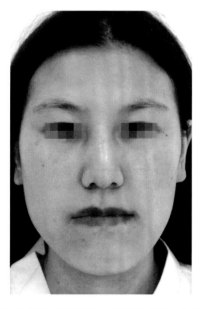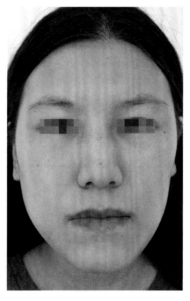

图 7-3　患者，女，25 岁。左图为术前照片，右图为术后 3 个半月照片。该患者颌面骨骼先天发育粗壮，术后虽有很大改善，如面型变得柔和、骨感及棱角明显减弱；上面部较窄、下面部较宽的情况得到明显改善；较窄的额头变得宽阔饱满；下颏明显缩小，且后缩的情况得到明显改观。但由于面部骨骼过度发育而呈现男性化，所以术后仍然难以达到理想要求

第4节　面部脂肪颗粒移植的并发症及预防

同其他任何外科手术一样，脂肪美容整形手术也不可避免会存在一些并发症[10]。除常规手术本身引起的渗出水肿、出血、血肿、淤青外，脂肪颗粒移植最常见的并发症为结节钙化、囊肿形成、凹凸不平，较为严重的并发症有血管或神经损伤、感染等，更严重的并发症还有非典型性分枝杆菌感染、脂肪误入血管引起的脂肪栓塞等[11]。正确认识并弄清这些并发症发生的原因，进而加以有效地预防，对施术者非常重要。

一、渗出水肿

渗出水肿是脂肪外科技术最为常见的术后并发症，水肿的程度与患者的个人体质直接相关，且个体差异非常大。一般的规律是：术后48 h渗出水肿达到高峰，第3天水肿开始消退，最为明显的表现是上睑水肿消退，眼裂能够轻松开启；术后7天淤青开始消退变黄，术后10~14天黄色消失，水肿进一步好转；3~4周水肿基本消退，但个别人肿胀期可延长5~6周以上（图7-4）。局部减脂部位水肿期可以延长2~3个月，甚至长达4~6个月之久。因此，必须让患者有充分的思想和心理准备。预防渗出水肿的措施有：①术中注意轻微操作，切忌动作粗暴；②对解剖层次熟记于心，避免损伤血管；③术后加压包扎，保持头高位置；④术后给予冰敷治疗。

有观点认为，术后的渗出水肿是创伤的正常炎症反应，有助于移植物的成活，因此不主张使用草木樨流浸液片（消脱止）及减轻炎症反应的激素类药物。

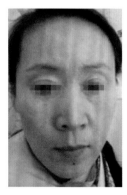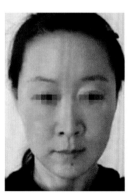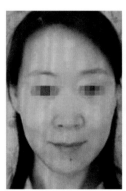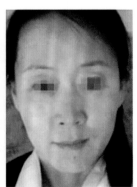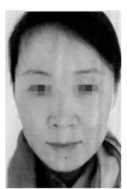

图7-4　面型重塑术后恢复演变过程。患者，女，43岁。从左到右的照片依次为术前、术后8天、术后36天、术后180天、术后1年

二、出血、血肿及淤青

出血、血肿及淤青也是较为常见的并发症，其严重程度也与患者体质有关。术前要排除患者凝血机制异常，检查血小板计数，有条件可以进行毛细血管脆性检查，以便更好地预判术后出血、淤青情况。手术操作要动作轻柔，防止血管损伤，术中如发现明显出血和血肿，应立即停止操作，用厚纱垫压迫出血部位 5～10 min，直到出血停止后再进行下步操作。眶周及颞部血管密集，解剖层次复杂，在这些区域操作时，要格外谨慎小心，做到解剖层次及血管走行心中有数。一般淤青多在术后 7～10 天消失，个别人会延长 2 周左右。

要防止大的血肿出现，因为血肿不但会降低移植脂肪的成活率，还会影响术中局部塑型和形态的观察，增加感染的机会。

三、囊肿和钙化

脂肪颗粒移植后，存活和再生的部分得以保留，未能与受区建立血液循环的部分因缺血缺氧而坏死。这些坏死的脂肪组织和脂肪细胞释放的油滴引起炎症细胞和巨噬细胞聚集，坏死的细胞和油滴开始被清除，这一清除过程持续约 9 个月。当坏死的脂肪组织细胞较少时，可以基本被清除殆尽；但当坏死的组织较多时，那些不能被巨噬细胞清除的坏死细胞和油滴逐渐被纤维包裹起来，形成囊肿和钙化，导致硬结形成，这是脂肪移植所特有的并发症，临床上最为常见，也是引起患者抱怨最多的问题。

囊肿主要是胶原纤维构成的囊壁包裹液化变性的脂肪，其囊壁厚度不一，伴有或不伴有钙化。钙化主要是由坏死的脂肪细胞释放出来的脂肪酸与人体组织中的钙离子结合形成钙皂，钙皂中的脂肪酸被磷酸根和碳酸根取代，形成磷酸钙和碳酸钙，最终无法被清除而沉积于组织当中。

在面部，钙化形成的硬结一般较小，约黄豆粒大小，直径很少超过 1 cm，常常出现在额部、颞部和上下眼睑区域，以泪沟处较为常见；而囊肿则经常出现在颊部，且范围较大，一般直径都在 1 cm 以上，有的如鸡蛋大小，甚至更大。分析其原因可能是，颊部特别是颊间隙内血运相对于面部其他部位较差，机体对该区域坏死液化的脂肪组织清除能力不足，从而导致较大的囊肿形成。囊肿和钙化的形成大都在脂肪移植的 6 个月以后发生。

为了减少囊肿和钙化引起的硬结形成，提高脂肪的成活率是关键。脂肪移植时要遵循多点、多隧道、多平面注射原则，每点注射量不超过 0.1 ml，在皮下注射时每点注射量要更少，在血运较差部位的超量注射要慎重。

对出现的钙化结节，如果很小，无不适症状，也不影响美观，可以不必处理。如果需要处理的，可以在结节内注射适量曲安奈德或少量透明质酸酶，一般可以消散；而对于较硬的结节，可以用 20 ml 注射器针头去掉尖端，插入结节内部，进行捣碎处理。对于较大囊肿的处理，需要进行 B 超检查，根据 B 超的提示，用较粗的针头将囊肿内液化的脂肪抽出，再注入适量曲安奈德，一般经过 1～3 次处理，可以取得较好的治疗效果。

四、局部凹凸不平和两侧不对称

局部凹凸不平经常发生在额区和上睑部位，多数由于脂肪坏死钙化引起，也可能与皱眉肌和额肌的过度收缩有关。此外，强调额区按美学亚单位均匀注射非常重要。对于术前评估时发现有表情肌过度收缩或异常收缩时，建议于手术前 2 周使用肉毒杆菌毒素注射控制局部相应表情肌的活动。

出现面部两侧不对称可能有以下因素：①患者术前就存在面部两侧不对称的情况，由于术前美学评估疏忽而未能发现；②在面部对称的美学单位注射移植时，注射量不一致；③早期两侧水肿程度不一样；④术后包扎时两侧受到的压力不一致；⑤后期由于囊肿钙化的形成导致；⑥两侧表情肌肌力不同；⑦存在面神经损伤或其他外伤导致。对于上述原因，要针对不同情况，采取相应的措施加以预防。

五、血管、神经损伤

在面部进行脂肪注射移植时，穿破血管多发生在用锐针进行穿刺开口或行阻滞麻醉时。当发现血管破裂出血后，即可用纱布予以有效按压5～10 min，当出血完全停止后，再进行下步操作。术前标记出局部血管走行，选择无血管区域进针，是最为有效的预防办法。颞区也是容易导致血管穿刺破裂的部位，尤其在皮下及颞浅筋膜内注射时，建议使用较粗的钝针进行操作，切记不要使用锐针或较细的钝针。另外，强调动作缓慢轻柔，对预防血管破裂出血也十分重要。

面部脂肪注射移植损伤神经的情况比较罕见，但在行面部吸脂，特别是颊部及下颌缘抽吸减脂时有可能损伤面神经，预防的关键是熟悉面神经走行的解剖层次，并切记不要粗暴操作。

六、感染

感染是脂肪移植的大敌，因为游离脂肪颗粒组织的抗感染能力很弱，一旦发生感染，所有的努力付出都会前功尽弃，还会产生医疗纠纷。因此，必须严格遵守手术过程中的无菌原则，所用的器械物品必须按规定彻底消毒灭菌。但所幸的是，临床上自体脂肪颗粒移植很少发生感染，这可能与面部血液循环丰富，其组织的抗感染能力较强有关，也可能是由于肿胀液具有一定的抑菌作用。笔者在近20年里亲自完成手术的患者中，至今没有出现感染的案例。尽管如此，也不可掉以轻心，强调手术过程的无菌原则还是非常重要的；另外，术后常规使用抗生素3～5天，以预防感染发生。

需要指出的是，虽然临床上进行自体脂肪移植很少发生感染[12]，但文献上已经有脂肪移植后并发严重感染危及生命的报道。另外，还应该警惕非典型分枝杆菌的感染[12]，这种特殊类型感染的临床表现以局部伤口经久不愈、豆腐渣样分泌物为特点；局部肿胀，但红、肿、热、痛等炎症表现不明显，临床治疗很棘手。进行自体脂肪移植时，如出现供区和术区手术切口长久不愈合，出现黄白色分泌物，即要警惕非典型分枝杆菌感染，及时请有关专科会诊，进行细菌培养以明确诊断，以免延误治疗。可以看出，严格的无菌条件和规范的手术操作对于保障手术安全至关重要。

七、过度吸收和过量注射

脂肪过度吸收的原因涉及脂肪采集、分离纯化、加工、注射以及受区的条件等诸多因素。当一个有经验的医生将脂肪移植的操作流程规范化以后，一般都能获得稳定的成活率或留存率。尽管如此，因为个体之间的差异，个别患者脂肪移植后发生过度吸收，移植的脂肪基本消失殆尽，其原因尚不清楚。有人认为可能与个体间脂肪组织中脂肪源性干细胞的数量差别有关，单位脂肪组织内干细胞含量越高，其成活率越高。对于这样的患者，可以进行二次移植，再次移植时可以采用CAL技术，或给予20%～40%的超量注射。关于超量注射多少的问题，笔者认为要根据各个美学单位和亚单位的解剖结构来决定，尽量进行多层次注射，同时要注意保持局部组织内部压力适当，以免组织间压力过高而出现大量脂肪组织坏死，导致并发症的发生。

局部过量注射后，可引起局部脂肪堆积，影响美学效果。这种情况在目前比较流行的"网红脸"打造中较为突出。为了追求上镜效果，对额头和两侧的"苹果肌"进行超量注射，导致呈现"寿星老"和"大饼脸"样外观（图 7-5）。对于这种情况，根据患者要求可以进行局部脂肪抽吸。对不愿意接受抽吸的患者，可以注射长效类固醇药物进行治疗，以期加以改善。

八、脂肪栓塞

脂肪栓塞是自体脂肪颗粒移植最为严重的并发症，可以引起患者突然失明、偏瘫，甚至休克死亡[13]。国外已经有十余例相关报道，国内有关脂肪移植导致死亡的报道也不止一例，因此必须引起施术者的足够重视，从对血管解剖走行的熟记于心，到各种防范措施的应用，再到医生操作的规范合理，每个环节都要严格把控，做到心中有数，从而防患于未然。

面部进行脂肪注射移植最易误入血管导致血管栓塞的部位主要是颞部和眶上区。两侧颞部是发生静脉栓塞的常见危险区，眶上区是发生动脉栓塞的常见危险区。以下从解剖学角度对这两处常见危险区发生脂肪栓塞的机制进行阐述。

（一）颞部静脉栓塞的发生机制

前述有关脂肪外科技术在面部应用的解剖学基础章节中已经叙述了颞部的解剖学特点。在颞区存在粗大的静脉网，最有代表性的知名静脉由浅入深分别有：颞浅静脉、颞中静脉和颞深静脉。颞浅静脉走行于颞浅筋膜内，紧靠皮下，颞中静脉处在颞深筋膜的浅深层之间的颞浅脂肪垫内，颞深静脉位于颞深筋膜深层下方的颞深脂肪垫中。这三条静脉管径较粗，且管壁薄弱，容易被锐针和较细的钝针刺破。尤其是颞中静脉管径粗大，又处在缺乏弹性的颞深筋膜浅层和深层之间，活动度很差，

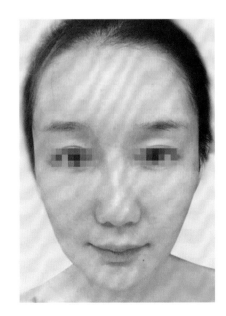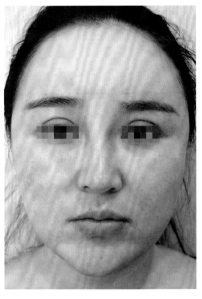

图 7-5　额头和两侧的"苹果肌"进行了超量注射，导致呈现"寿星老"和"大饼脸"样外观

如果术中动作粗暴，很容易被刺破。当脂肪颗粒被注入这些静脉中后，将会随静脉血流汇入上腔静脉，经右心房进入右心室，再随着右心室的收缩被高压挤送到肺动脉，高速的肺动脉血流将其冲向肺动脉的各级分支，直到这些小的脂肪颗粒嵌顿而无法前行为止。这样，被堵住的细小动脉远端就会发生急性缺血缺氧，导致该血管供应的肺泡无法进行有效的气体交换。如果误入血管的脂肪颗粒较少，被栓塞的肺细小动脉有限，肺通过代偿调节，则不会产生危及生命的并发症；但是如果误入的脂肪颗粒达到一定数量，肺动脉的细小分支被大量堵塞，就会导致广泛的肺栓塞而危及生命。一旦发生肺栓塞，患者表现为极度呼吸困难，血氧饱和度持续下降，普通流量吸氧难以纠正，应立刻就近送往有条件的大医院进行紧急治疗。

（二）眶上区动脉栓塞的发生机制

眶上区分布的血管有眶上动脉、滑车上动脉、鼻背动脉等眼动脉的分支。如果脂肪颗粒误入上述动脉内，脂肪颗粒在推挤压力的作用下，会逆血液流动方向朝向近心端移动。当推注的压力小，注入的脂肪量又少时，脂肪颗粒向近心端流动距离较短，如果未超越其他动脉分支起始处，推注结束后，进入该血管内的脂肪颗粒将随血流流向该动脉供血区的远端。由于这些动脉大多数为皮动脉，且面部各个皮动脉之间有广泛的交通支，虽然该区域供血的一些细小动脉被栓塞，但栓塞区域的皮肤供血可以得到周围的血供代偿，因此，一般不会引起皮肤缺血坏死。但当推注的力量大，注入的脂肪量较多时，脂肪颗粒向近心端逆向流动的距离就会增长，当越过其他动脉分支起始部位时，如视网膜中央动脉在眼动脉的分支起始处，在推注结束后，这些逆向流入的脂肪颗粒就会随着动脉血流流向其供血范围，栓塞住与之直径大小相应的细小动脉分支。由于视网膜中央动脉为终末动脉，

没有周围血管可以代偿，因此就导致了视网膜缺血坏死，临床表现为患者视力消失。如果更大量的脂肪颗粒被推注到血管内，就会逆向流入颈内动脉，其结果是导致颈内动脉的几个或更多血管分支被堵塞，出现卒中偏瘫等症状，甚至发生生命危险（图7-6）。由于栓子是脂肪颗粒，无法进行溶栓治疗，其后果严重。

一旦脂肪颗粒被推注到血管内，导致动脉或静脉栓塞，由于目前缺乏有效的治疗手段，会给患者造成难以弥补的后果。因此，强调术前和术中采取有效的预防措施就显得尤为重要。以下是避免脂肪栓塞的常用方法：

1. 熟悉面部血管解剖。要对面部的动、静脉走行熟记于心，尤其要掌握各个主要分支血管的走行和分布层次。

2. 进行脂肪颗粒注射移植前，在该部位供血的主要血管起始处注射含有一定量肾上腺素的1%利多卡因溶液，既可以起到阻滞麻醉作用，又可以达到收缩血管的目的。

3. 使用钝针退行注射。在血管分布区要用较粗的钝针，注射时采用边后退、边注射的方式进行，且每次推注量要小于0.2 ml。注射时手法要轻柔，切忌粗暴操作。

4. 采用触摸式注射。在高风险区域注射时，利用左手示指指腹触摸注射部位皮肤，当右手每次推注脂肪时，左手示指指腹都会触及到膨胀感，这种触摸式注射方法能有效规避误入血管内的风险。有学者认为，有一定经验的整形外科医生在面部注射0.01 ml的脂肪颗粒时，就可以感知到这种膨胀感。

综上所述，笔者认为，开展面部脂肪注射移植的医生必须严肃认真，动作轻柔，在熟悉解剖的基础上，经过一段时间的训练，积累足够的经验后，方可进行此类手术。

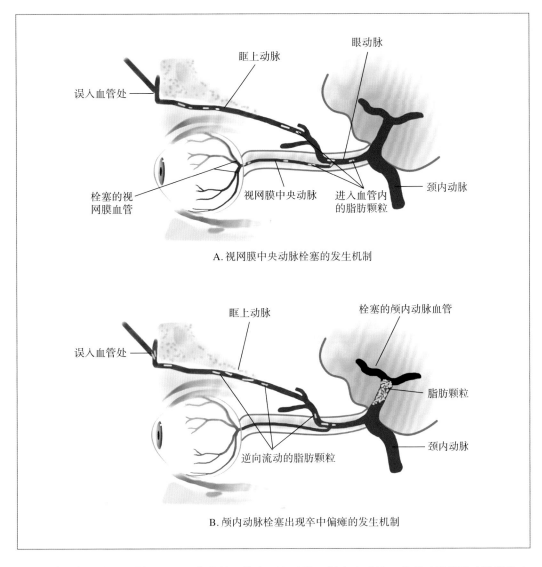

A. 视网膜中央动脉栓塞的发生机制

B. 颅内动脉栓塞出现卒中偏瘫的发生机制

图 7-6　眶上区动脉栓塞的发生机制。眶上区分布的血管有眶上动脉、滑车上动脉、鼻背动脉等眼动脉的分支。如果脂肪颗粒误入上述动脉内，当推注的力量大，注入的脂肪量较多时，脂肪颗粒向近心端逆向流动的距离就会增长，当越过视网膜中央动脉在眼动脉的分支起始处，在推注结束后，这些逆向流入的脂肪颗粒就会随着动脉血流流向其供血范围，栓塞住视网膜中央动脉。由于视网膜中央动脉为终末动脉，没有周围血管可以代偿，因此就导致了视网膜缺血坏死，临床表现为患者视力消失（见上图 A）。如果更大量的脂肪颗粒被推注到血管内，就会逆向流入颈内动脉，其结果是导致颈内动脉的几个或更多血管分支被堵塞，出现卒中偏瘫等症状，甚至发生生命危险（见下图 B）

第 5 节 面部抽吸减脂的并发症及预防

面部减脂塑型时存在和其他吸脂手术类似的并发症，如局部凹凸不平、血肿、血清肿、硬结及血管或神经的损伤等，其预防措施基本与普通吸脂手术相同或相似，这里不再赘述。但需要强调的是，在进行面部减脂时，要特别注意防范面神经的损伤，尤其在下颌缘、颊部及颧弓等部位，要熟悉面神经的解剖走行和分布层次，动作轻柔，切忌粗暴。用黄金微雕这类侵入式射频溶脂设备进行减脂塑型时，更要格外小心面神经的热损伤。在进行颈部减脂塑型时要警惕颈外静脉和颈中央静脉的体表位置，不要损伤这两条比较粗大的静脉，它们被穿破后出血较多，且有引起脂肪栓塞的风险。此外，进行射频溶脂时，要经常移动光纤、更换部位，与表皮保持一定距离，防止在某一部位过久停留而造成皮肤烫伤。

进行面部减脂后实施稳妥的压迫塑型非常重要，一来可以预防和减轻出血、水肿及淤青等的发生；二来还可以加快术后的恢复过程，并保证手术效果；同时也能减轻疼痛及局部不适感。一般需要适当压迫塑型 2 ~ 3 周。

第 6 节 麻醉方式的选择

利用脂肪外科技术进行面型重塑是一个艺术创作过程，需要安静、舒适的手术环境。手术医生能否在一个宽松的氛围中进行操作，在很大程度上取决于术中患者的状态，而术中既能让患者保持无痛安静，又能在手术需要时做到清醒和适度配合，都与麻醉方式的选择密切相关。

在进行全颜面手术时，需要上千次的精雕细琢，手术时间需要 3 ~ 4 h。因此，选择合适的麻醉方式非常重要，不仅关系到手术的顺利实施，甚至影响到手术的最终效果。笔者进行该类手术时，经常选择静脉复合麻醉 + 局部神经阻滞麻醉相结合的麻醉方式，该麻醉方式能很好地契合面型重塑的手术特点，适合该手术过程。

一、选择麻醉方式的考虑因素

1. 面型重塑的手术过程特点

一般进行全面部重塑的时间大约需要 3 h，手术过程包括个 5 个阶段。第一阶段为手术准备阶段，包括全麻的准备工作、患者体位的摆放、供区的消毒铺巾等，约需要 20 min；第二阶段进行脂肪的采集获取，大约需要 30 min；第三阶段对获取的脂肪颗粒进行分离纯化、筛选及加工处理，并进行各成分的混合和分装，该过程需要约 40 min；第四阶段为面部塑型阶段，包括各个美学单位及亚单位的形态塑造，需要 40 ~ 60 min；

第五阶段是术后包扎固定，耗时约 15 min。在这 5 个阶段中，第一和第二阶段要求患者处于有效的麻醉镇痛状态，而第三阶段则不需要实施静脉麻醉，第四阶段的不同时期有时需要患者保持短暂清醒，以便观察手术效果，到第五阶段需要患者处于完全清醒状态，配合术后的包扎固定。

2．关于气管插管的考虑

利用脂肪外科技术进行全面部重塑时，需要对面部各个美学单位及其亚单位进行塑型调整，在使用气管插管的情况下，患者处于张口状态，且需要用胶带粘贴两侧面颊部固定牙垫，加上气管插管掩盖住了下颌区域，这些因素都严重影响了对面部曲线和形态的观察，干扰手术操作和塑型。因此，进行这类手术时，一般情况下不建议进行气管插管。

3．术区肿胀液的使用问题

进行脂肪注射移植时，在受区进行预肿胀麻醉的理由是：在术区进行适当的肿胀麻醉，可以起到减轻手术疼痛的作用，但最为重要的考虑是能够有效收缩血管，对于防止脂肪颗粒误入到血管内具有很重要的意义。但是，术区在肿胀麻醉下进行塑型难度很大，不仅无法判断脂肪的填充量，而且不能对形态雕塑进行准确的把握。因此，笔者也不建议术区使用肿胀液或局部浸润麻醉。当然，如果是进行局部超量注射，进行肿胀麻醉后，局部组织间隙增宽能使注射的脂肪颗粒更加均匀。如果术者本人根据自己的临床经验能够在肿胀麻醉下有效掌握注射剂量并进行形态塑造，笔者认为也未尝不可。

二、面部感觉神经的分布及其阻滞方法

面部不同区域的感觉均由来自三叉神经的各个分支所支配（图 7-7）。在这些神经分支中，选

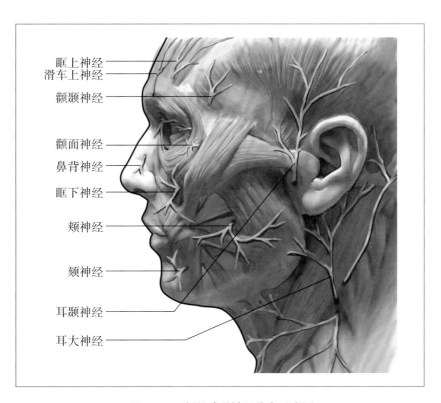

眶上神经
滑车上神经
颧颞神经

颧面神经
鼻背神经
眶下神经
颊神经
颏神经
耳颞神经
耳大神经

图 7-7　面部的感觉神经分布示意图

择其中的眶上神经、滑车上神经、鼻背神经、眶下神经、颧面神经、颧颞神经、颏神经及颊神经这8条感觉神经进行阻滞麻醉，即可基本满足全面部镇痛的需求。必要时，也可以对耳颞神经和耳大神经进行阻滞麻醉。各感觉神经的阻滞方法如下：

1. 眶上神经（眶上神经束）阻滞：于眶上缘眉中间点附近用左手示指扪及眶上切迹或眶上孔，右手持注射器用6号针头垂直刺入到达骨膜后，回抽无血液流出，即可注入1%利多卡因1~2 ml，退针后压迫进针点3~5 min。

2. 滑车上神经阻滞：在鼻根部与眉弓交汇点，用6号针头刺入到达骨面，稍微后退针头，回抽无血液流出，注入1%利多卡因1~2 ml，退针后压迫进针点3~5 min。

3. 眶下神经阻滞：左手示指置于眶下缘，稍用力扪及眶下孔位置，术者右手持注射器，从鼻翼旁向后外上方进针，于眶下缘下方处刺及骨面，滑动针头即可进入眶下孔，回抽无血，缓慢注入1%利多卡因1~2 ml。

4. 鼻背神经阻滞：鼻背神经是筛前神经的鼻外支，其穿出点位于鼻骨与侧鼻软骨交界处。左手示指扪及鼻骨下端凹陷处，距离鼻骨中线外6~10 mm处注入1%利多卡因0.5~1 ml。

5. 颏神经阻滞：颏孔通常位于下颌第二前磨牙根下方，下颌体上、下缘连线的中点，距正中线约2.5 cm处。此孔呈卵圆形，开口多向后、上、外方，孔内有颏神经、血管通过。麻醉时牵开上唇，找到第二前磨牙根部进针直到骨面，回抽无血后，注入1%利多卡因1~2 ml。

6. 颧颞神经阻滞：颧颞神经经眶侧壁颧颞孔穿出后，走向颞窝前部至颞浅筋膜浅面，其穿出点位于颧弓上方2 cm颞肌前缘处。于该点垂直进针约0.5 cm，推注1%利多卡因1~2 ml。

7. 颧面神经阻滞：找到眶下、外侧壁交界处，于该点外侧1.5 cm处垂直进针达骨面，推注1%利多卡因1~2 ml。

8. 颊神经阻滞：颊神经是下颌神经的一个分支，由翼外肌穿出后，延颊肌外侧面前行，分布于颊部的皮肤和黏膜。对该神经行阻滞麻醉时，由于其解剖复杂且位置较深，不易掌握。可采取如下的方法进行麻醉，用长针头于口角处进针，沿着皮下层向咬肌前缘方向走行，在皮下及颊肌内注射1%利多卡因2~3 ml进行浸润，即可以阻滞颊神经。

9. 耳颞神经阻滞：耳颞神经标志点在耳屏上方2 cm处，与颞浅动脉伴行。麻醉时用左手示指扪及搏动的颞浅动脉，于其后方进针到颞深筋膜表面，注射1%利多卡因1~2 ml。其麻醉范围为耳屏前区、颧弓后及颞部发迹后。

10. 耳大神经阻滞：将患者头偏向一侧，可以清楚看到隆起的胸锁乳突肌，用左手在胸锁乳突肌中线处找到其后缘，于该处在肌肉的筋膜表面推注1%利多卡因2~3 ml。

三、静脉复合麻醉结合局部神经阻滞麻醉的应用方法

具体做法是：在静脉复合麻醉生效后，迅速于脂肪供区进行肿胀麻醉，10~15 min后即可进行脂肪采集，这期间可以减少全麻药物的使用量或停止使用；脂肪采集完成后，根据手术要求进行脂肪分离纯化、筛选及加工处理，并完成注射脂肪颗粒的分装，在这过程中无须进行全麻用药，患者可以保持清醒状态，该过程需要40~60 min；上述过程完成后，进入面部塑型阶段时，再开始静脉用药，待静脉全麻生效、手术开始前，分别用1~2 ml含有适量肾上腺素的1%利多卡因，对眶上神经、滑车上神经、鼻背神经、眶下神经、颧面神经、颧颞神经、颏神经及颊神经进行阻滞

麻醉。必要时可以追加实施滑车下神经、耳颞神经及耳大神经的阻滞麻醉，也可以分别进行上面部、中面部和下面部的阻滞麻醉。通过对上述感觉神经的阻滞麻醉，不仅可以减少术中全麻用药的剂量，保证患者的手术安全，而且由于肾上腺素的缩血管作用，也能起到预防脂肪颗粒误入血管的作用；另外，由于全麻用药量减少，在进行面部填充塑型时，可以让患者处于清醒状态，做出需要的体位和表情，以评估即刻手术效果并进行适当的调整和修正。

第 7 节　手术后的管理

利用脂肪外科技术进行面型重塑或局部塑型时，术后管理也是不容忽视的重要环节，需要患者积极配合才能获得理想的手术效果。因此，将脂肪移植和局部减脂术后的一些注意事项及一般恢复过程告知患者，能取得患者的主动配合，从而保证手术的顺利恢复。

脂肪颗粒移植术后 3 ~ 4 天，脂肪细胞与受区部位尚未建立血运联系，靠组织液供养，需要 5 ~ 7 天后方能和术区建立稳定的血管通道，使移植的脂肪细胞得到营养供给而成活，成活的脂肪细胞需要 30 ~ 45 天才能趋于稳定状态。为了提高移植脂肪细胞的成活率，保证手术效果，一般需要向患者交代如下术后注意事项，争取患者配合做到：

1. 术后 5 ~ 7 天内尽量不做面部表情活动，少说话，尽量减少咀嚼活动，保持安静制动状态，平时保持头高位，避免低头过久。

2. 术后面部术区用于塑型固定的特殊胶带不得擅自拆除，一般由手术医生在术后 5 天给予揭下去除（图 7-8）。

3. 术后 30 天内，受区部位不得进行按摩挤压，不能进行热敷等物理治疗。

4. 面部术区 5 天内禁止沾水，5 天后拆除外固定后，可以用清水洗脸，但不要搓擦按压。术后 14 内禁止化妆。

5. 脂肪抽吸供区、吸脂进针孔拆线时间：腹部术后 8 ~ 10 天，躯干四肢术后 10 ~ 12 天。拆线前不得洗澡沾水，供区须穿戴适合的弹力紧身衣 1 ~ 3 个月。

6. 术后常规使用抗生素 3 ~ 5 天以预防感染。

7. 饮食以清淡半流食、高蛋白质为主，忌食辛辣油腻食物。

8. 患者术后要调整好心态，营造一个安心、清静、舒适的修养环境，耐心等待度过手术恢复期。根据患者自身体质状态，术后恢复期一般在 10 ~ 20 天。

9. 术后 90 天内，术区禁止使用其他填充剂注射填充。

10. 由于患者的年龄、身体状况及面部的具体情况不同，采用的手术治疗方式不同，所以术后临床恢复的时间差别很大。简单的局部塑型一般 1 周左右即可恢复，全面部塑型需要 2 周左右，面部年轻化尤其是皱纹祛除恢复时间需要 3 ~ 4 周。

11. 手术后美学效果出现的时间一般为：1 个月以后开始出现，3 个月美学效果基本体现，美学效果完全出现一般至少要 6 个月以上，有些患者可能还会更长。

12. 手术后 2 周、1 个月、3 个月、6 个月定期随诊。

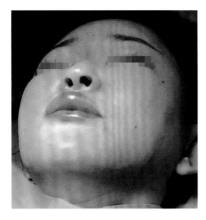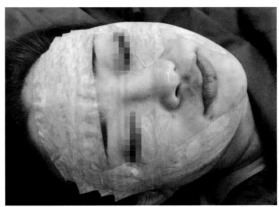

图 7-8　全面部塑型后即刻和术后塑型固定

参考文献

[1] Melvin A. Shiffman著. 自体脂肪移植. 孙家明译. 北京: 人民卫生出版社, 2012:10.

[2] Lin LX, Huang Y, Qang YT, et a1. Comparison of biological characteristics of dipose-derived stem cells from different parts. Chin J Tissue Engineer Res, 2013, 17(27):4992-4997.

[3] Hudson DA, Lambert EV, Blech CE. Site selection for fat autotransplantation: some observations. Aesth Plast Stag, 1990, 14(4):195-197.

[4] Li K, Gao J, Zhang Z, et a1. Selection of donor site for fat grafting and cell isolation. Aesth Plast Surg, 2013, 37(1):153-158.

[5] 张新合, 高建华, 郭东来.取脂方法及吸脂压力对脂肪细胞损伤程度的实验研究.中华医学美学美容杂志, 2001, 7(5):254-257.

[6] Erdim M, Tezel E, Numanoglu A, et al. The effects of the size of liposuction cannula on adipocyte survival and the optimum temperature for fat graft storage: an experimental study. J Plast Reconstr Aesthet Surg, 2009, 62(9):1210-1214.

[7] Rose JG Jr, Lucarelli MJ, Lemke BN, et al. Histologic comparison of autologous fat processing methods. Ophthal Plast Reconstr Surg, 2006, 22(3):195-200.

[8] Cervelli V, Palla L, Paseali M, et a1. Autologous platelet-rich plasma mixed with purified fat graft in aesthetic plastic surgery. Aesth Plast Surg, 2009, 33(5):716-721.

[9] Yoshimura k, Sato K, Aoi N, et al. Cell-assisted lipotransfer(CAL) for cosmetic breast augmentation: supportive use of adipose-derive stem/stromal cells. Aesth Plast Surg, 2011, 32(1):48-55.

[10] Maillard GF. Liponecrotic cyst after augmentation mammaplasty with fat injections. Aesth Plast Surg, 1994, 18(4):405-406.

[11] 万麟锦, 鲁峰. 颗粒脂肪移植后严重并发症的文献分析. 中华整形外科杂志, 2015, 31(3):237-238.

[12] 岳丽爽, 白伶珉, 李孟倩, 等. 关注非结核性分枝杆菌致皮肤和软组织的感染. 中国美容整形外科杂志, 2007, 18(1):1-4.

[13] 高景恒, 袁继龙, 朱利娜, 等. 面部注射填充突发失明脑血栓并发症的文献复习. 中国美容整形外科杂志, 2017, 28(9):513-516.

脂肪美容整形技术在面部各美学单位的临床应用

引言

已经有众多学者就脂肪移植技术在面部的应用进行了报道，这些报道有两个基本相同的特点：其一，是按照面部的解剖区域划分来进行阐述的；其二，绝大多数学者仅关注脂肪移植技术，而忽略了面部减脂及年轻化等其他技术。但由于面部各个美学单位之间的形态和解剖差异，以及随年龄增长而导致的各美学单位发生的变化，使得临床治疗时必须根据患者的具体情况采用不同的技术策略。

本章按照面型重塑的美学设计原则划分的面部不同美学单位的解剖特点，突出该美学设计原则在临床应用中的参照指导作用，从进针点的设计、注射层次的选择到注射方法的采用，全面介绍了脂肪美容整形技术在面部各美学单位的具体应用。

由于眉间部这一美学单位与眉部美学单位在解剖学和美学上联系紧密，故本章中关于眉间部的应用包含在眉部美学单位中叙述。

第1节　进针点的设计

脂肪外科技术是利用具有一定管径的前端设计有各种侧孔的针来进行手术治疗，是其区别于传统外科的最重要特征。由于用治疗针代替了手术刀，这就使得脂肪外科技术在整个治疗过程中大大减少了对组织器官的损伤，几乎可以在出血很少的情况下完成各种治疗操作，因而极大降低了瘢痕的发生率。尽管如此，偶尔也会因为进针部位的反复摩擦、脂肪液化以及感染等情况，导致针孔处遗留色素沉着甚至瘢痕增生[1]。所以，设计好进针点的位置，尽量减少进针点的数量，同时能方便手术操作，具有重要的临床意义。

进针点的选择一般要按照下列原则进行：①进针点要尽量避开重要的血管和神经，以免导致术中出血和神经损伤等；②进针点应具有解剖学和视觉上的隐蔽性；③尽量减少穿刺点，每个进针点可以兼顾多个美学单位或亚单位进针的需要，以免造成不必要的穿刺损伤；④每个美学单位或亚单位要有两个以上进针点，这样才能充分保证每个亚单位可以进行交叉填充移植和减脂塑型，进而保证手术效果；⑤由于口角以下是瘢痕的易发部位，尽量减少下面部的穿刺点；⑥进针点的位置要便于灵活操作。面部常用进针点如图8-1所示。

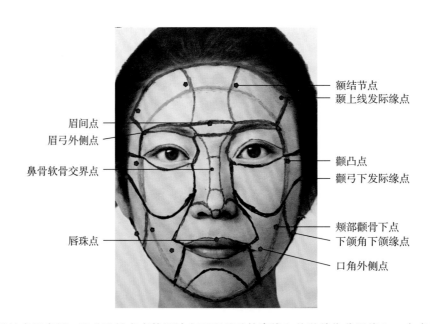

眉间点
眉弓外侧点
鼻骨软骨交界点
唇珠点

额结节点
颞上线发际缘点
颧凸点
颧弓下发际缘点
颊部颧骨下点
下颌角下颌缘点
口角外侧点

图8-1　面部常用进针点示意图。这些进针点多数设计在面型基础轮廓线和美学单位分界线上，大多分布于上面部和中面部。上面部共7个进针点，分别是：两侧额结节点、颞上线发际缘点、眉间及眉弓外侧点；中面部共12个进针点，分别是：颧凸点、颧弓下发际缘点、下颌角下颌缘点、颊部颧骨下点、口角外侧点、唇珠点及鼻骨软骨交界点。这些面部常规设计的进针点共19个，每侧面部有8个进针点，面中线上有3个进针点，基本上可以满足面部所有美学单位和亚单位的填充移植及减脂塑型使用。这些进针点可以根据面部塑型的具体情况灵活选择使用

第2节 额部的应用

一、额部美学缺陷的临床表现

在东方人的审美观念中，额部以开阔、饱满和圆润为美，宽阔的额头是智慧的象征，所以额部是人们最为关注的面部美学单位之一[2]。

额部的美学缺陷主要表现为以下几种：①额头宽度不够，表现为额头窄小，严重时呈现"尖顶"样外观；②高度不足，发际缘下移，表现为额头低矮，不符合"三庭"原则；③凸度欠佳，额部的上下和左右曲线弧度丧失，表现为低平、干瘪；④额头凹凸不平，出现纵向或横向沟壑；⑤出现额横纹，俗称"抬头纹"。这些美学缺陷均适合利用脂肪颗粒移植技术或脂肪再生修复技术来进行矫正。

二、额部塑型的美学要求

额部作为面部最大的一个美学单位，在面部塑型中占有突出的地位。按照面型重塑的美学设计原则，额部共划分为6个美学亚单位（图8-2），这些美学亚单位的填充调整，在额头的形态塑造中具有重要的意义。

在额头的塑型中，需要强调以下几个美学原则：①额头的高度要符合"三庭五眼"的原则；②额头的宽度应该在两侧颞上线之间；③额头的前凸最高点不要超过鼻尖的高度，应该和颏部前凸点在一个水平线上；④额头的上下弧度是从鼻根向上到发际缘的一条抛物线，而不是圆形曲线的弧度；抛物线的最凸点在两个额结节连线上，并由此向后

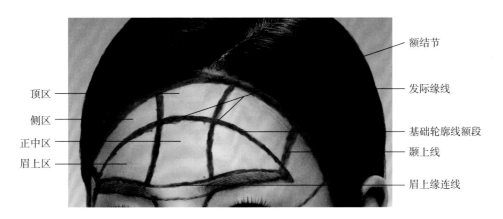

图8-2 额部美学单位的分界线和美学亚单位的划分。额部共划分为6个美学亚单位，分别为顶区、正中区、两个侧区和两个眉上区。额部最能体现块面雕塑原理在面部填充塑型中的美学应用。在进行额部填充塑型时，先进行美学亚单位填充，最后完成整体过渡塑型

上转折过渡；⑤额头的左右弧度为一类似圆形曲线的弧度，以两侧额结节为最凸起处，向左右颞上线平滑过渡；⑥额部的塑型一定要与眉弓的高度、两侧颞部的形状及面部其他美学单位相协调。

三、临床应用

1. 进针点的选择

由于额部占据面部上 1/3 的面积，且呈现球面状，因此需要设计多个进针点才能完成注射移植和填充塑型。一般常规选择 5 个进针点，包括两个额结节点、左右颞上线发际缘点和眉间点（图 8-1），这样额部每个亚单位至少能满足两个交叉注射点可以使用。

2. 注射填充层次和方法

根据额部脂肪外科技术应用的解剖学基础，进行脂肪颗粒移植填充塑型时有三个层次可供使用，由外到内依次为皮下组织层、额肌层和帽状腱膜下疏松结缔组织层。另外，皮肤的真皮层可以注射"纳米脂肪"进行皱纹的治疗，这部分内容将在脂肪再生修复技术章节中进行叙述。由于额部皮肤与额肌连接紧密，皮下组织层致密，含有很少量的脂肪组织，在该层注射移植的脂肪量非常有限，所以额肌层和帽状腱膜下疏松结缔组织层是额部进行脂肪颗粒移植的主要层次。

额部进行填充塑型时，一般选择直径 1 ~ 1.5 mm 的单孔注脂针，按照额部美学亚单位由深层到浅层进行扇形注射填充。注射移植时遵循脂肪颗粒移植的一般原则来进行。需要强调的是，在帽状腱膜下疏松结缔组织层进行注射移植时，开始针孔向下顶着骨膜表面进行扇形注射，然后再将针孔向上顶着帽状腱膜进行注射；同样在进行额肌层填充时，也按照同样的方法完成。笔者在进行皮下组织层注射移植时经常挑选小颗粒的脂肪组织，用 21 G 钝针进行扇形注射。一般每个亚单位、每个进针点注射量为 1 ~ 3 ml，额部的最大注射量为 45 ml 左右。注射时保持退针注射方式。这样在最大程度上体现了多点、多隧道、多平面立体注射的理念。

3. 临床案例

患者，女，22 岁，行额部、"苹果肌"等部位脂肪颗粒填充塑型。图 8-3 为术前和术后 8 个月对比照片。

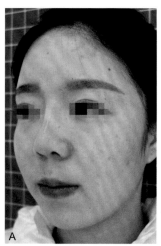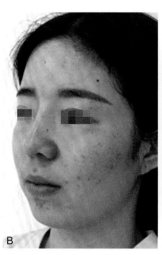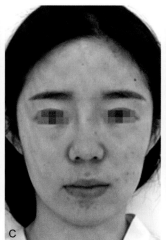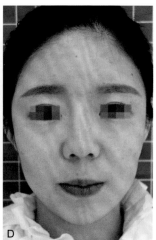

图 8-3　图 A、C 为术前照片，图 B、D 为术后 8 个月照片。术中额部共注射填充 25 ml。该患者还同时进行了面部其他部位的填充塑型

第 3 节　颞部的应用

一、颞部美学缺陷的临床表现

颞部承接着基础轮廓线由额头向颧颊部的转接，其饱满程度对一个人的面型影响极大，决定着一个人的面部宽度是否符合"五眼"宽的理想标准。在理想的东方女性面型中，颞部呈现饱满丰盈的外观，基础轮廓线"颞段"的走行由颧弓最外点到颞骨最高点之间过渡自然流畅，是"卵圆形"面型的最宽处。

颞部美学缺陷的主要临床表现为：①颞部凹陷，基础轮廓线走行到"颞段"后呈现低凹状态；

②颞部低平，基础轮廓线在"颞段"呈现直线状态；③颞部窄小，表现为眶外缘到发际线距离较短。以上这些颞部美学缺陷利用脂肪颗粒移植技术一般都可以得到很好的解决。

二、颞部塑型的美学要求

按照面型重塑的美学设计原则，颞部由颞上线、眶外缘（基础轮廓线"颞段"）、颧弓上线和颞部发际缘线划分为一个美学单位（图 8-4）。由于颞部分布范围较小，没有美学亚单位的划分。

进行颞部塑型时要求达到下列美学效果：①满

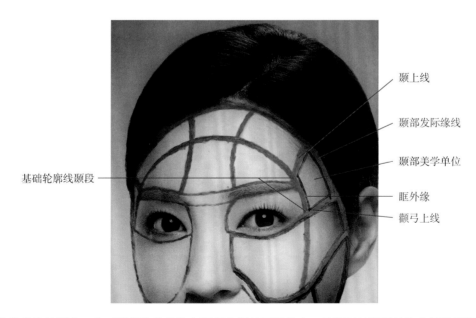

图 8-4　颞部美学单位的划分。由于颞部美学单位在面部占据的面积较小，且颞区的解剖结构之间联系紧密，因此颞部不再划分美学亚单位。理想的东方人面型颞部丰盈，基础轮廓线"颞段"的走行由颧弓最外点到颞骨最高点过渡自然流畅，是"卵圆形"面型的最宽处

足面宽"五眼"的原则，使面部最宽处位于该区域内；②颞部饱满丰盈，使基础轮廓线"颞段"呈流畅弧线曲线，与基础轮廓线"额段"和"面中段"衔接过渡自然。

三、临床应用

1．进针点的选择

颞部设计 3 个进针点：颞上线发际缘点、颧凸点和颧弓下发际缘点（图 8-1）。其中，颞上线发际缘点与额部美学单位进针点共用；颧凸点与中面部美学单位进针点共用；颧弓下发际缘点可以满足颧骨和颧弓部位的局部减脂塑型，也可以供下面部美学单位注射使用。

2．注射填充层次和方法

颞部的解剖层次从由外到内可以分为：皮肤、皮下组织、颞浅筋膜、颞中筋膜、颞深筋膜浅层、颞浅脂肪垫、颞深筋膜深层、颞深脂肪垫、颞肌筋膜、颞肌及颞骨。其中，颞中筋膜只是颞浅筋膜和颞深筋膜间的一个潜在纤维间隙，在临床活体中难以解剖出一个可见的层次；颞浅筋膜与帽状腱膜及额肌为一个解剖层次，而颞深筋膜与颅骨骨膜相延续；在眶上缘上方大约 1 cm 处，颞深筋膜分为深、浅两层包裹颞浅脂肪垫，该脂肪垫中上部有粗大的颞中静脉，大约距离颧弓上缘 2 cm 处平行颧弓走行；在颞浅脂肪垫的深部为颞深脂肪垫，

该脂肪垫实为颊脂垫的上极，在颞深脂肪垫的上极存在颞深静脉；在颞深脂肪垫的深部为颞肌，该处颞肌较厚，与颞骨紧密相连。因此，在进行颞部脂肪注射移植时，理论上有 4 个层次可供使用，依次为皮下组织层、颞浅筋膜下间隙（颞中筋膜）、颞浅脂肪垫和颞肌内。

对于颞部轻度凹陷的患者，一般在颞浅筋膜下间隙和皮下组织层注射填充 6～8 ml 即可以达到临床治疗效果；但在颞部凹陷较明显的患者，需要增加颞浅脂肪垫和颞肌内的注射填充，才能达到比较理想的效果。在进行颞浅脂肪垫和颞肌深层注射时，笔者采用垂直注射法。在颞浅脂肪垫填充注射时，进针点选择在颧弓上 1 cm 范围内，在进入颞深筋膜层时有明显突破感后，回抽无血即可注射，一般选择 2～4 个点，每点注射 1～2 ml；有些患者颞部凹陷严重，需要进行颞肌层注射移植时，紧贴颧弓上选择 3～5 个点，用钝针垂直进针顶住骨质后，每点注射 1～2 ml。颞部注射最大剂量为 25 ml 左右。这里需要特别强调的是，颞部进行脂肪注射移植存在一定的风险，需要实施手术的医生具有一定的临床经验和非常熟悉解剖学知识[3]。

3．临床案例

患者，女，38 岁，因颞部、颊部凹陷，行颞部、颊部自体脂肪填充塑型，同时进行了额头和泪沟的填充。图 8-5 为术前和术后 3 个半月对比照片。

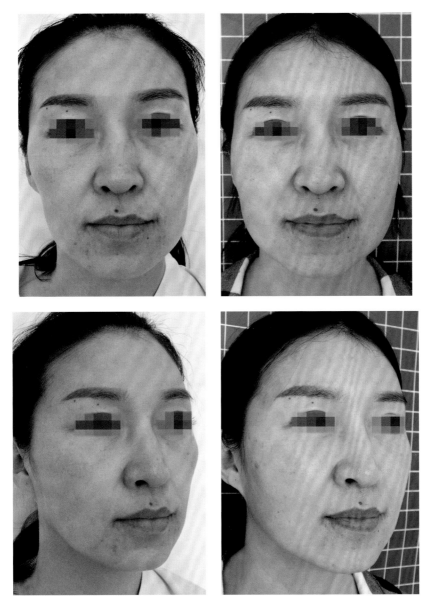

图 8-5　左侧为术前照片，右侧为术后 3 个半月照片。术中双侧颞部共注射填充 40 ml 脂肪颗粒组织。该患者还同时进行了额部、泪沟和颊部的填充塑型

第4节 眉部的应用

一、眉部美学缺陷的临床表现

眉弓低平是东方人比较普遍的美学缺陷。由于眉弓低矮使眼球凸显，让整个面部缺乏立体感，眼神不够深邃，神秘感不足[4]。另外，在35岁以后，一部分人出现眉下垂，尤其以眉外侧明显，导致眉和眼裂间距缩小，外观看起来不精神，呈现疲惫感；或出现眉间区域低平甚至凹陷，形成川字纹，导致该部位呈凹凸外观，也是眉区的美学缺陷之一。

二、眉部塑型的美学要求

眉目传情，眉和眼之间的和谐相称，彼此配合传递着人类语言所不能表达的某些情感和信息。眉部包含两个美学亚单位，即两侧眉部。由于眉间部与眉部在解剖学和美学上联系紧密，故将眉间部放在此处一并介绍（图8-6）。

虽然眉部是面部较小的美学单位，但其在面部美学中的意义却很重要。由于眉部的提升可以调整眉眼之间的距离和高低比例关系，故眉部填充抬

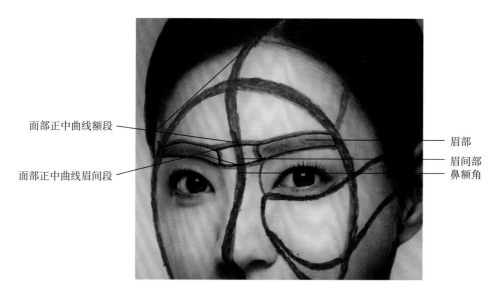

面部正中曲线额段

面部正中曲线眉间段

眉部
眉间部
鼻额角

图8-6 眉部美学亚单位的划分。眉部包含两侧眉部两个美学亚单位，加上眉间部共3个美学亚单位。眉的提升可以调整眉眼之间的距离和高低比例关系，眉部填充抬高可以增强面部的立体感；眉间部俗称"印堂"，承接着面部正中曲线由额头向鼻背过渡的曲线形态，该美学亚单位的塑型，对于面部正中曲线在额部走行的曲线弧度及鼻额角的塑造具有重要意义

高可以增强面部的立体感,是眉部塑型的基本美学要求和关键所在。眉间部俗称"印堂",承接着面部正中曲线由额头向鼻背过渡的曲线形态,该美学亚单位的塑型,对于面部正中曲线在额部走行的弧度及鼻额角的塑造具有重要意义。另外,眉间部亚单位川字纹的出现,会严重破坏该部位的美学完整性,需要利用脂肪再生修复技术进行消除。

三、临床应用

1. 进针点的选择

眉部的进针点可以选择眉间点、眉弓外侧点和额结节点,必要时也可以增加两侧颞上线发际缘点来补充。

2. 注射填充层次和方法

根据眉部的解剖特点,有 4 个注射层次可供注射填充使用,依次为:皮下组织层、肌肉层、眉脂肪垫内和骨面上。注射方法为由深层到浅层,用直径 1.2 ~ 1.5 mm 的钝针紧贴骨膜表面,针孔朝下扇形退针注射,然后转为脂肪垫内注射,再用钝针针孔朝下行肌肉层注射,最后进行皮下层注射,边注射、边调整塑型。如果有川字纹,可以用 25 G 针头在皮肤真皮内注射 ASCC 成分(该部分内容参见脂肪再生修复技术章节)。原则上,每个进针点、每个层次最多注射 1 ml。进行脂肪注射移植时,动作要轻柔,使脂肪颗粒均匀平铺,边退针、边注射。每侧眉部最多可注射 6 ml 脂肪。当然,一定要根据美学设计方法适当调整注射剂量。

3. 临床案例

患者,女,27 岁,行眉部、额部及"苹果肌"的填充塑型。图 8-7 为术前和术后 3 个月对比照片。

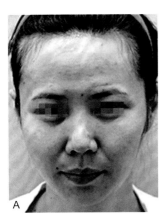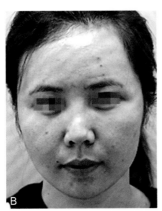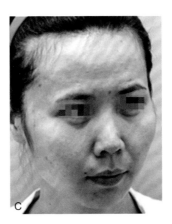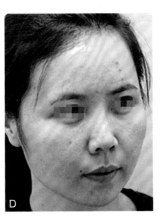

图 8-7　眉区及眉间区美学亚单位的塑型对眼神的影响。图 A、C 为术前照片,图 B、D 为术后 3 个月照片。由于眉弓抬高使眼窝凹陷,呈现出深邃迷人的眼神。术中双侧眉弓及眉间区共注射填充脂肪 12 ml。该患者同时进行了额头及"苹果肌"的填充塑型

第5节　眼部的应用

一、眼部美学缺陷的临床表现

眼睛是心灵的"窗户"，人的眼睛能够传递流露出许多复杂的情感，一双美丽的眼睛更能赋予一个女性无限的美丽和风采，因此，眼整形在美容整形外科的手术量中位居第一位。许多眼部的美学缺陷如单睑、内眦赘皮、上睑松弛、眼袋、上睑下垂、眼裂短小等，都能够通过眼部美容整形手术得到解决，使眼部的美学效果得到充分的释放。但是，有一些眼部的美学缺陷是传统手术方法所无法纠正的，它们包括：①上睑凹陷；②多层重睑；③眼台（又称"卧蚕"）的缺失；④泪沟凹陷（在中面部美学单位中叙述）；⑤眼睑皮肤变薄而引起的细小皱纹；⑥一些失败眼美容整形手术的修复等。这些美学缺陷利用脂肪外科技术能够得到较好的治疗。

二、眼部塑型的美学要求

按照面型重塑的美学设计原则，双侧眼部共划分为6个美学亚单位，分别是：双侧上睑区、双侧上睑板区和双侧下睑板区（图8-8），其中与脂肪美容整形技术密切相关的是上睑区和下睑板区。

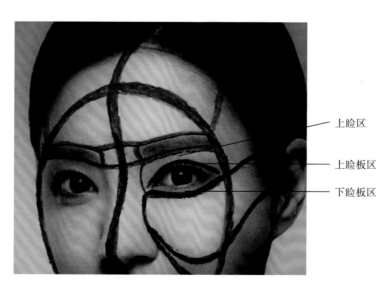

图8-8　眼部美学亚单位的划分

上睑区

上睑板区

下睑板区

上睑区凹陷让人显得衰老，利用脂肪颗粒移植技术能够让人回到饱满的年轻状态。上睑区填充的美学要求是不能让上睑凹陷完全消失，否则上睑显得臃肿而影响美观。下睑板前增厚的一条眼轮匝肌是眼台形成的解剖学基础，眼台的存在能够让眼睛更加生动，增添迷人色彩，民间赋予其一个很诗意的名字"卧蚕"。对"卧蚕"塑造的美学要求是其位置不能超出下睑板范围，否则会显得肥大而给人以眼袋的外观。

三、临床应用

1. 进针点的选择

上睑区的填充可以选择眉弓外侧点和眉间点，眼台的塑型选择颧凸点进针（图 8-1）。

2. 注射填充层次和方法

上睑区美学亚单位的注射填充层次为眼轮匝肌内和眼轮匝肌下、眶隔上。由于该区域皮下组织层几乎难以解剖出来，加之皮肤层极薄，脂肪颗粒注射填充后很容易出现凹凸不平现象，所以一般不进行皮下的注射填充。下睑板区进行脂肪注射移植时，注射层次为眼轮匝肌内及眼轮匝肌下、睑板前。

上睑区进行注射时，用左手拇指向上提拉固定上睑皮肤，用钝针针孔朝下贴眶隔进行扇形注射，然后再将针孔朝上顶着眼轮匝肌进行扇形注射填充，每个进针点注射量为 0.5 ~ 2 ml，上睑美学单位最多可注射 2 ~ 4 ml。下睑板区进行眼台（"卧蚕"）填充塑型时，用 21 G 钝针针孔朝下，在眼轮匝肌下、睑板前注射 0.5 ~ 1 ml，然后针孔朝上顶着眼轮匝肌再注射 0.5 ~ 1 ml。这样，"卧蚕"最多可以填充 2 ml。

3. 临床案例

案例 1：上睑凹陷及眼台的填充塑型。患者，女，44 岁，两年前行眼袋切除手术后，双侧眼台干瘪，外形不良，右侧眼台几乎消失，双侧上睑凹陷，行上睑凹陷和眼台等部位的填充塑型。图 8-9 为术前和术后 5 个月对比照片。

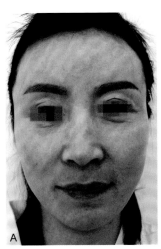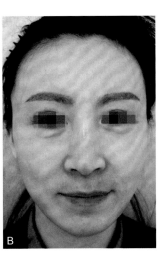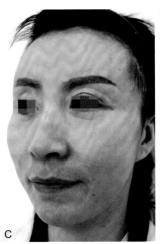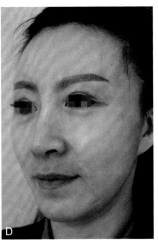

图 8-9　上睑凹陷及眼台的填充塑型。图 A、C 为术前照片，图 B、D 为术后 5 个月照片。术中上睑部每侧填充脂肪颗粒 2 ml，下眼台每侧填充 1.5 ml。可见患者术后上睑凹陷症状消失，眼台明显改善，"卧蚕"形成。但右侧下睑皮肤松弛，导致右侧眼台外侧皮肤堆积增宽，需要进行手术矫正。该患者还同时进行了面部其他部位的填充

案例2：多层重睑的修复。患者，女，29岁，双侧上睑凹陷，多层重睑，行双侧上睑凹陷自体脂肪颗粒填充。图8-10为术前和术后3个月对比照片。

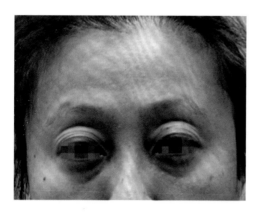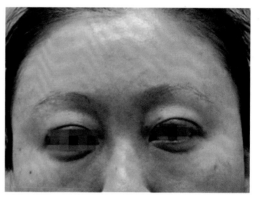

图8-10　上睑凹陷及多层重睑治疗前后对比照片。左侧为术前，右侧为术后3个月。术中上睑区及睑板前区每侧填充细小脂肪颗粒3.5 ml。术后可见患者上睑凹陷及多层重睑得到了很好的治疗

第6节　中面部的应用

一、中面部美学缺陷的临床表现

中面部是面部非常重要的一个美学单位，在面部形态塑造中占有突出的地位。该部位临床上的美学缺陷主要表现为：①颧弓区凸起过高，导致高颧骨，中面部过宽；②"苹果肌"区凹陷、低平，或者因为泪沟、眶颧沟及颊中沟的出现导致该区域饱满圆润的完整形态被破坏。

二、中面部塑型的美学要求

按照面型重塑的美学设计原则，中面部划分成两个美学亚单位，即颧弓区和面中间的"苹果肌"区（图8-11）。

中面部填充塑型的美学要求主要有以下几点：

①塑造完美流畅的苹果弧线。该曲线理想的走行是起自内侧的尖牙窝，沿着鼻唇沟外缘向"苹果肌"的底部流畅过渡，然后呈抛物线状掠过颧骨底部向颧弓下缘圆润过渡，最后止于颧弓下缘与发际缘处。苹果弧线借名于"苹果肌"，所谓的"苹果肌"是指人在做微笑动作时，于眶下区中面部形成的一个类似于苹果样的软组织凸起，其实解剖学上并不存在"苹果肌"样的解剖结构。在大多数成年人中，这种苹果样的软组织凸起在静止状态下消失，只有在微笑时才能出现。但在幼儿时期和部分年轻女性中，这条曲线在静态下也能存在，这就是为什么"小孩脸"可爱的原因之一。理想苹果弧线的最低处位于经鼻基底的水平线和经口裂的水平线之间。苹果弧线的完美塑造不仅在理想面型的塑造中特别有意义，在面部年轻化的治疗中也至关重要。②面部基础轮廓线面中段的塑型。在理想面型中，

基础轮廓线在面中段的走行要与"颞段"和"颊段"的走行过渡自然、平滑流畅，不允许出现凹凸不平或直线样外观。③"苹果肌"区要呈现"球面型"外观，在该区域不允许有沟壑和高低不平现象存在。④颧弓区塑型时要按照面部长宽的黄金比例进行。

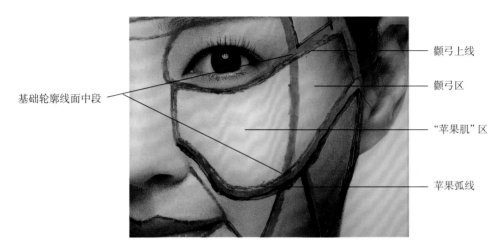

基础轮廓线面中段

颧弓上线

颧弓区

"苹果肌"区

苹果弧线

图 8-11　中面部美学亚单位的划分

三、临床应用

1. 进针点的选择

中面部进针点有颧凸点、颊部颧骨下点和颧弓下发际缘点，此外还可以借助颞上线发际缘点和眉弓外侧点。颊部颧骨下点可用于中面部深部脂肪室的填充[5]，颧弓下发际缘点主要用于颧弓区的减脂塑型（图 8-1）。这些进针点保证了中面部的亚单位至少有两个进针点。

2. 注射填充和减脂层次及方法

"苹果肌"区是经常需要进行填充塑型的美学亚单位，可以使用的注射层次从深层到浅层依次为：骨膜上、面部深层脂肪室、肌肉内和皮下组织层。对于"苹果肌"区凹陷严重的患者，特别是老年患者需要增加体积较多，同时又需要改善泪沟、睑颧沟及颊中沟时，可以针对不同的层次选择不同大小的脂肪颗粒进针注射填充。例如，在骨膜上和面部深层脂肪室内填充大脂肪颗粒，以期更好地增加容量；而在肌肉层和皮下组织内填充小脂肪颗粒，以达到塑型和抗衰老的目的。另外，也可以进行 ASCC 成分的注射以修复消除皱纹（该部分内容参见第 11 章）。皮下层注射选用 21 G 钝针紧贴真皮层进行。该亚单位软组织较厚，需要填充量较大时，也可以采用垂直立体注射法。该区域的注射填充量一般在 8 ~ 10 ml，最多可以填充20 ml 以上。

颧弓区进行脂肪颗粒填充时，一般在皮下组织层内。填充量一般为 2 ~ 4 ml。在许多颧弓过宽和颧骨较高的患者中，其颧弓和颧骨上皮下浅筋膜内存在较厚的脂肪垫，利用精细减脂技术可以有效改善上述症状，免除颧骨降低术等截骨手术带来的痛苦。减脂时注射肿胀液的范围要精确，采用缓慢注射法以期达到浸润均匀，建议用 10 ml 注射器连接直径 1.5 mm 吸脂针进行低负压抽吸减脂，边抽吸、边塑型。

3．临床案例

案例 1：患者，女，33 岁，行中面部"苹果肌"区等部位填充塑型。图 8-12 为术前和术后 3 个月对比照片。

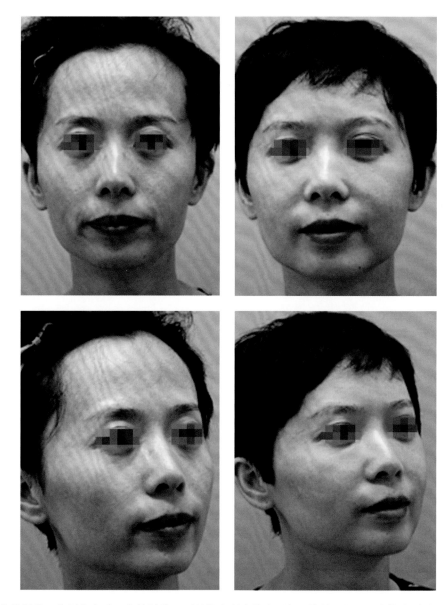

图 8-12　左侧为术前照片，右侧为术后 3 个月照片。可见该患者术前中面部"苹果肌"区凹陷较为严重，泪沟及眶颧沟明显，每侧填充脂肪 11 ml，颧弓区每侧 2 ml。术后 3 个月复查显示，"苹果肌"区饱满，泪沟及眶颧沟消失，苹果弧显现，整个面容呈现年轻活力外观。该患者同时进行了额头、颞部及眉部等部位的填充塑型

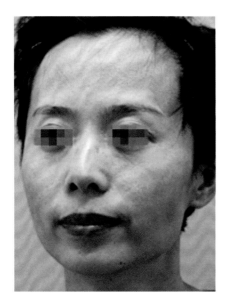
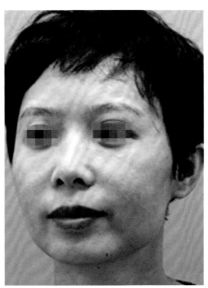

图 8-12 （续）

案例 2：患者，女，28 岁，行中面部颧弓区减脂塑型和"苹果肌"区等部位填充塑型（图 8-13、图 8-14 ）。

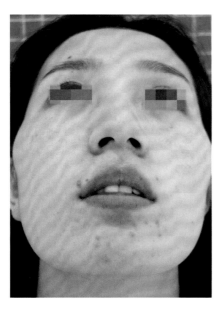
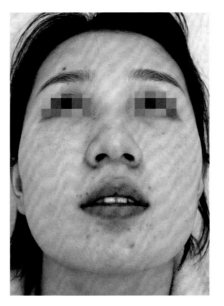

图 8-13　左侧为术前照片，右侧为术后 3 个月照片。可以看出，该患者术前颧弓凸起明显，中面部明显增宽，面型呈菱形外观。行颧弓上脂肪垫减脂塑型和"苹果肌"区填充塑型后，颧弓过宽症状明显矫正，面型较术前明显改善。术中每侧"苹果肌"区注射填充脂肪各 6 ml，颧弓减脂量共约 5 ml。该患者同时进行了颞部、额部及其他部位的填充塑型

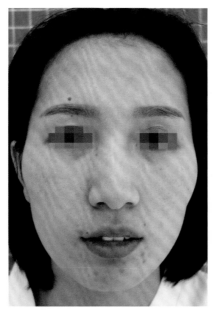
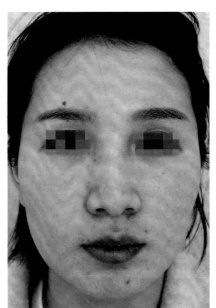

图 8-13 （续）

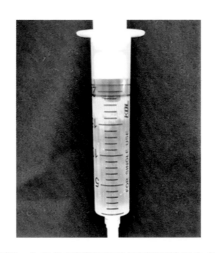

图 8-14 案例 2 中患者双侧颧弓区减脂塑型抽吸出来的脂肪组织

第 7 节 鼻部的应用

一、鼻部美学缺陷的临床表现

利用脂肪外科技术能够对鼻部如下美学缺陷

进行治疗[6]：①鼻根凹陷；②鼻背低平；③鼻头低矮；④轻度驼峰鼻的矫正等。同时能够对隆鼻术后假体外显、轻度歪斜以及一些鼻头凹陷畸形进行再生修复治疗（此部分内容参见第 11 章）。

二、鼻部塑型的美学要求

鼻部位于面部正中，是面部最凸显的部位。鼻尖是面部的最高点，鼻子的形态对一个人的外貌有着重要影响。根据面型重塑的美学设计原则，鼻部共划分为 8 个美学亚单位（图 8-15），分别为：鼻根区、鼻背区、鼻尖区、鼻小柱区、双侧鼻翼区和侧鼻区。

鼻部塑型的美学要求很多，其中大多数需要通过鼻部综合手术才能够达到。脂肪外科技术能够满足鼻部塑型的美学要求主要有：①塑造合适的鼻额角度；②一定程度上增加鼻梁高度；③可以对鼻尖凸度做一定的改善。

三、临床应用

1. 进针点的选择

鼻部进行脂肪颗粒注射填充时，进针点选择眉间点、鼻键石点和唇珠点（图 8-1）。从这 3 个进针点入针，可以对鼻部各个美学亚单位进行塑型调整。

2. 注射填充层次和方法

注射时按照鼻部美学亚单位的划分，根据患者的实际情况，分别进行鼻根区、鼻背区、鼻尖及侧鼻区的精细调整，特别要注意鼻额角的完美塑造。根据鼻背的解剖层次特点，临床上可以用于脂肪注射填充的鼻背层次有：皮下层、鼻背筋膜层和鼻背筋膜下层。由于鼻背组织覆盖有限，鼻部注射填充应该选择细小脂肪颗粒，注射时用 1 mm 以下细针进行。注射要由深到浅，注射鼻背筋膜下层时，针孔朝下顶着骨面进行注射；注射鼻背筋膜层时，要针孔朝上，针尖贴着骨膜面进行注射；皮下层的注射要贴着真皮层进行。鼻部进行脂肪注射填充时的一般剂量为 3 ~ 6 ml，术后需要进行塑型固定。以往多数观念认为鼻部进行脂肪注射移植需要多次进行，且注射后较为圆顿、不挺拔、立体感不强，但现在许多整形医生通过不断的努力，正在改变这样的状况。

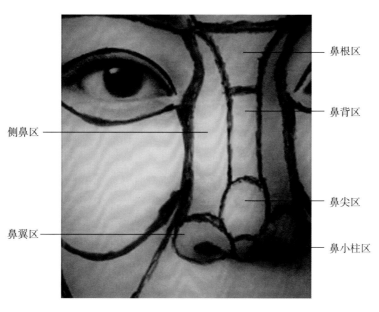

图 8-15　鼻部美学亚单位的划分

3. 临床案例

患者，女，40岁，行鼻部、额部、颞部等部位的填充塑型。图8-16为术前和术后3个月13天复查时的对比照片。

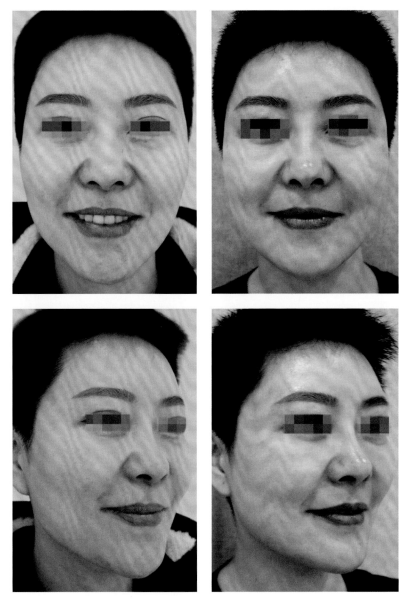

图8-16　左侧为术前照片，右侧为术后3个月13天的照片。术中，鼻根、鼻背及鼻尖共注射填充脂肪4.5 ml。术后，可见患者的鼻子立体感明显增强，鼻背及鼻尖抬高，鼻额角改善明显。该患者还同时进行了额部、颞部等部位的填充塑型。术后患者面型变得清秀美丽，面型基础轮廓线和面部正中曲线得到了很好的重新塑型，尤其是面部正中曲线起伏错落，过渡平滑顺畅，赋予节奏感，"四高三低"得到了很好的体现

第 8 节　上唇部的应用

一、上唇部美学缺陷的临床表现

上唇部常见的美学缺陷有：①双侧鼻唇沟深陷与延长；②鼻基底凹陷；③上唇唇珠缺失；④上唇红唇较薄；⑤上唇较短；⑥上唇出现纵向皱纹。

二、上唇部塑型的美学要求

根据面型重塑的美学设计原则，上唇部划分为两个美学亚单位，即红唇区和白唇区（图 8-17）。

在进行上唇红唇区填充时，需要关注如下几个美学问题：①理想上唇的红唇高度为白唇的 1/3 ~ 1/2，当红唇高度小于白唇的 1/3 时，上唇红唇显得过薄，需要进行填充塑型矫正；②理想上唇红唇厚度由中央到口角逐渐变薄，最终消失在口角处，呈现"飞燕"式外观，生动而富于诗意；③塑造完美唇珠的形状，理想唇珠位于上唇中央，两侧有上唇唇谷形成的凹陷切迹。唇珠向前下方凸起，与两侧红唇经两侧唇谷形成流畅的"弓状"面，与上方的唇弓形状及走行吻合。

上唇白唇区最为常见的美学缺陷是双侧鼻唇沟加深与延长。鼻唇沟是面部正常的美学单位分界线，不允许其消失，否则将导致面部的美学"灾难"，但过深和过度延长又会破坏面部美学单位的和谐。因此，对于鼻唇沟的塑型要重点把握以下两点：①理想的鼻唇沟由鼻翼旁尖牙窝起始向口角走行时，呈现由深到浅的过渡，在经口裂水平线的上方转而消失在苹果弧线的最低处，即鼻唇沟的长度不能越过口裂水平线；②理想的鼻唇沟在鼻翼外

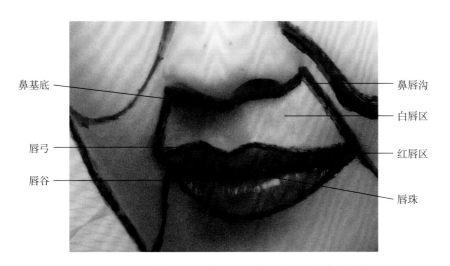

图 8-17　上唇部美学亚单位的划分和主要美学体表标志

鼻基底　　鼻唇沟
白唇区
唇弓　　红唇区
唇谷　　唇珠

侧形成"月牙泉"样的浅浅凹陷，而不是"沟壑式"的线形凹陷（图 8-18）。另外，在白唇区经常会有鼻基底部位的凹陷，也是该美学亚单位需要矫正的美学缺陷，进行该部位的填充抬高有助于中面部的提升。

三、临床应用

1. 进针点的选择

上唇部塑型时可以选择下列进针点：口角外侧点、唇珠点和颊部颧骨下点（图 8-1）。这三处进针点基本可以满足上唇美学亚单位的注射需求。

2. 注射填充层次和方法

进行红唇注射填充塑型时，有三个层次可供选择使用，分别是红唇黏膜下层、肌层和口腔黏膜下层。一般红唇区塑型在红唇黏膜下进行填充，如果红唇较薄需要填充的脂肪较多时，肌层和口腔黏膜下层也可以使用。注射时由两侧口角外侧点进针，一般选用较细的注脂针，先进行唇珠的塑型，然后向外过渡塑造唇谷，填充的脂肪量一般在 1～3 ml。唇部脂肪移植留存率不高，一般需要两次以上填充才能达到较为理想的效果。红唇区术后肿胀较为严重，术前要向患者说明，需要其有充分的心理准备。

白唇区塑型有鼻唇沟的填充和鼻基底部位的抬高塑型两种情况。临床上以鼻唇沟的填充塑型较为常见，填充的层次有皮下组织、肌肉内和口腔黏膜下层。注射时用左手示指伸入口腔内以指导注脂针的部位和方向，同时需要观察鼻孔内以防止穿破鼻腔黏膜。鼻唇沟和鼻基底的填充量一般在 4～8 ml，最大剂量每侧可以填充 8～10 ml。

3. 临床案例

案例 1：患者，女，40 岁，利用脂肪颗粒注射进行上下唇填充塑型。图 8-19 为术前和两次手术后的对比照片。

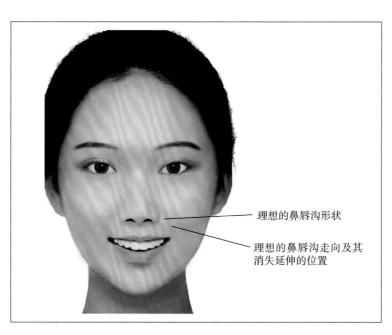

理想的鼻唇沟形状

理想的鼻唇沟走向及其消失延伸的位置

图 8-18　理想鼻唇沟的形态及位置走行

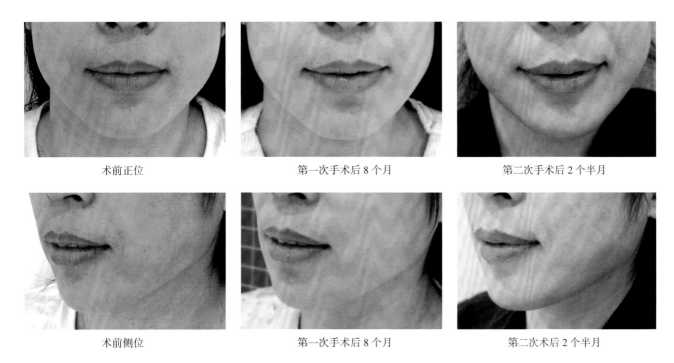

| 术前正位 | 第一次手术后 8 个月 | 第二次手术后 2 个半月 |

| 术前侧位 | 第一次手术后 8 个月 | 第二次术后 2 个半月 |

图 8-19　唇部脂肪填充塑型。第一次手术上下唇各注射填充 1 ml，8 个月后二次手术时上下唇各注射填充 1.5 ml。可见该患者经过两次填充塑型，上下唇在术后发生了明显变化，上下唇的唇珠、唇形以及厚度等美学缺陷得到了很好的改善

案例 2：患者，女，31 岁，行鼻唇沟、鼻基底、上下唇等部位填充塑型。图 8-20 为术前和术后 7 个月对比照片。

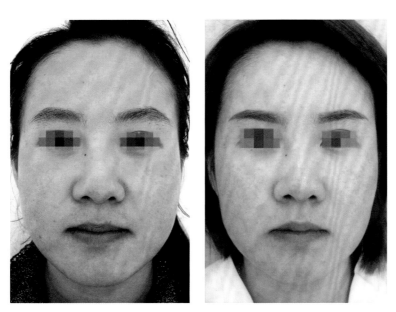

图 8-20　左侧为术前照片，右侧为术后 7 个月照片。术中鼻唇沟及鼻基底两侧各填充 3 ml；上唇唇珠填充 1 ml，下唇填充 1.5 ml。可以看出，术后该患者双侧鼻唇沟变浅，鼻基底抬高，上唇唇珠明显显现，下唇厚度增加，口唇美学效果得到了明显改善。该患者同时进行了额部及颞部等部位的填充塑型

案例 3：患者，女，45 岁，鼻基底及中面部凹陷，行鼻基底及鼻唇沟等部位填充塑型。图 8-21 为术前和两次手术后的情况。

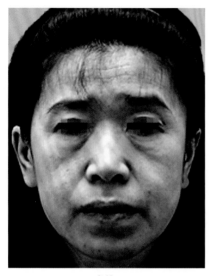 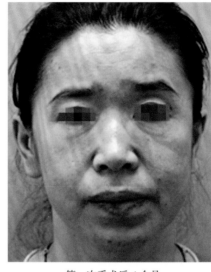 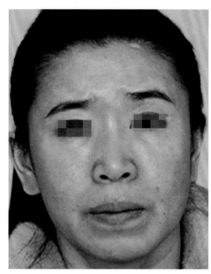

术前 　　　　　　　　　第一次手术后 4 个月 　　　　　　　　第二次手术后 3 个月

图 8-21　鼻基底及鼻唇沟等部位填充塑型。第一次手术，中面部、鼻基底和鼻唇沟共填充 26 ml；术后 4 个月进行第二次手术，中面部、鼻基底和鼻唇沟共填充 18 ml。可以看出，经过两次填充塑型，患者鼻基底塌陷、鼻唇沟加深及中面部凹陷等多个美学缺陷得到了根本治疗，患者面部形态得到明显改观。该患者还同时进行了额部和颞部的填充塑型

第 9 节　下唇部的应用

一、下唇部美学缺陷的临床表现

下唇部常见的美学缺陷有：①口下颌沟凹陷，俗称木偶纹；②口下颌缘切迹过深；③下唇唇珠缺失；④下唇红唇较薄。

二、下唇部塑型的美学要求

下唇部划分为两个美学亚单位，即红唇区和白唇区（图 8-22）。下唇部塑型的美学要求主要有三个方面：①红唇的高度和形态，红唇占下唇高度的 1/5 ~ 1/4，比上唇略厚，下唇的唇谷位于中间正对着上唇的唇珠，位于唇谷两侧的唇珠与上唇的唇谷相吻合；②年轻人没有口下颌沟，口下颌沟的出现是衰老的表现，因此这一美学缺陷要尽量去除；③在部分年轻人中，口下颌沟与下颌缘交叉的位置存在下颌缘切迹，如果切迹较深，会破坏下颌缘曲线与颏下缘的连续性，同时让颏部与两侧的衔接过渡中断，使下颏凸显，给人以衰老外观。

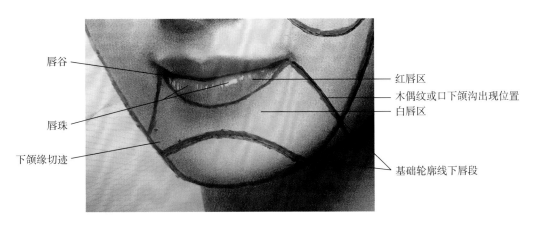

图 8-22　下唇部美学亚单位的划分及主要体表标志

唇谷

红唇区

木偶纹或口下颌沟出现位置

唇珠

白唇区

下颌缘切迹

基础轮廓线下唇段

三、临床应用

1. 进针点的选择

下唇部塑型的进针点为：口角外侧点和颊部颧骨下点（图 8-1）。

2. 注射填充层次和方法

红唇区的填充塑型层次同上唇。白唇区的填充塑型部位主要是口下颌沟和下颌缘切迹，注射层次为皮下组织层和肌层，口下颌沟和下颌缘切迹处可以进行骨膜上填充注射。根据情况，口下颌沟一般每侧一次填充 2~4 ml，下颌缘切迹处每侧为 1~3 ml。

3. 临床案例

案例 1：患者，女 48 岁，下颌缘切迹过深，行下颌缘切迹脂肪填充。图 8-23 为术前和术后对比情况。

案例 2：患者，女，35 岁，下唇区外形不良，行下唇区脂肪颗粒填充塑型。图 8-24 为术前和术后 3 个月对比情况。

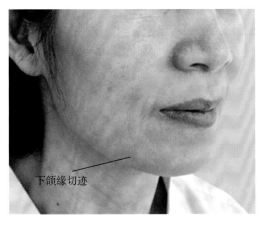
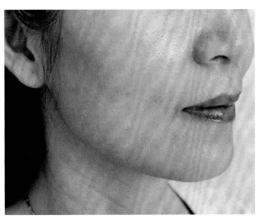

下颌缘切迹

图 8-23　下颌缘切迹脂肪填充术前（左）和术后 3 个月（右）对比照片。术中下颌缘切迹每侧填充 4 ml。该患者同时进行了其他部位的填充塑型

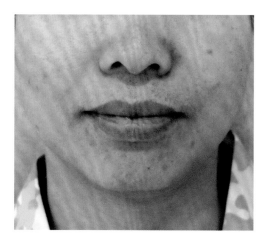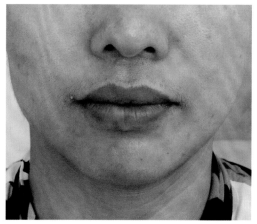

图8-24　下唇部填充塑型。术中口下颌沟共填充6 ml，下唇1 ml。术后（右）可见患者下唇部美学单位外形饱满，口下颌沟较术前（左）有明显改善

第 10 节　颊部的应用

一、颊部美学缺陷的临床表现

颊部是侧面部最下面的一个美学单位，其体表分界线是苹果弧线、下颌缘曲线和经鼻翼口角连线，该区域又由面型基础轮廓线和咬肌前缘线分为3个美学亚单位，分别是腮腺咬肌区、侧颊区和前颊区（图8-25）。

腮腺咬肌区属于面部 SMAS 筋膜的筋膜区域，该区域的 SMAS 筋膜结构完整，皮下脂肪相对较少；侧颊区是 SMAS 筋膜的最薄弱区，颊脂垫下叶经常从该区域凸出，也是面部皮下脂肪最为丰富的区域；前颊区也是面部皮下脂肪丰富区域，在较厚的皮下脂肪深面是分布于口角外侧的口轮匝肌与颧大小肌、提口角肌、降口角肌及笑肌等诸多表情肌的交汇处，也是口角脂肪袋出现的区域，在口角内侧最容易形成木偶纹。

由于每个亚单位的解剖结构不同，其临床上的美学缺陷也表现各异。颊部美学缺陷的临床表现主要有：①腮腺咬肌区经常出现凹陷；②侧颊区表现为局部脂肪堆积肥厚，严重时下垂形成颌部脂肪袋，导致下面部臃肿；③前颊区皮下脂肪堆积导致口角脂肪袋，并加重内侧的木偶纹；④侧颊区和前颊区皮下脂肪肥厚堆积加上软组织的松弛下垂，是口下颌沟形成的主要原因之一。

二、颊部塑型的美学要求

颊部塑型的美学要求主要有如下几方面：①填充腮腺咬肌区的凹陷，该区域的塌陷往往给人以衰老枯萎的外貌，另外，该区域的填充抬高也能缓解颧弓突出的情况；②进行侧颊区和前颊区的减脂塑型，改善这两个美学亚单位的脂肪堆积臃肿现象；③面型基础轮廓线颊区段经常在此处出现降

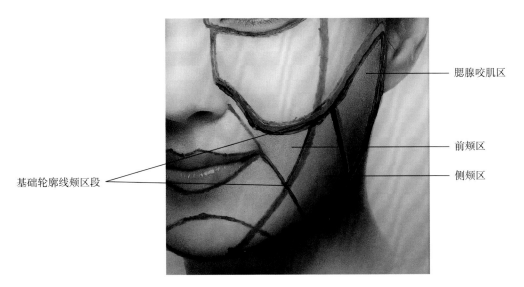

图 8-25 颊部美学亚单位的划分

低或垂直低平走行，缺乏流畅的弧度；④有些患者由于颊部脂肪分布丰富，或出于"网红脸"的打造需要，填充了过多的脂肪，使整个颊部与中面部"苹果肌"区连成一片，导致苹果弧线消失，形成"饼子脸"，因此要特别注意中面部苹果弧线的塑造；⑤注意下颌缘曲线的塑型，由于侧颊区脂肪的堆积下垂，破坏了下颌缘曲线的光滑流畅走行，导致下颌缘曲线凹凸不平；⑥调整下面宽和中面宽的比例，目前许多女性以"V"形脸为美，通过下面部的减脂塑型有时可以很好地满足患者的要求，但是对于合并有咬肌肥大的患者，需要联合肉毒杆菌毒素注射瘦脸，才能达到比较理想的效果。

三、临床应用

1. 进针点的选择

进行颊部各美学亚单位塑型时，可供选择的进针点主要有：①颧凸点；②颧弓下发际缘点；③下颌角下颌缘点；④口角外侧点；⑤颊部颧骨下点。通过这些进针点的使用，可以完成颊区各

美学亚单位的填充和减脂塑型需要。

2. 注射填充层次和方法

腮腺咬肌区是颊部经常发生凹陷的部位，该部位的填充层次在皮下组织内、SMAS 筋膜上，一般填充 3 ~ 5 ml，严重者可以填充 8 ~ 10 ml。

侧颊区是面部经常需要减脂塑型的区域[7]，该区域的脂肪由两部分构成，一部分是皮下脂肪的局限堆积肥厚，另一部分则是颊脂垫的肥厚脱垂，因此在进行减脂塑型时，首先进行深层颊脂垫的抽吸，方法是左手的示指伸入患者口腔内，和位于外侧的拇指将肥厚的脂肪垫固定，然后通过较细的吸脂针进行精细减脂塑型，注意动作要轻柔，切忌粗暴操作；完成后再进行皮下层脂肪的抽吸塑型，在减脂塑型过程中注意下颌缘曲线和苹果弧线的形态，并以理想的曲线走行作为参照。

前颊区也是经常需要减脂塑型的区域，但由于该区域位于口角的涡轴区，其深层表情肌分布复杂，进行减脂塑型时主要在皮下组织层进行操作，同时要特别注意轻柔操作。

3. 临床案例

案例1：患者，女25岁，行下面部减脂，"V"形脸塑型，同时进行上面部填充塑型。图8-26为术前和术后5个月对比照片。

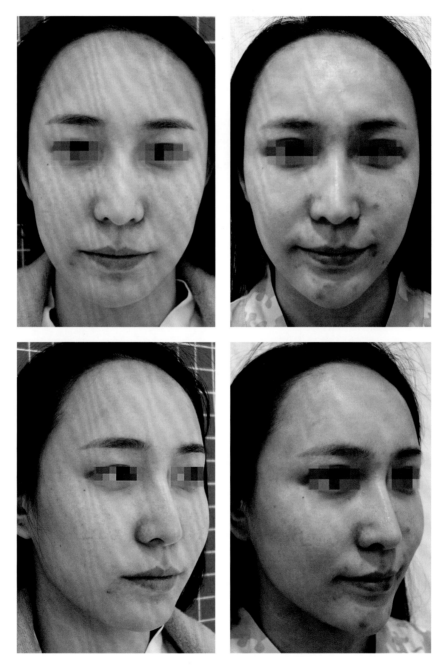

图8-26　颊部侧颊区减脂塑型。左侧为术前照片，右侧为术后5个月照片。可以看出，术后患者原来的长方形面型变成了"V"形脸，下面宽明显缩小，中面宽与下面宽比例增加，臃肿堆积的两侧颊部脂肪消失。苹果弧线变得更加清晰，基础轮廓线颊区段凸起消失，整个面部基础轮廓更加接近理想面型，患者面型变得清秀而富有立体感

案例 2：患者，女，28 岁，双侧腮腺咬肌区塌陷，行脂肪填充塑型。图 8-27 为术前和术后 5 个月对比照片。

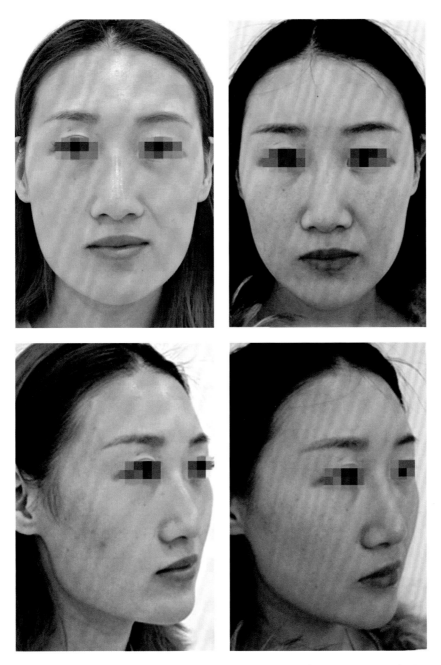

图 8-27　左侧为术前照片，右侧为术后 5 个月照片。术中双侧腮腺咬肌区共填充脂肪 16 ml。术后可见该患者腮腺咬肌区凹陷状况明显好转，颧弓骨性凸显的状况得到缓解，过小的下颌角得到纠正。该患者还同时进行了额部、颞部、"苹果肌"及眉弓等部位的填充塑型

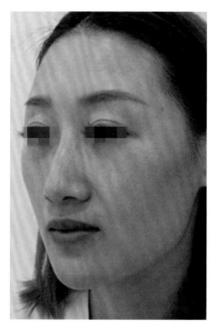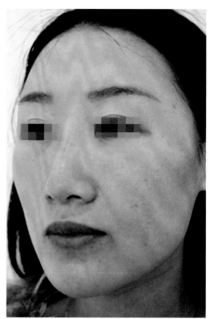

图 8-27 （续）

第 11 节　颏部的应用

一、颏部美学缺陷的临床表现

颏部美学缺陷最常见的临床表现是颏短小和颏后缩，导致颏窝消失和口唇前凸，严重时形成"鸟嘴样"外观。

二、颏部塑型的美学要求

颏部是面部最下端的美学单位（图 8-28）。按照面型重型的美学设计原则，颏部没有亚单位的划分。颏部塑型的美学要求是：①颏部的大小要与面部整体相和谐，颏部的长度应为 2 个左右红唇的高度；②其宽度不能超过双侧口角的垂线；

③颏部应该向前呈圆润凸起，凸起的程度以达到红唇位于鼻尖和颏凸前点连线的后侧为宜；④理想的颏部在与下唇白唇交界区域形成一浅窝，即颏窝，俗称"美人窝"。在女性，"美人窝"的存在能给人以灵动甜美的印象。

三、临床应用

1. 进针点的选择

颏部塑型的进针点有口角外侧点、下颌角下颌缘点和颊部颧骨下点可以使用（图 8-1）。

2. 注射填充层次和方法

对颏部进行填充时，从皮下组织到附着在骨质上的颏肌内都可以注射填充，一般以微小脂肪

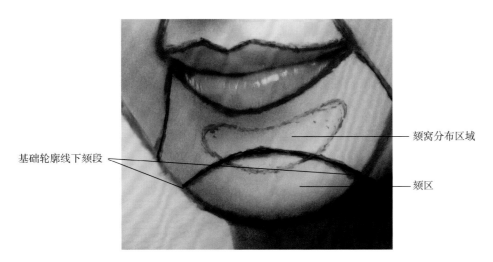

基础轮廓线下颏段

颏窝分布区域

颏区

图 8-28　颏部美学单位的界线及颏窝的分布形态

颗粒为首选。先于下颌骨后缘注射填充以增加颏部长度，然后在前缘填充来增加凸度。为了尽量增加颏部前凸点以达到颏部的美学效果，可以采用从皮下到骨质的立体注射。尽管如此，在一些严重颏部短小的患者，靠一次填充塑型难以达到满意效果，其原因自然与短小的程度有关，但也与这些患者颏部肌肉较薄、颏肌紧张以及皮下脂肪量较少等有关。因此，建议在进行脂肪填充前 1 周先进行肉毒杆菌毒素注射松解颏肌，并采取多次注射移植的方法。一般颏部一次最大注射量为 6 ~ 8 ml。

3. 临床案例

患者，女，36 岁，行颏延长及颏窝等部位脂肪填充塑型。图 8-29 为术前和术后 3 个月对比照片。

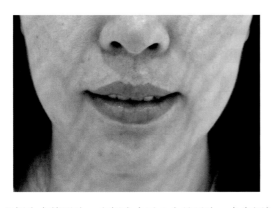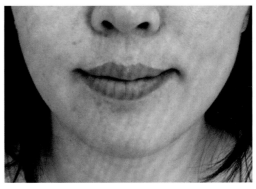

图 8-29　左侧为术前照片，右侧为术后 3 个月照片。术中颏部共填充脂肪颗粒 5 ml。可以看出，术后该患者原来短平的下颏获得了明显延长，颏部圆润前凸，在白唇和颏部交界区域形成了浅浅的"美人窝"，鼻尖和下颏前凸点的连线达到了理想的美学标准，且颏部的下颌缘曲线较术前走行流畅平滑，矫正了术前该部位曲线走行高低不平的形态。重塑后的下颏给人以俏丽灵动的感觉。该患者也同时进行了上唇的填充塑型，术中用了 1.6 ml 小脂肪颗粒。术后上唇的唇珠、上唇厚度及形态发生了明显改善。该患者还同时进行了鼻唇沟等部位的填充塑型

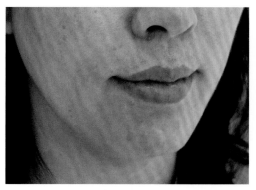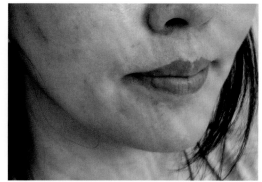

图 8-29 （续）

参考文献

[1] 刘毅, 栾杰. 自体脂肪移植新技术. 北京: 清华大学出版社, 2017:172.

[2] 刘萍, 刘毅, 李世龙, 等. 额部美学分区在颗粒脂肪移植隆额中的意义. 中国美容整形外科杂志, 2015, 26(11):686.

[3] 徐海倩, 罗赛, 陈依达, 等. 颞肌筋膜下间隙注射填充材料矫正颞部凹陷的临床安全性及实用性. 中国美容整形外科杂志, 2018, 24(2):76-78.

[4] 艾玉峰, 柳大烈. 面部轮廓整形美容外科学. 杭州: 浙江科学技术出版社, 2015:317.

[5] 曾令寰, 雷蕾, 秦小惠, 等. 注射填充术在面中部深层脂肪区域应用的方法和意义. 中国美容医学, 2015, 24(16):1-4.

[6] 陈强, 王淑杰, 马继光. 自体脂肪颗粒注射隆鼻术. 中国美容整形外科杂志, 2015, 26(2):76-79.

[7] 文辉才, 马丽, 眭云鹏. 颜面部吸脂术与脂肪移植术在改善面部轮廓中的综合应用. 中华整形外科杂志, 2015, 31(2):89-92.

[8] 郭鑫, 王千文, 王佳琦. 自体脂肪颗粒移植隆颏术. 中国美容整形外科杂志, 2016, 27(2):76-78.

第 9 章

脂肪美容整形技术与面型重塑

引言

第8章就脂肪美容整形技术在面部局部美学单位的具体应用进行了阐述，本章将介绍脂肪美容整形技术在面部整体轮廓塑型中的应用。

以往进行面部脂肪移植塑型时，不管是局部的还是全面部的填充塑型，都笼统称为面部脂肪移植。尽管有些学者提出了"面部脂肪加减法"等叫法，但显然这些叫法缺乏严谨性，既不正规，也不科学，难以指导临床进行规范的治疗操作。例如，进行额部或某一具体部位填充塑型时，应该填多少？怎么填？填什么？填到什么程度？其依据是什么？这些都说不清楚，也不能进行很好的解释。更为突出的问题是，进行全面部脂肪填充塑型时，因为缺乏系统的美学设计原则，在临床上经常会看到这样的现象：移植的脂肪成活比较好，可患者抱怨自己的脸变大了，而且也没有变得更好看！

有很多求美者在进行眼睛、鼻子、下颌和其他五官整形后，仍然抱怨没有获得一幅吸引人的面容。笔者在临床工作中遇到这样的患者不在少数，其主要原因是由于相当一部分人的面型不够理想，或者是因为她们五官之间的比例不够和谐，如果依然局限于传统的五官美容整形，则很难达到理想的效果。依据面型重塑的美学设计原则，利用脂肪技术，不仅可以改变一个人的面型和轮廓，更让人感到惊喜的是，还能明显改善五官之间的比例，能让众多"丑小鸭"变成"美天鹅"。

本章重点阐述面型重塑的美学设计原则如何与脂肪外科技术相结合，从而达到重新塑造面型的目的，包括如何让长脸变短、短脸变长；如何让窄脸变宽、宽脸变窄；如何让一幅不规则的脸变得圆润；如何让圆脸变成美丽的"鸭蛋脸"；如何使一幅平淡、缺乏吸引力的面孔，变得迷人而富有吸引力！

第 1 节　面型重塑的美学原则

一、面型重塑的美学设计原则

以往有学者将面部脂肪移植塑型称为"面部脂肪加减法[1]"，即上面部填充脂肪、下面部抽吸减除脂肪，这种称呼既不规范，也不科学，尤其是缺乏统一的塑型标准来指导临床操作，大多数医生在进行手术时，只能根据经验来判断局部填充和减脂的程度。以脂肪技术为基础建立起来的面型重塑的美学设计原则，从面部黄金点的位置、各条美学曲线的形态、美学单位和亚单位的形状、面部美学角度的大小到面部比例的关系等，全方位地对患者的面型进行评价，从中找出每位患者面型存在的美学缺陷，进而通过脂肪外科技术进行改善和纠正。笔者认为，面型重塑的美学设计原则不仅为面部整体塑型和局部塑型时的术前设计找到了客观的美学标准，也能很好地指导术中操作，让医生进行填充和减脂塑型时有据可依、有章可循，从而获得理想的手术效果。

1. 黄金点的位置调整

面部黄金点是面中线与患者面部最宽处水平线的交叉点，理想面型的黄金点在两侧颧弓和两侧眉弓水平连线之间（图 9-1）。术中要根据患者的面部长宽比例以及中面宽与上、下面宽的比例

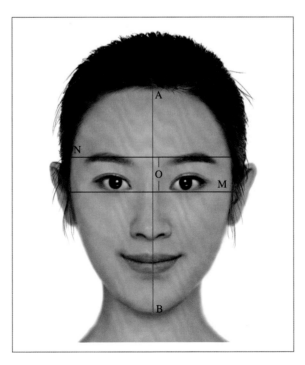

图 9-1　面部黄金点位置示意图。面部黄金点即 O 点，是面中线与患者面部最宽处水平线的交叉点，理想面型的黄金点在两侧颧弓和两侧眉弓水平连线之间。在进行长脸变短塑型时，应该下调该点的位置，而在进行短脸塑型时应该上移该点的位置

来调整其高低位置。

2. 各条美学曲线的形态塑造

女性柔美的气质可由面部的曲线美来得以体现[2]，因此面部主要美学曲线的塑造是女性面型重塑的重要内容。面部的美学曲线主要有面型基础轮廓线、面部正中曲线、苹果弧线和下颌缘曲线（图9-2）。①面型基础轮廓线显示的是患者的基础面型，通过基础轮廓线的描绘，一个人面部的轮廓形态特征就能够表现出来。理想的面型基础轮廓线为卵圆形，其特征是上宽下窄，由上到下曲线过渡平滑自然、衔接流畅。在进行具体面部塑型时，就要依照该曲线在各个美学单位内的标准形状来判断局部填充和减脂的程度。②面部正中曲线是面部侧位时在正中线上从发际缘点到下颏缘点之间的连线，这条曲线经过额头、鼻背、上唇、下唇和颏部，止于颏下点。临床上常用"四高三低"来形容曲线的形态，三个低点指鼻额角、鼻唇角及颏窝，四个高点为额头、鼻尖、上唇唇珠和颏部前凸点。理想面型在侧位观察时，面正中线上呈现一条高低起伏、错落有致的流畅曲线。在面部塑型时，对该曲线高点和低点的塑造具有非常重要的意义。③苹果弧线起于尖牙窝顶部，是沿着"苹果肌"内下缘经颧弓下到耳前发际缘的一条抛物线样曲线。在理想面型中，该曲线在常态下即可存在，且由内向下再转而朝向后上平滑走行，过渡流畅自然，给人一种美妙的动感。在一般面型中，该曲线在常态下并不显现，只有在微笑时方可出现，展示一种微笑可爱的外观。苹果弧线最下端正常位于鼻基底水平线和口角水平线之间（图9-3），如果该曲线最下缘低于口角水平连线，会拉长面部，给人

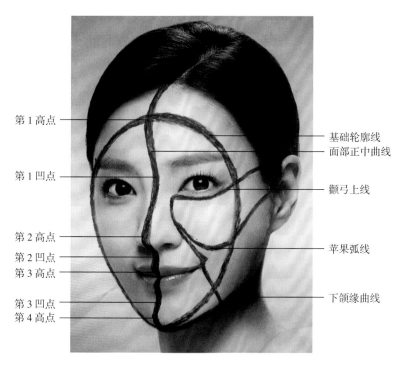

图 9-2　面部主要美学曲线示意图。基础轮廓线、面部正中曲线、苹果弧线及下颌缘曲线是面型重塑及年轻化治疗时重要的美学参考曲线，对面部填充及减脂塑型具有十分重要的指导意义。基础轮廓曲线又根据其在面部不同美学单位内的走行，划分为额段、颞段、面中段、颊段和下颏段。这些不同美学单位内的各段基础轮廓线在患者面部会表现出不同的美学缺陷，对这些美学缺陷的塑型矫正是面部局部塑型的主要内容，也是整体面型重塑的基本要求

以一种长脸的感觉（图9-4）；如果最下缘高于鼻基底水平连线，则会使面部缩短，给人以一种短圆脸的感觉。苹果弧线的塑造也是进行面型重塑和年轻化治疗的重要内容。④下颌缘曲线起自耳轮下切迹，开始向前下方绕过下颌角，越过咬肌前方，沿着下颌缘朝内下止于同侧颏结节下方，该曲线是以下颌角咬肌处为最高凸起的一条抛物线。在理想面型，该曲线走行圆滑流畅，曲线上没有明显凸起及凹陷。在某些患者，该曲线经常出现锯齿形状，常见的表现为下颌角咬肌处凸起、口下颌沟凹陷等，导致圆润流畅走行的曲线呈现凹凸不平。在部分衰老患者，下颌缘处堆积松弛下垂的皮肤及皮下组织，使下颌缘曲线的完整性及流线型态被破坏，呈现锯齿样外观。下颌缘曲线的塑型也是面部塑型的重要美学曲线，须引起医生足够重视。对软组织松弛下垂较重的老年患者，需要结合线雕及手术等提升手段，才能够得到很好的治疗。对咬肌肥大的患者，需要配合使用肉毒杆菌毒素注射瘦脸，方能获得更为理想的手术效果。

以上这些美学曲线在面型塑造和年轻化治疗方面具有重要的参考意义。由于面部重要的美学角如鼻额角、鼻唇角、下颌角、颏颈角及颌颈角等基本都位于重要的美学曲线上，在这些曲线的形态塑型中，一般可以同时对各个美学角进行调整和完善，故关于面部美学角在面型重塑中的意义在此不再赘述。

3. 面部美学单位和亚单位的塑型

绘画素描理论认为一个三维立体的物体是由多个块面构成的[3]，因此在进行人面部素描绘画时，可以把人的面部划分为许多块面，通过这些若干个块面的形态及结构塑造来展示各种面部特征。按照面型重塑的美学设计原则，面部共划分为16个美学单位和40个美学亚单位（见第4章图4-21）。这些美学单位及亚单位可以看成是组成整体面部形状的若干块面，每个块面都有其理想的美学特点和形态。临床上可根据这些具体美学单位或亚单位出现的美学缺陷进行块面调整塑型，来达到治疗目的。这部分内容已经在上一章中进行了详细叙述，此处不再赘述。

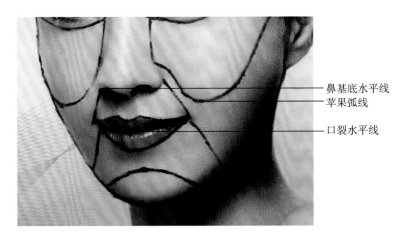

图9-3　苹果弧线位置示意图。苹果弧线是围绕"苹果肌"下缘的一条抛物线，在理想面型中，其最下缘位于鼻基底和口裂水平线之间。如果该曲线最下缘低于口角水平连线，会拉长面部，给人以一种长脸的感觉；如果最下缘高于鼻基底水平连线，则会使面部缩短，给人以一种短圆脸的感觉。临床上经常看到有的医生为了迎合目前流行的"网红脸"的塑造，将"苹果肌"区过度填充，致使苹果弧线下移至口角水平线以下甚至消失，导致怪异的"大饼脸"（图9-4）

（图中标注：鼻基底水平线、苹果弧线、口裂水平线）

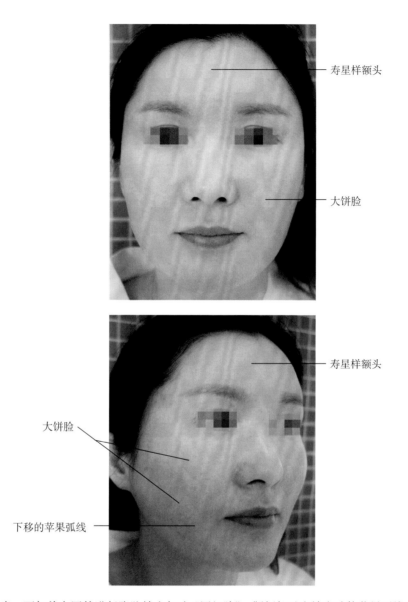

图 9-4　患者，女，29 岁，两年前在国外进行脂肪填充打造"网红脸"，颧颊部过度填充致使苹果弧线消失，出现"大饼脸"样外观，额头过度填充导致"寿星样额头"

4. 面部比例的调整

面部五官之间的比例关系也是决定人类容貌美的重要因素。一般认为，人面部五官彼此存在一个合理的美学比例，满足这个比例才符合容貌美的标准[4]。笔者经过研究统计发现，女性理想面型的长宽之比约为 1.361∶1，上面长与下面长之比约为 0.896∶1，中面宽与上面宽之比约为 0.994∶1，中面宽与下面宽之比约为 1.276∶1。临床医生在进行面部塑型时，可以利用这些比例关系，根据"三庭五眼"的审美标准，在已知理想面长或面宽的基础上，来计算求得其他面部长、宽数值，从而指导进行面部的塑型（图 9-5）。

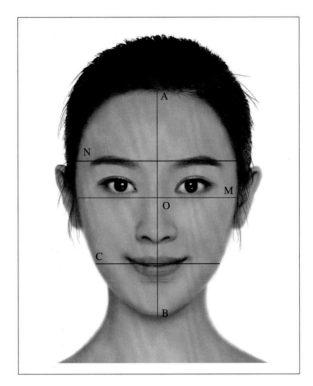

图9-5　面长和面宽示意图。O点为黄金点，即面长和中面宽的交叉点；AB为面长；M为中面宽；N为上面宽；C为下面宽。面型重塑的美学设计原则所述的上面宽、中面宽和下面宽是基于面部体被软组织测量得到的，与基于骨组织测量的颞面宽、颧面宽和颌面宽大致位置相同，但由于软组织分布的厚度差异，故测量数值结果截然不同。该美学设计原则所述的上面宽、中面宽和下面宽分别以经过眉弓水平线、眶下缘水平线和口裂水平线为标准测量的面部软组织宽度。面部长度由"O"点分割为上面长和下面长，二者的比例在面部塑型上具有重要的临床意义

二、块面雕塑原则

面型重塑的美学设计原则将面部共划分为40个美学亚单位，按照人体雕塑的原理，这些美学亚单位可以理解为40个块面结构。在进行脂肪填充塑型和减脂塑型时，首先进行各个亚单位的塑型调整，然后进行各个美学亚单位或美学单位的整体过渡和"润色"统一，最终完成全面部的塑型（见第4章图4-21）。

三、增加立体感原则

东方人与西方人面部最大的区别是：东方人面部较宽，眉骨、鼻骨及颧骨较低，眼窝较浅；而西方人面部较窄，眉骨、鼻骨及颧骨较高，眼窝深陷。因此，相比之下，东方人面部立体感较差，看上去比较平淡；而西方人面部立体感较好，眼窝看上去更加深邃（图9-6）。所以在进行东方人面部塑型时，要吸取西方人面型的这些美学优点，增加立体感是一个重要原则。

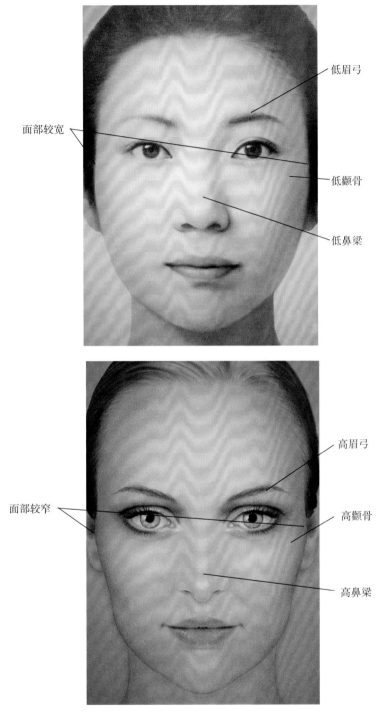

图 9-6　东方人与西方人面型的主要区别示意图

四、和谐统一原则

面部五官和轮廓的和谐统一是面部美学的最高境界[5]。从某种意义上说，在不存在面部五官明显美学缺陷的情况下，面部轮廓和五官之间的比例关系就是美人脸的决定因素。大部分患者的面部存在几个或多个美学单位的缺陷，导致面部轮廓及五官之间的比例关系被破坏。利用脂肪外科技术不仅能够矫正这些美学缺陷，而且可以在一定程度上改善甚至改变五官之间的比例关系，让一个人的面型看上去更加匀称和均衡，从而达到和谐统一的目的。

面部和谐统一主要表现在如下几个方面：

①面型基础轮廓线。面型基础轮廓线的和谐统一性主要表现在两个方面，一是基础轮廓线在面部各个美学单位内的走行区段之间过渡要自然平滑，不允许出现明显的凹陷和凸起；二是因为基础轮廓线所表现的是一个人的基础面型，理想面型的基础轮廓线应该处于一个水平面上，即基础轮廓线的额结节点、眉弓外点、颧骨高点和颏前凸点应该处于一个水平面上。②面部的长、宽比例。中面宽与上、下面宽的比例要符合理想美学比例的要求。③五官之间的比例关系。例如，眉与眼之间、眼裂与口裂之间、上唇与下唇之间的比例关系要符合美学标准。④五官内部的比例关系。例如，重睑的宽度和上睑的比例、鼻长度与宽度的比例、红唇与白唇之间的比例等，也要符合该部位的美学要求（图 9-7）。

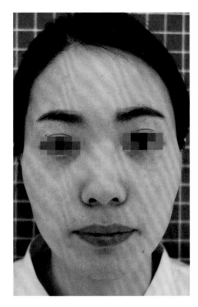
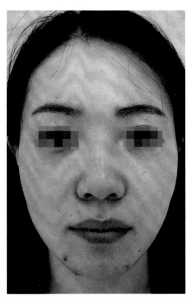

图 9-7 和谐统一原则的具体体现。从该患者面型重塑术前（左）和术后（右）的对比照片可以看出，和谐统一原则在该患者塑型时集中体现在：①基础轮廓线的形状得了较好改善，其在各美学单位内的走行区段之间的过渡恢复了自然流畅的形态；②面部长、宽比例及上、中、下面宽之间的比例关系得到了协调统一；③眼部、鼻部、口唇及下颏等五官之间及其内部的形状和比例关系也得到了不同程度的优化

五、个性化原则

人类女性的容貌美存在其普遍的规律，如世界上各民族都崇尚"卵圆状"的面型[6]，尤其是东方人以俗称的"鸭蛋脸"或"瓜子脸"为女性美丽面型的代名词，所以将面型基础轮廓线打造成"卵圆形"是面型重塑的基本要求。但是美丽的面容也存在其特殊性或个性[7]，"千人一面"的美丽显然不符合事物多样化的客观规律，美丽女性的容貌应该如同百花盛开，各有风姿，争奇斗艳。因此，在面型重塑时，既要把握理想面型的一般美学规律，也要强调五官如鼻、眼、下颏等五官的个性化差异。美丽的个性化原则一定要根据不同患者的面型和五官特点来决定，而不能刻意地通过美容整形来变成某某明星的脸，否则就会显得牵强附会，而且丧失掉自身容貌的特点。

图 9-8 中四位美女在面部美学上存在着共同之处：①面部黄金点位于经眉弓和眼台下缘水平线之间的面正中线上，上面长与下面长的分割面部长、宽比例，中面宽与上、下面宽的比例均符合

面型重塑的美学设计原则的美学规律，面型完全符合"三庭五眼"原则；②面型的基础轮廓线均为"卵圆形"，该"卵圆形"各段均处于同一个水平面，其各美学单位内的各段彼此过渡衔接自然、平滑流畅，没有凹凸显现；苹果弧线表现清晰完美，下颌缘曲线流畅光滑，没有锯齿状不平；面部正中曲线起伏错落有致，"四高三低"走行表现完美流畅，额头的凸起圆润饱满，鼻梁清秀挺拔，下颏窝精致显现。

其不同之处在于：①各美学单位都存在着大小、形状及高度的差异，例如眼部表现在上睑的宽度，眼裂的大小、形状及眼台的形状大小等；鼻部表现在鼻背的长度、高度、宽度和鼻尖形状的差异；还有上下唇的形状、长度以及下颏的形状、凸度等。②各个美学单位内部比例关系的变化，如鼻长、宽的比例，上下唇红唇与白唇间的比例，眼裂长、宽的比例等。因此，可以认为，理想面型的共性在于整体轮廓的形状及比例关系的一致性，其个性在于各美学单位及亚单位内部的比例及形态差异。

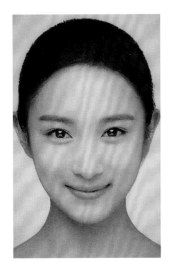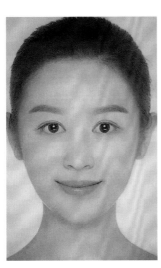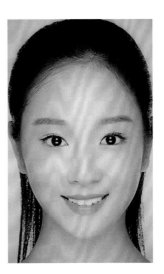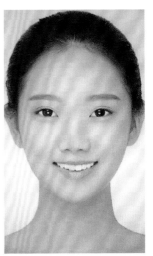

图 9-8　东方女性理想面型共性与个体统一的体现

第 2 节　临床应用及案例分析

一、不规则面型的塑型方法

在现实生活当中，人类面型的个体差异变化极大，除同卵双生的双胞胎之外，很难找到两个完全相同的面型。在这些丰富多样的容貌中，有些可以用人们熟知的几何形状来描述，例如卵圆形脸、长方形脸、圆形脸、方形脸等[8]。但是其中的绝大部分面型是无法用几何形状来准确描述的，笔者称之为不规则面型。由于这部分面型在临床求美者中占据大多数，故本节先从不规则面型的塑型开始叙述。

（一）案例 1

患者，女，27 岁，对自己的容貌不满意，要求进行改善，但不希望容貌变化太大。术前临床体检、各项实验室检查无手术禁忌证。术前拍照后，同患者一起进行面部美学评估，医患双方一致认为患者面部存在如下美学缺陷：双侧颞部凹陷，颧骨过高，中面部凹陷，额头较低，鼻梁低平，下颌较短，上唇唇珠不明显。诊断：①不规则面型；②面部美学缺陷 V 级。

1. 术前美学设计

（1）按照面型重塑的美学设计原则画出基础轮廓线、苹果弧线、下颌缘曲线及各美学单位（图 9-9）。

（2）根据患者本人的意愿结合面型重塑的美学设计原则对面部塑型的基本要求，对如下美学单位和亚单位进行塑型调整：①额部美学亚单位的侧区及眉上区；②颞区；③中面部美学亚单位的颧弓

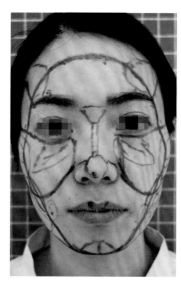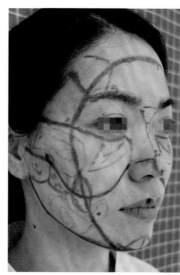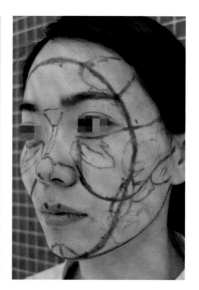

图 9-9　术前美学设计。按照面型重塑的美学设计原则画出面型基础轮廓线、苹果弧线及下颌缘曲线，以及需要进行调整塑型的各美学单位及亚单位

区和"苹果肌"区；④鼻部的鼻尖、鼻背及鼻根区三个美学亚单位；⑤颊部美学单位的腮腺咬肌区、侧颊区和前颊区；⑥上唇红唇区；⑦颏区。

（3）具体美学要求如下：①改善面部长、宽比例，中面宽与上、下面宽的比例；②上移黄金点的位置；③塑造面型基础轮廓线使之接近卵圆形；让模糊的苹果弧线清晰明显；改善平直的下颌缘曲线，缩小下颌角角度；塑造面部正中曲线，缩小鼻额角的角度，抬高鼻梁及鼻尖；塑造唇珠；增加下颏凸度；④重点进行额区、颞区、面中区和颊区美学单位及亚单位的塑型。

2. 手术治疗经过

（1）根据术前的美学设计要求，对颧弓区、侧颊区及前颊区进行减脂塑型；对额部的侧区及眉上区，颞区，"苹果肌"区，腮腺咬肌区，鼻部的鼻根、鼻背、鼻尖区，上唇唇珠及颏区等美学单位和亚单位进行填充塑型。

（2）术中共使用不同成分的脂肪组织 65 ml。其中额、颞部共 30 ml，双侧"苹果肌"区 8 ml，腮腺咬肌区共 8 ml，鼻部 6 ml，下颏 6 ml，唇珠 1 ml，其余 6 ml 用于美学单位和亚单位间的修饰过渡。手术结果如图 9-10 所示。

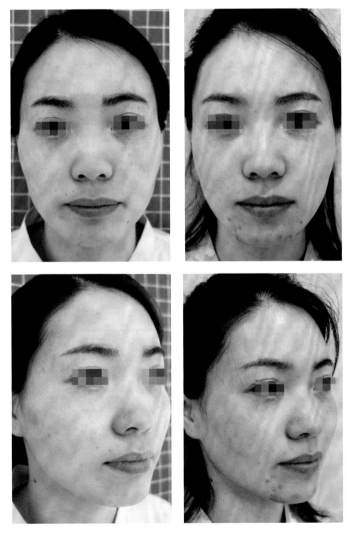

图 9-10　不规则面型进行面型重塑术前（左）、术后 5 个月（右）对比照片

（二）案例 2

患者，女，31 岁，因为容貌不佳，要求进行美容整形治疗。术前临床体检、各项实验室检查无手术禁忌证。术前拍照后，与患者一起对术前照片进行各个角度的全面美学评估，征求患者意见后，决定对患者面部存在的下列美学缺陷进行手术矫正：额头后缩低平，眉弓过低，颧骨高凸，颧弓过宽，"苹果肌"区凹陷，鼻背驼峰致使鼻背与鼻尖之间出现切迹，下颏前凸不足，颏窝缺失，两侧下颌缘曲线高低不平。诊断：①不规则面型；②面部美学缺陷Ⅵ级。

1. 术前美学设计

（1）按照面型重塑的美学设计原则，画出基础轮廓线、苹果弧线、下颌缘曲线及各美学单位，画出额部、眉部、中面部和鼻部等需要重点塑型的美学亚单位（图 9-11）。

（2）按照面型重塑的美学设计原则结合该患者

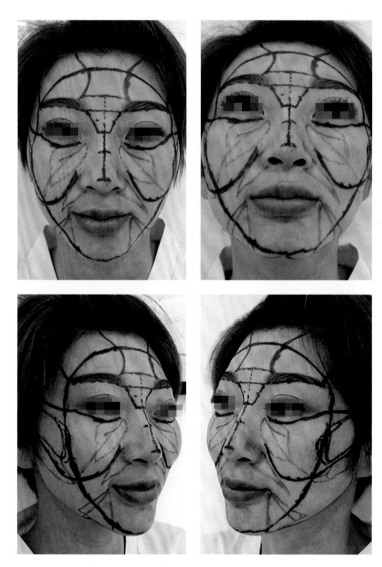

图 9-11　术前美学设计。面型基础轮廓线在不同美学单位内走行的情况：①额段的走行与其他部分明显不在一个水平面上；②颞段出现凹陷；③在中面部区段的走行明显凸起；④下唇段低凹。从该患者的术前美学设计过程可以看出基础轮廓线在面型重塑中的重要意义

面部具体美学评估情况，对如下美学单位和亚单位进行塑型调整：①额部；②眉部；③中面部的两个美学亚单位颧弓区和"苹果肌"区；④鼻部的鼻尖、鼻背及鼻根区三个美学亚单位；⑤颞部；⑥下唇白唇区；⑦颏区。

（3）具体美学要求如下：①改变面部长、宽比例，中面宽与上、下面宽的比例；②上移黄金点的位置；③塑造面型基础轮廓线使之接近卵圆形；塑造苹果弧线；改善起伏不平的下颌缘曲线，缩小下颌角角度；通过减小鼻额角，填充鼻背与鼻尖切迹，抬高鼻尖，增加下颏凸度来塑造面部正中曲线；④重点进行额区、眉区、颧弓区、"苹

果肌"区、颏区美学单位及亚单位的塑型。

2. 手术治疗经过

（1）根据术前的美学设计要求，对颧弓区进行减脂塑型；对额部的 6 个美学亚单位，眉区各美学亚单位，"苹果肌"区，颞区，鼻部的鼻根、鼻背、鼻尖区及颏区等美学单位和亚单位进行填充塑型。

（2）术中共使用不同成分的脂肪组织 120 ml。其中额部 45 ml，双侧颞部 12 ml，眉区及眉间区共 10 ml，双侧"苹果肌"区共 20 ml，下唇白唇区共 10 ml，鼻部 2 ml，下颏 6 ml，腮腺咬肌区共 8 ml，其余 7 ml 用于美学单位和亚单位间的修饰过渡。手术结果如图 9-12 所示。

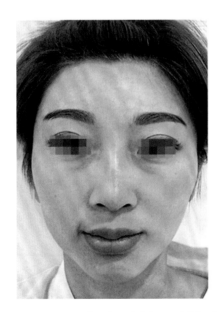 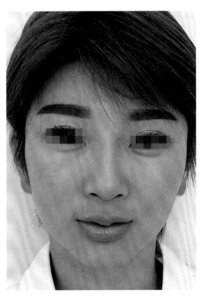

图 9-12　不规则面型进行面型重塑术前（左）、术后 4 个月（右）对比照片

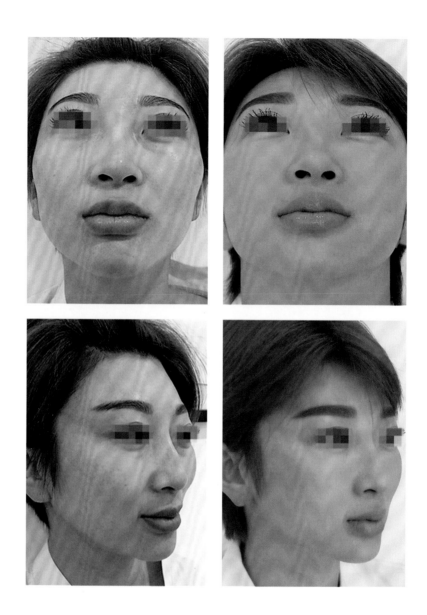

图 9-12 （续）

二、长面型的塑型方法

长面型或称长方形脸在现实生活中较为常见。长方形脸的患者由于基础轮廓线在面部两侧几乎呈直线走行，导致两侧的基础轮廓线曲线美消失，女性丧失了其柔美的气质。对此种面型的塑型在美学设计上有其特殊的规律。长面型的塑型一般要在面部美学上做如下调整：

1.下移黄金点的位置，增加中面部的宽度；

2.将额部高光点下移；

3.适当下移鼻额角；

4.增加"苹果肌"区的凸起饱满程度，使颧部高光点外移；

5.上提苹果弧线的位置；

6.适当增加上唇的厚度；

7.增加颏前凸，上移颏部高光点的位置。

（一）案例1

患者，女，34岁，对自身容貌不满意，要求进行美容整形治疗。经术前风险评估，未发现手术禁忌证。术前拍照后，和患者一起讨论面部存在的问题，并制订手术方案。诊断：①长面型；②面部美学缺陷Ⅴ级（额部、颞部、"苹果肌"区、颏区、鼻根区、下唇白唇区存在美学缺陷）。

1．术前美学设计及评估

（1）按照面型重塑的美学设计原则进行术前画线设计（图9-13）。

（2）根据面型重塑的美学设计原则结合该患者的面部具体情况，评估结果如下：①面长与面宽比例失调，中面宽与上面宽比例过大；②基础轮廓线呈长椭圆形，且上窄下宽。基础轮廓线在颞区段塌陷，面中段凸起，颏区段又出现轻度凹陷，导致基础轮廓线从额结节到颏结节出现波浪起伏，曲线的平滑流畅受到严重破坏；额头凸度不够，面

部正中曲线在额区走行几乎呈直线，鼻额角过大，上唇唇珠凸起不足，颏部后缩，颏窝消失，致使正中曲线起伏过渡不良；③颞部美学单位凹陷较为严重，致使黄金点下移；④"苹果肌"区饱满度不足，出现泪沟，鼻唇沟过深，导致苹果弧线模糊。

（3）具体美学要求如下：①纠正面部长、宽比例失调，增加中面宽；上移黄金点的位置；②增加额头凸度，改善鼻额角；③填充颞部，矫正中面宽与上面宽的比例；④塑造丰满的"苹果肌"，填充泪沟，使苹果弧线丰满流畅；⑤增加上唇唇珠凸度，塑造颏窝，使正中曲线呈现"四高三低"、起伏有致、流畅自然的外观。

2．手术治疗经过

（1）根据术前美学评价结果和美学要求，对下列美学单位及亚单位进行填充塑型：额区、颞区、鼻根区、"苹果肌"区、腮腺咬肌区、上唇红唇区、下唇白唇区、颏区等美学单位及亚单位，以矫正这些部位存在的美学缺陷。

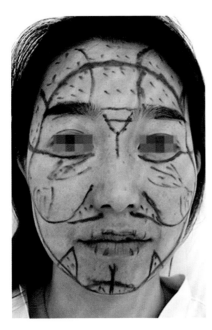
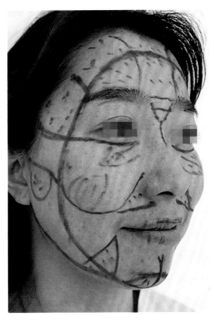

图9-13　术前美学设计，画出重要的美学线及需要填充塑型的美学单位及亚单位，并做重点标记。根据美学单位及亚单位的形状，估算该部位预计填充的脂肪量

（2）术中共使用不同成分的脂肪颗粒 108 ml。其中额部 32 ml，两侧颞部 26 ml，眉部 2 ml，鼻部 3 ml，"苹果肌"区 16 ml，上唇 3 ml，下唇 8 ml，颧弓区 2 ml，颊区 9 ml，下颏 5 ml。手术结果如图 9-14 所示。

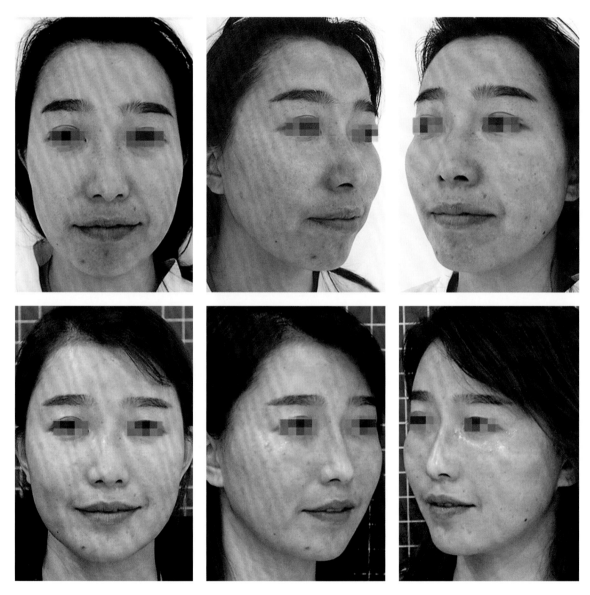

图 9-14　长面型进行面型重塑术前（上组）、术后 3 个半月（下组）对比照片

（二）案例 2

患者，女，32 岁，对自身容貌不满意，要求进行改善。术前诊断：①长面型；②面部美学缺陷Ⅵ级。

1. 术前美学设计及评估

（1）根据面型重塑的美学设计原则进行术前画线（图 9-15），然后按照美学比例、点、线、面及角（由于面部的主要黄金角均被主要美学线所涵盖，所以在进行美学设计及评估时不单独列出）等内容进行逐一评估。

（2）该患者面部主要的美学缺陷如下：①面部长、宽比例过大；中面宽与上面宽的比例较大，与下面宽的比例较小。②基础轮廓线：额段轻度后缩，左右弧度不饱满；颞段几乎呈直线状；颊段低平。③面部正中曲线：额段由下向上的抛物线弧度不够，致使额头前凸不足，鼻额角度过大。④鼻背略低。⑤颏部前凸不够，颏窝不明显。⑥静态下苹果弧线缺失。⑦额部、颞部、眉部、"苹果

肌"区、腮腺咬肌区等美学单位和亚单位低平，饱满度不够。

（3）具体美学要求如下：①下移黄金点位置，将中面宽下移。②增加上面宽度。③塑造理想的基础轮廓线、面部正中曲线及苹果弧线。④抬高眉弓。⑤对颞部、额部、"苹果肌"区、腮腺咬肌区及颏区进行填充塑型。⑥消除泪沟、鼻唇沟及木偶纹。

2. 手术治疗经过

（1）根据术前的美学设计要求，对额部各个美学亚单位，颞区，"苹果肌"区，腮腺咬肌区，鼻部的鼻根、鼻背区，上唇唇珠及颏区等美学单位和亚单位进行填充塑型。

（2）术中共使用不同成分的脂肪组织 98 ml。其中额部 30 ml，颞部共 20 ml，眉部共 6 ml，双侧"苹果肌"区 12 ml，腮腺咬肌区共 14 ml，鼻部 3 ml，下颏 5 ml，唇珠 1 ml，其余 7 ml 用于美学单位和亚单位间的修饰过渡。手术结果如图 9-16所示。

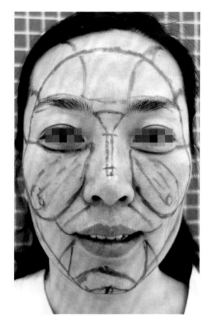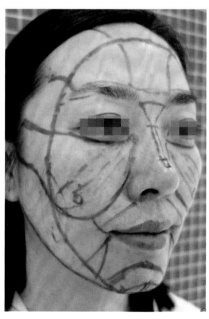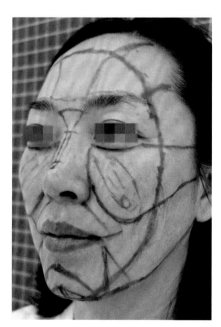

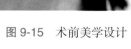

图 9-15　术前美学设计

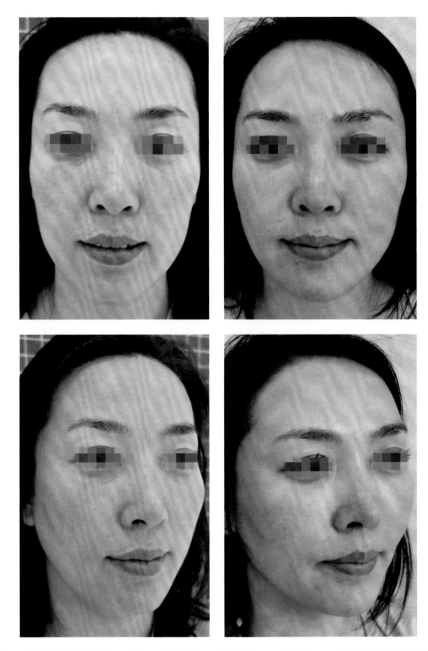

图 9-16　长面型进行面型重塑术前（左）、术后 3 个月（右）对比照片。可以看出，术后患者面部形态发生了根本变化：①面部黄金点下移，上面长与下面长之比更加和谐；②面型基础轮廓线由原来的偏椭圆形变成了卵圆形，曲线各段衔接流畅、过渡自然；③面部正中曲线"四高三低"显现，曲线起伏错落有致；④原来消失的苹果弧线显现，赋予面部迷人可爱的外观；⑤各个美学单位及亚单位发生了如下变化：额头饱满，眉弓抬高，鼻梁增加，中面部"苹果肌"区饱满，上下唇形态明显改观，颏部变尖、上翘，颏窝形成。整体外观给人一种年轻可爱的感觉

三、短面型的塑型方法

短面型也是女性经常出现的面型，也称为方脸。短面型的女性给人以粗壮的男性化外观，看起来缺乏女性的柔美之气。让一个短面型的人面型变长，五官变得更加舒展和谐，是一项具有挑战性的工作。以面型重塑的美学设计原则为指导，运用脂肪美容整形技术能够让这类人面型变长，并使其变得更加理想。短面型的塑型一般要在面部美学上做如下调整：

1. 由于短面型的人面长、宽比例减小，中面宽与上、下面宽的比例也减小，因此塑型时以拉伸面长为主，同时缩小面宽。

2. 增加额头的高度，缩短两个额结节的距离，使额部高光点向面正中线处集中。

3. 增加眉部的高度。

4. 上移黄金点的位置，将面部最宽处上调。

5. 抬高鼻梁，适当上移鼻额角。

6. 下拉苹果弧线下缘的位置。

7. 延长下颏下点。

按照上述的美学规律进行面型重塑，能够使大多数的短脸变长。下面介绍短脸变长的临床案例。

（一）案例 1

患者，女，40 岁，因方脸，面部粗壮、男性化，要求进行美容整形治疗，以改善容貌。术前诊断：①短面型（方脸）；②面部美学缺陷Ⅷ级。由于患者基础条件较差，安排进行两次手术。通过两次手术的术前和术后照片对比可以看出，患者的面型发生了根本性的变化，由原来的短粗形变成了长椭圆形，面型变得柔美。

1．术前美学设计及评估

（1）按照面型重塑的美学设计原则进行画线设计（图 9-17）。

（2）该患者面部主要存在如下美学缺陷：①患者为方脸，面部棱角明显；②额头低矮、高度不足；③面长、宽比例减小，中面宽与上、下面宽几乎相等，导致方脸；④鼻梁高度不足，下颏粗壮、后缩；⑤下颌角肥大。

（3）具体美学要求如下：①上移黄金点位置；②塑造基础轮廓线，使之近似理想状态；③完善

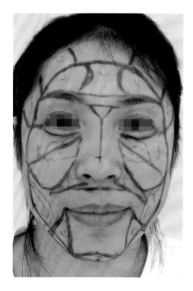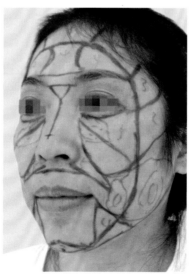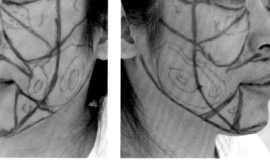

图 9-17　第一次术前面部美学设计

面部正中曲线；④塑造苹果弧线；⑤改善面部长、宽比例及中面宽与上、下面宽的比例；⑥对额部、颞部、"苹果肌"区等美学单位及亚单位进行塑型。

2．手术治疗经过

（1）根据术前的美学设计要求，对额部各个美学亚单位进行调整；对眉区，颞区，"苹果肌"区，鼻部的鼻根、鼻背区，上唇唇珠及颏区等美学单位和亚单位进行填充塑型；对颊区选择减脂塑型。

（2）第一次手术共使用不同成分的脂肪组织 87 ml，其中额部 25 ml，颞部共 6 ml，眉部共 6 ml，双侧"苹果肌"区 10 ml，颧弓区 4 ml，鼻部 3 ml，下颏 4 ml，上唇及鼻唇沟 10 ml，下唇红唇 1 ml，口下颌沟 8 ml，上唇红唇及唇珠 2 ml，其余 8 ml 用于美学单位和亚单位间的修饰过渡。第二次手术共用脂肪 29 ml，其中额部 16 ml，鼻部 2 ml，面中区 8 ml，下颏 3 ml。颊区再次进行减脂塑型。手术结果如图 9-18 所示。

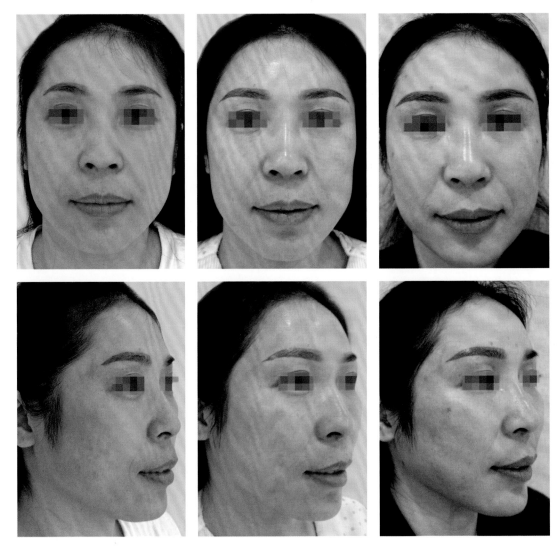

图 9-18　短面型进行面型重塑术前和术后对比照片。左侧组为术前照片，中间组为第一次手术后 8 个月照片，右侧组为第二次手术后 4 个半月照片

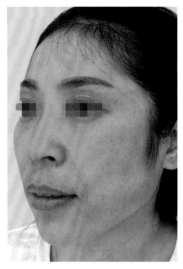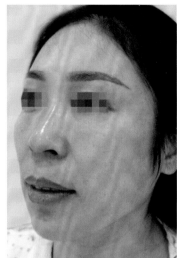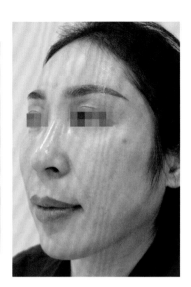

图 9-18 （续）

（二）案例 2

患者，女，35 岁，因对自身容貌不满意要求改善而来求诊。临床查体及各项实验室检查无手术禁忌证，心理健康。诊断：①短面型（方脸）；②面部美学缺陷 V 级（额部、颞部、鼻部、颊部和下颏等 5 个美学单位存在缺陷）。

1．术前美学评估

（1）面部比例：面长、面宽之比小于 1.361，中面宽与上面宽及中面宽与下面宽的比例接近 1.0，均不符合理想面型的比例要求；"三庭"较短，以上庭额部尤为明显，"小三庭"比例不和谐，上唇略短、下唇较长；面宽基本符合"五眼"标准。

（2）黄金点：面部最宽处与正中曲线交点位置明显下移。

（3）基础轮廓线：几乎呈上窄下宽的不规则圆形。额段曲线低平，颞段凹陷，两侧中面部曲线向外凸显，基础轮廓线在由颞部向颧部走行时曲线出现波浪，过渡不流畅。

（4）面部正中曲线：额段走行低垂，前凸不够，鼻额角增大，鼻梁较低，上唇唇珠凸度不足，下颏窝消失，下颏略后缩。

（5）苹果弧线：最低处偏上移，曲线走行不清晰。

（6）下颌缘曲线：在下颌角处增高，使下颌角偏小；在口角处存在切迹，过渡不流畅。

（7）美学单位（面）：额部、鼻部、上唇及颊部等美学单位或亚单位存在美学缺陷。

2．术前美学设计

按照面型重塑的美学设计原则进行术前设计。首先进行面部美学单位的分区画线，主要画出基础轮廓线、苹果弧线及下颌缘曲线等重要美学线（注：由于面部正中曲线不参与面部美学单位的分区，只在术前美学评估中具有意义，所以一般在术前设计时不必画出）；其次根据术前美学评估，对一些需要重点塑型的美学单位进行亚单位画线（图 9-19）。

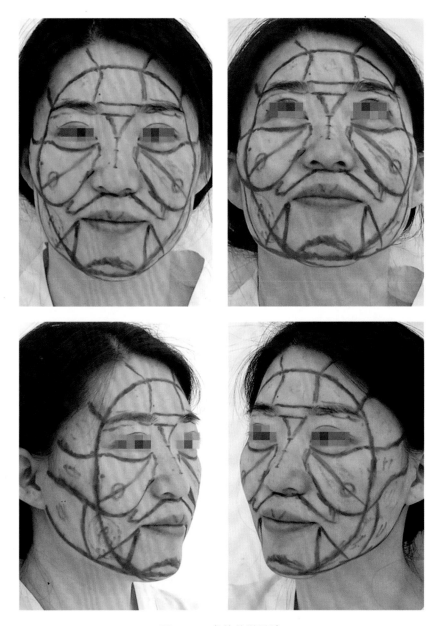

图 9-19 术前美学设计

3. 手术治疗经过

根据术前美学评估及美学要求，重点对额部、"苹果肌"区、鼻部、上唇红唇区及下颏进行填充塑型。在进行上述部位填充塑型时，按照脂肪填充的临床原则操作，边填充、边塑型，以塑型为主、填充为辅；对颞部、眉部、上唇白唇区的鼻唇沟、

下唇白唇区的口下颌沟进行填充，改善凹陷或低平现象，对这些部位以达到凹陷矫正为目的，以填充为主、塑型为辅；对颧弓区和颊区进行减脂塑型，减脂方法按面部减脂的一般原则进行。最后，进行各个美学单位及亚单位的整体过渡及修饰塑型。术中额头填充 30 ml，"苹果肌"区 14 ml，

鼻部 4 ml，上唇红唇区 2 ml，下颏 4 ml，颊部 16 ml，眉部 6 ml，白唇及鼻唇沟 8 ml，下唇白唇区 6 ml，下唇红唇区 2 ml，共使用各种成分脂肪组织 92 ml。

4. 手术结果

患者术后 5 个月来复查，可见面型由原来的方形脸变为卵圆形脸，面部长、宽比例得到明显改善，下面宽明显缩小，"三庭"分布趋于理想；额头饱满圆润，上下走行的曲线凸度良好；眉弓得到有效抬高；鼻梁增高，增大的鼻额角缩小；"苹果肌"区饱满，苹果弧线清晰可见；上唇白唇得到延长，红唇增厚，唇珠明显；下唇增厚，口下颌沟消失；下颏前凸，颏窝显现；面色、肤质明显改善。如图 9-20 所示。

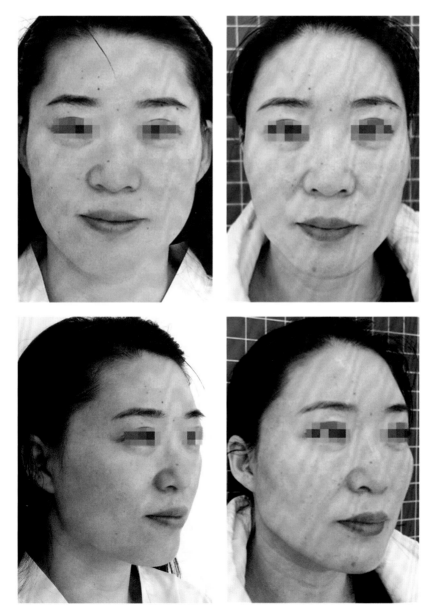

图 9-20　短面型进行面型重塑后术前（左）、术后 5 个月（右）对比照片（由于术前、术后摄影光线和背景不一致，照片色彩存在一定差异）

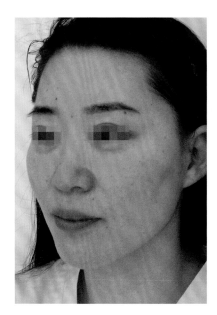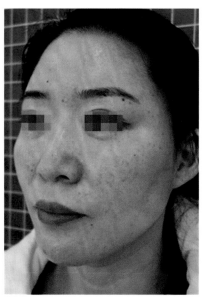

图 9-20 （续）

四、圆面型的塑型方法

圆脸也是现实生活中经常遇到的面部形态。圆脸给人以圆钝、肉感的外观，看起来面部低平，缺乏立体感；拍照时，照片和镜头内给人以满满一张脸的感觉。由于不上镜，许多女性要求对面型进行改善，尤其是从事演艺行业的女性，需求特别强烈。对圆面型进行面型重塑时，需要注意以下一些美学原则：

1. 增加面部长、宽比例，增加面长度，缩小面宽度。具体方法是：①增加额头高度，将额头高光点上移，拉近两侧额结节；②延长下颏下点。

2. 减小中面宽，改善中面宽与下面宽、中面宽与上面宽的比例。

3. 对面型基础轮廓线的面中段及颊区段进行重点塑型，使基础轮廓线由原来的圆形转变为长椭圆形。

4. 上移黄金点位置。

5. 对"苹果肌"区、侧颊区及前颊区等美学亚单位进行调整塑型。

可以看出，按照圆面型面型重塑的美学要求，塑型重点是对面部若干美学单位和亚单位进行减脂塑型，而移植填充塑型是辅助的塑型手段。下面通过案例打造来具体说明圆面型的塑型方法。

（一）案例 1

患者，女，34 岁，网络主播，感觉自己脸不太上镜，于 8 个月前在某美容医院进行面部脂肪移植填充，术后感觉面部更胖、更圆了，希望改造成"V"形脸。术前查体正常，各项化验及物理检查无异常，心理状态正常。术前诊断：①圆面型；②面部美学缺陷Ⅲ级。

1. 术前美学评估

（1）中面宽及下面宽过宽，黄金点下移。

（2）额头较窄，眉间区低平，致使面部正中曲线额段前凸不足。

（3）下唇美学单位内的口下颌沟、下颌缘切迹过深。

（4）眉弓较低。

（5）鼻背高度欠佳。

2. 术前美学设计

按照面型重塑的美学设计原则画出面部美学单位及需要进行重点塑型的美学亚单位（图9-21）。

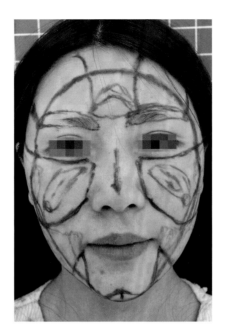

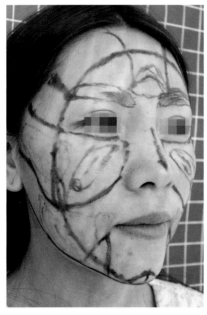
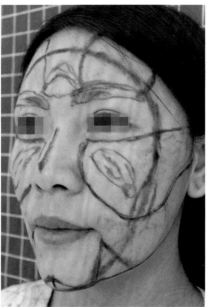

图 9-21　术前美学设计

3. 手术治疗经过

根据术前美学评估和美学设计，决定对额正中区、眉区及眉中间区、"苹果肌"区、下唇区内的口下颌沟处及颏区等部位进行填充塑型（根据面部美学比例，患者下颏长度较为理想，但本人喜欢尖下颏，要求加长，故给予适量填充）；对颧弓区、侧颊区及前颊区进行减脂塑型。术中共使用各种成分脂肪 28 ml，其中额正中区 4 ml，眉区共 6 ml，眉间区 2 ml，鼻背 2 ml，"苹果肌"区共 6 ml，下唇口下颌沟处共 6 ml，下颏 2 ml。颧弓区减脂共 4 ml，颊区减脂共 12 ml。手术结果如图 9-22 所示。

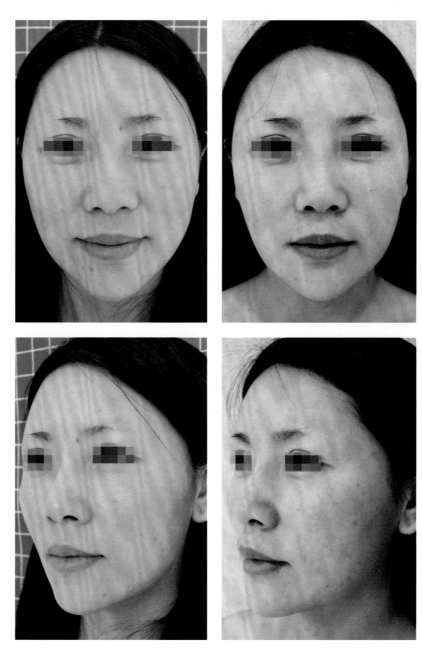

图 9-22 圆面型进行面型重塑术前（左）、术后 3 个半月（右）对比照片

（二）案例 2

患者，女，24 岁，术前面容给人以"满月"样外观，存在多处美学缺陷：中面宽与下面宽过宽，中、下面部皮下脂肪肥厚，额头窄小、低平，眉弓凸度不够，鼻梁低平，"苹果肌"过度饱满丰盈等。手术按照圆面型面型重塑美学原则，进行额头填充塑型，眉弓抬高，隆鼻，"苹果肌"塑型，中、下面部减脂塑型等全面部塑造（图 9-23）。

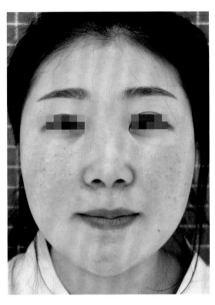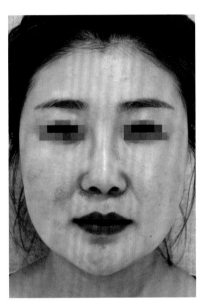

图 9-23　圆面型进行面型重塑术前（左）、术后 6 个月（右）对比照片，可见原来的圆面型得到了完全改观，呈现椭圆形外貌，面部立体感明显增强

五、精致面型的塑型方法

我们在现实生活中经常会遇到这样一些女性，其面部没有明显的美学缺陷，但是看上去却缺乏魅力，给人以相貌平庸之感。对于这部分女性，利用面型重塑的美学设计原则进行仔细评估后，找出需要调整塑型的美学单位和亚单位，然后利用脂肪外科技术进行雕塑，往往可以达到意想不到的效果。

（一）案例 1

患者，女，28 岁，面部无明显美学缺陷，但术前（图 9-24 左侧照片）外貌平庸，面型不够精致。在面型重塑的美学设计原则指导下，利用脂肪外科技术进行面部诸多美学单位和亚单位的精细雕塑。除了眼部 3 个美学亚单位以及鼻翼和侧鼻区两个美学亚单位没有进行调整塑型外，其余 35 个美学单位和亚单位均进行了精细塑型调整。4 个月后（图 9-24 右侧照片），患者面容发生了惊人的变化。

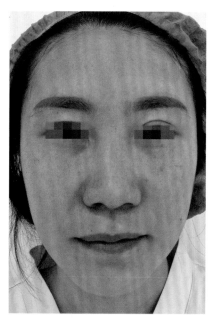
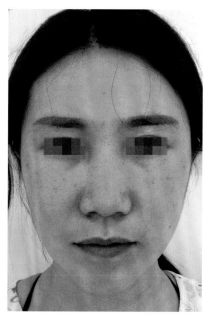

图 9-24　精致面型进行面型重塑术前（左）、术后 4 个月（右）对比照片，可见原来平庸的外貌变得精致秀美、清新美丽。仔细观察可以看出，几乎面部的每个细节都发生了改变

（二）案例 2

　　患者，女，27 岁，面部无明显美学缺陷，但面容不够迷人精致，显得平庸，要求进行改变。

在面型重塑的美学设计原则指导下，对面部各个美学单位及亚单位进行了详细的美学评估和设计，然后利用脂肪外科技术对全面部进行塑造调整（图9-25）。

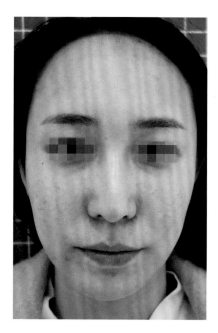
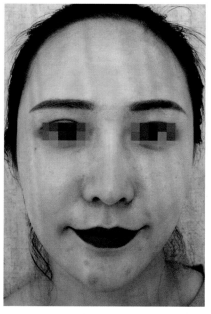

图 9-25　精致面型进行面型重塑术前（左）、术后半年（右）对比照片。该患者同时进行了重睑手术

六、异常面型的塑型方法

异常面型是指视觉上明显超出一般人审美认知的一类面型，虽然不属于疾病范畴，但由于其容貌异样，给人以怪异的外观。在脂肪外科技术出现之前，关于这部分面型的改造重塑几乎是不可能实现的。脂肪外科技术的出现使得这一以往对于整形外科医生来说束手无策的问题得到了很好的解决。

（一）案例 1

患者，女，29 岁，术前上面部的额颞区域呈现"方砖"外形，下面部的颧颊区呈现膨大的"球形"外观，整个面型好似"鸭梨"状。按照面型重塑的美学设计原则进行术前评估和设计，找出存在明显美学缺陷的美学单位和亚单位，然后利用脂肪外科技术进行重新塑型（图 9-26）。

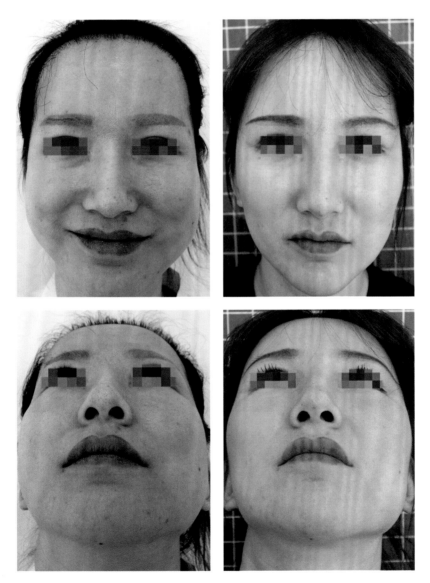

图 9-26　异常面型进行面型重塑术前（左）、术后 5 个月（右）对比照片。可以看出，患者的容貌发生了彻底改变。该患者除眼部等个别美学单位外，面部其他美学单位及亚单位均进行了重新塑型

（二）案例2

患者，女，27岁，下面部皮下软组织缺乏，两侧颊部及下颌缘皮下几乎没有脂肪组织，下颌骨凸显，口唇前凸，面部骨感过于明显。该患者在局部麻醉下进行了中、下面部脂肪填充塑型（图9-27）。

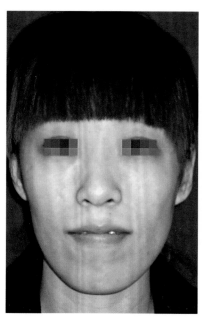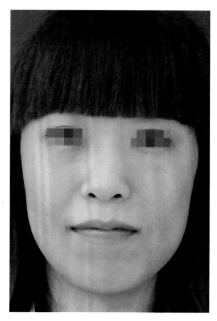

图9-27　异常面型进行面型重塑术前（左）、术后4个月（右）对比照片，可以看出该患者面型发生了根本性变化

七、男性面型的塑型方法

男性面型在美学上与女性具有显著的不同之处，男性要展现阳刚之美，因此在面型塑造中要注重棱角的打造。男性粗犷刚毅、带有雄性气质的面容主要由以下面部美学特征表现出来：①额头宽阔，额结节显现，与女性饱满圆润相反，男性的额部要低平，以使眉弓凸显；②颞部低洼，颧弓骨感明显，颧骨适度外凸；③鼻梁挺直，鼻头较大；④颊部略凹陷；⑤下颌角较粗大；⑥下颏粗壮；⑦嘴唇较厚。所以，在利用脂肪外科技术进行男性面型重塑时，要按照上述美学单位的美学特点进行塑型改造。

案例：患者，男，21岁，因男性性感不足要求进行面型重塑。术前美学评估结果如下：患者为长面型，基础轮廓线颧颊段过于平滑，面部棱角不够，尤其以中下面部为明显。具体表现为：①颧弓凸度不足，颧骨较低平；②下颌角过小，下颌缘骨骼发育欠佳，导致颌颈角不清晰，面部棱角不够；③颏部较宽、过长，颏下缘曲线圆润，缺乏骨感；④颊部前颊区和侧颊区脂肪堆积过多、肥厚，导致颊部饱满。术中利用脂肪外科技术对上述美学单位和亚单位进行调整塑型，术后3个月复查（图9-28）。

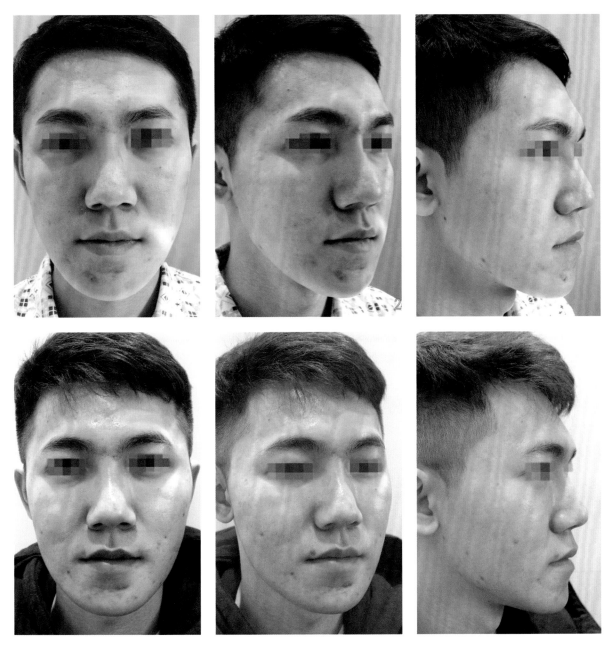

图 9-28　男性面型重塑术前（上组）、术后 3 个月（下组）对比照片。可以看出，患者的长面型得到纠正，整个面容具有棱角，男性的阳刚之美得到充分表现

第3节　颌颈角的美学意义及塑型

面部的美学角包括鼻额角、鼻唇角、颌颈角、下颌角等，均能在面部美学曲线的塑型中得到塑造。颌颈角由于其部位特殊，在面型重塑的过程中，无法在下颌缘曲线的塑造中来实现。但是，颌颈角在面型重塑中又具有着特殊的作用，在某种程度上决定着面型的立体效果和下面部的形态，因此有必要就此问题进行专题讨论和说明。

一、颌颈角的美学意义

在解剖学上，颌颈角位于头、颈部相交界的部位。颌颈角的正常形态和角度无论在美学上还是在功能上都对人的容貌特征具有重要的意义[9]。颌颈角的角度随人体的年龄、身体的胖瘦而变化，衰老和肥胖时，颌颈角会增大。男性颌颈角的角度较女性略大，一般认为青年男性颌颈角为119°左右，青年女性为115°左右[10]。

从美学角度来看，颌颈角具有如下的美学意义：①作为体表标志，使头、颈两个解剖部位明显划分开，让面部轮廓能够明显呈现；②完美的颌颈角能够衬托出清晰的下颌缘形态，使起自双侧耳轮切迹的下颌缘曲线更加流畅明了；③较好的颌颈角角度让面部更具有立体感，使面、颈部层次感分明，给人以清秀挺拔的外观，使人赏心悦目；④颌颈角角度过大，使颈部与头部界线不清晰，会给人以衰老臃肿的外观。

二、颌颈角的塑型方法

利用脂肪外科技术进行颌颈角的塑造也是以减脂塑型和脂肪填充塑型为基本手段。当然，仅靠一般的吸脂和移植填充是远远不够的，还必须考虑到其他脂肪技术的综合运用，例如脂肪的纯化方法、填充的成分等，但更需要强调的是术前的美学设计以及对颌颈角美学意义的认识。下面以两个临床案例来说明颌颈角的塑型方法。

（一）案例1

患者，女，28岁，抱怨自己的脖子胖，人显得衰老，不上镜，尤其是侧位拍照时，下面部没有立体感，希望通过吸脂来加以改善。

术前进行美学设计画线，将颈部划分为12个美学亚单位（图9-29）。注射适量的肿胀麻醉液，然后用注射器法进行吸脂塑型，开口设计在双侧耳垂切迹下方。吸脂时用直径2 mm双孔吸脂针，抽吸负压控制在20 ml注射器针芯抽至10 ml刻度左右，吸脂针前端开口朝向下方，抽吸层次位于真皮下和颈深筋膜之间，尽量将皮下脂肪组织全部去除。术中注意颈外侧和颈中央静脉的保护。术后用弹力网进行有效压迫塑型。手术效果见图9-30。

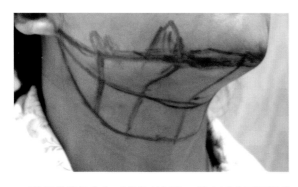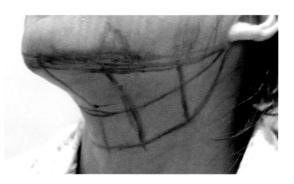

图 9-29　颈部美学单位和亚单位的划分。横向画出下颌缘线、颌颈交界线及颈部中央皱襞线，这样由颌颈交界线将颈部分为颌下美学单位和颈部美学单位；然后纵向画出正中线、两侧气管旁线，并平行画出经下颌角线，这样颈部被分成 12 个美学亚单位。减脂塑型时按美学单位和亚单位依次进行

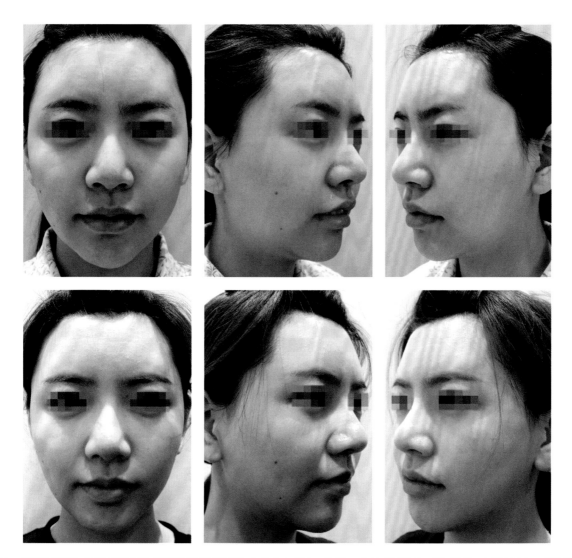

图 9-30　利用减脂技术对下面部和颌颈角进行塑型的术前（上组）、术后 3 个月（下组）对比照片。可以看出，通过减脂塑型后，颌颈角清晰显现，下颌缘曲线走行更加明显，颈部层次感增强，整个面部呈现良好的立体感和年轻化外观，视觉上更加清秀挺拔

（二）案例 2

患者，女，35 岁，因为脖子肥胖、脂肪堆积

要求进行改善。按颈部减脂完成术前美学设计，并进行减脂塑型，同时对下颌角和颏部等处进行脂肪填充塑型。图 9-31 为术前和术后 4 个月对比照片。

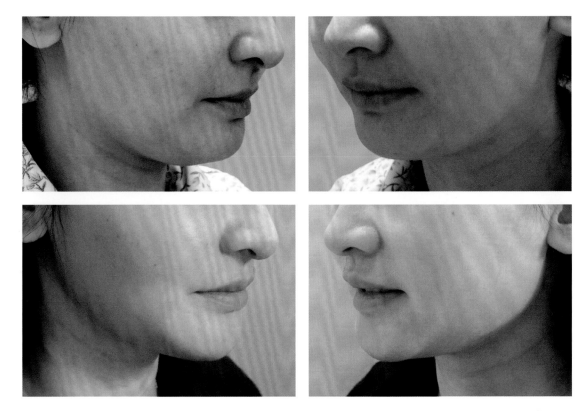

图 9-31 颈部减脂加下颌缘填充塑型进行颌颈角塑型。上组照片为术前，下组照片为术后 4 个月。可以看出，患者术后下颌缘棱角清晰，颌颈角完美呈现，颌颈部层次明显，面部呈现出较强的立体感和美学效果

参考文献

[1] 黄大勇. 脂肪加减法在面部轮廓改造中的应用. 中国中西医结合分会, 2015:72.

[2] 李世荣. 现代美容整形外科学. 北京: 人民军医出版社, 2006:28.

[3] 方新晖. 素描中人头部立体结构的认识与表现. 孝感学院学报, 2010, 30(z1):147-148.

[4] 张涤生. 张涤生整复外科学. 上海: 上海科技出版社, 2002:1-8.

[5] 任为新. 美在和谐——经亨颐教育思想及其实践的美学观照. 杭州师范大学学报(社会科学版), 2018, 40(3):105-110.

[6] 谭弩远, 归来. 下颌角整形的研究进展. 中国美容医学, 2010, 19(3):447.

[7] 刘淮兵. 面部美学个性审美价值探究. 淮海工学院学报(人文社会科学版), 2013, 11(12):72-73.

[8] 艾玉峰, 柳大烈. 面部轮廓整形美容外科学. 杭州: 浙江科学技术出版社, 2015:86-87.

[9] 何小川, 吴国平, 廖毅, 等. 颈部瘢痕挛缩整复术中颌颈角形成的技巧与美学意义. 中国美容医学, 2009, 18(7):914-916.

[10] 郭丽丽, 陈曼静, 刘林皤, 等. 在校大学生面颈部和身高体重的测定分析. 中华医学美学美容杂志, 2016, 22(2):90-93.

第 10 章

脂肪美容整形技术与面部年轻化

引言

　　人们对于面部衰老的感知始于皱纹的出现，继而发现皮肤松弛和下垂，最后出现了面部软组织的萎缩。在美容整形外科领域，除皱手术是传统的面部年轻化治疗的主要手段。除皱术的解剖学基础是面部组织老化后表现出来的组织松弛下垂和移位，因此，通过外科手段进行松弛组织提紧和移位组织的复位，有时附加对额肌等表情肌的弱化处理，从而达到一定程度年轻化的目的。显而易见，这种传统的年轻化手术方法只是停留在衰老表象的治疗上，并未能从根本上着眼于面部衰老的治疗。

　　越来越多的研究表明，衰老的实质是细胞的衰老，细胞数量的下降和功能的降低导致的组织器官萎缩是衰老的根本原因。

　　随着脂肪组织基础研究的深入，人们发现人体的脂肪组织是一个重要的再生修复器官，利用脂肪组织的再生修复功能，能够实现面部年轻化治疗的目的。另外，解剖学研究证实，面部脂肪组织不像以往人们所认为的那样是连续分布的，而是以若干个深浅脂肪室的形式独立存在着，且这些脂肪室随着年龄增长存在不均衡萎缩或分布的现象。由于脂肪组织是构成面部软组织容量的主要成分，因此通过恢复萎缩的脂肪室容量，可以实现面部容量的恢复，从而达到年轻化的需求。

　　可以看出，脂肪组织基础研究和解剖学研究的发展，促成了利用脂肪技术进行面部年轻化时代的到来。

　　本章首先回顾了面部年轻化的历史，然后从细胞学的角度阐释衰老的发生机制，进而揭示脂肪组织再生功能的实质和面部脂肪室分布的特性，最后对利用脂肪技术进行面部年轻化的临床应用进行系统阐述。

第 1 节　面部年轻化的历史回顾

人们认识事物的过程总是从认识它的现象开始，随着认识的不断完善和深入，逐渐接近事物的本质。整形美容医生对面部衰老的认识也经历了这一过程。人们对容貌衰老的认知始于面部皱纹的出现和组织松弛下垂，于是 20 世纪初便出现了面部除皱术[1]。

随着面部基础解剖学研究的深入，学者们先后提出了浅表肌筋膜系统（SMAS）和面部皮肤支持韧带的概念[2-3]，促进了面部年轻化手术的进步。除皱术经历了早期的单纯皮肤切除，到 SMAS 筋膜的拉紧提升，再到皮肤支持韧带的处理以及骨膜下的除皱等多个阶段[4]。固然这些临床技术的进步部分解决了皮肤松弛下垂和组织复位的问题，但是因衰老引起的皮肤质地的改变，如皮肤变薄、肤质暗淡、细小皱纹以及软组织萎缩的状况，并没有得到根本改善[5]。对于较瘦的患者，除皱术虽然上提了松弛的皮肤，但患者仍给人以干瘪苍老的外观，这使得传统的除皱术陷入了尴尬的困境。

然而人们一直没有停歇过探索面部老化原因的脚步。其实人们很早就注意到在衰老过程中，人的面部软组织发生了不同程度的萎缩，但是令人困惑的是，在部分老年患者，面部有些部位的脂肪看上去好像是增加了，尤其是口角外侧下颌缘及鼻唇沟内侧等部位出现了软组织堆积的现象。另外，我们传统的解剖学观念一直认为，面部脂肪是皮下连续分布的一个脂肪层，只是有些部位增厚一些，有些部位较薄一些而已。以前人们把局部增厚的脂肪称为脂肪垫，如眉脂肪垫、颊脂垫等。但是随着面部脂肪精细解剖学的发展，人们对面部脂肪的解剖分布有了全新的认识，并提出了面部脂肪室的概念[6]。面部脂肪室理论认为，面部脂肪的分布是以若干个脂肪室的形式独立存在的，而不是在皮下连续性分布，这些脂肪室以 SMAS 筋膜平面为界，分为浅层和深层；而且，面部脂肪室随年龄增长出现不同程度的萎缩，并且这种萎缩存在着不均衡的现象，有些脂肪室萎缩出现的时间早，而有些出现的时间较晚，有些甚至会增生。面部脂肪室理论的提出进一步完善了面部衰老的容积学说[7]。

于是，学者们尝试利用脂肪颗粒移植技术填充萎缩的脂肪室来增加面部容量，从而实现面部年轻化的目的[8]。随着脂肪颗粒移植技术在面部的广泛应用，越来越多的医生开始注意到，脂肪颗粒移植不仅能够使衰老的面部呈现年轻人的饱满度，还能够实现传统除皱术无法解决的一些皮肤质地问题[9]，并取得了较好的临床效果。脂肪组织再生修复功能的发现，特别是脂肪组织中间充质干细胞的发现，使脂肪组织作为一个修复器官引起了人们的广泛关注[10]。

在这期间，临床上开展了微小脂肪颗粒皮内注射进行面部年轻化治疗，特别是近年来出现了"纳米脂肪"移植技术[11]，让面部年轻化的治疗理念发生了根本性的改变，由原来以手术提升为主的抗衰技术转向了利用脂肪组织进行再生抗衰的新阶段。

这些新的理念和技术的出现，为利用脂肪技术进行面部年轻化开辟了新的方向，也标志着以脂肪技术为核心进行面部容积恢复和再生修复已成为面部年轻化治疗的新的技术手段。

第 2 节　面部衰老的组织细胞学改变

一、衰老的本质是细胞的衰老

尽管关于衰老有诸多学说，但从组织细胞层面来看，人体的衰老其实质是细胞再生能力的下降和功能活动的降低，其中最为关键的是组织中各种间充质干细胞再生、更新能力的下降[12]。研究发现，人在出生的时候，1 万个细胞中就有 1 个干细胞；10 岁时，10 万个细胞中才有 1 个干细胞；到 80 岁时，200 万个细胞中才只有 1 个干细胞。可见随着年龄增长，人体内具有再生能力的干细胞在逐渐下降。在人体老化的过程中，由于各种组织间充质干细胞的数量在减少，致使组织器官自我更新能力不足，并由此导致了组织器官结构的退变和功能降低。衰老的本质是细胞的衰减，而细胞的衰减又主要是由干细胞的衰减所导致，因此可以说衰老的本质是干细胞的衰老。当机体内干细胞越来越少时，人体就开始逐渐衰老了。由于干细胞是一种具有自我更新和多向分化潜能的细胞群，也是维持机体细胞更新及组织器官损伤修复和再生的根本，因此，向衰老的组织器官补充干细胞是抗衰老的根本途径[13]。

人体成熟体细胞会因为衰老凋亡或受伤死亡，如上皮细胞大约 28 天要更新一次，这些凋亡或死亡的细胞就需要干细胞增殖分化来源源不断地进行补充。干细胞在机体组织内会长期保持自身的幼稚状态和增殖分化潜能，只有在受到一些理化因素刺激时，才会活跃起来，开始增殖并分化变成机体组织需要的细胞类型。因此，干细胞生理作用的发挥需要一定的理化微环境，将脂肪源性干细胞连同其周围的微环境一起进行移植是脂肪颗粒移植的发展方向[14]。

二、面部衰老的组织学变化

虽然人们已经认识到面部骨骼会随着年龄的增长而发生骨质退变等老龄化改变[15]，这些变化在一定程度上会影响皮肤及肌肉组织与骨骼的连接，进而导致衰老面容（图 10-1），但目前尚没有找到恢复面部骨骼老龄化的有效办法，而且从外观上来看，面部软组织的衰老改变依然是面部衰老的主要表现，这集中体现在皮肤、肌肉和面部脂肪的变化上。

（一）面部皮肤衰老的组织学改变

与年轻人相比，老年人真皮乳头层的乳头凸起变低，使表皮与真皮相互嵌入的凹凸界面低平，二者接触面积减少，同时表皮和真皮层变薄；真皮内网状纤维减少，弹性纤维弹性减弱且易断裂，胶原纤维老化更新变慢，胶原蛋白交联增加导致胶原纤维网的弹性降低；细胞间质内透明质酸减少而硫酸软骨素相对增多，使真皮含水量降低；皮下脂肪减少，汗腺、皮脂腺萎缩；皮肤局部黑素细胞增生而出现老年斑[16]。上述的组织学变化导致临床上出现肤色黯淡、皮肤干燥、失去光泽、皮肤变薄、皱纹、松弛下垂等一系列表现（图 10-2）。

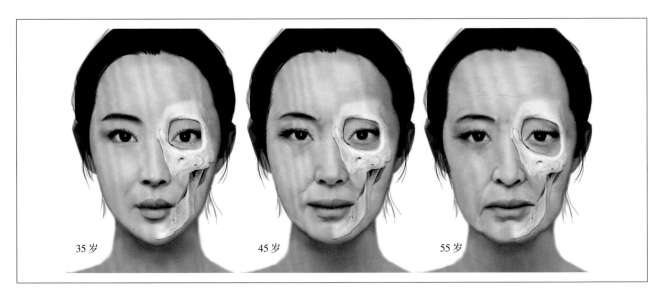

图 10-1　颌面骨骼萎缩后对面部软组织的支撑力下降，导致皮肤软组织松弛下垂

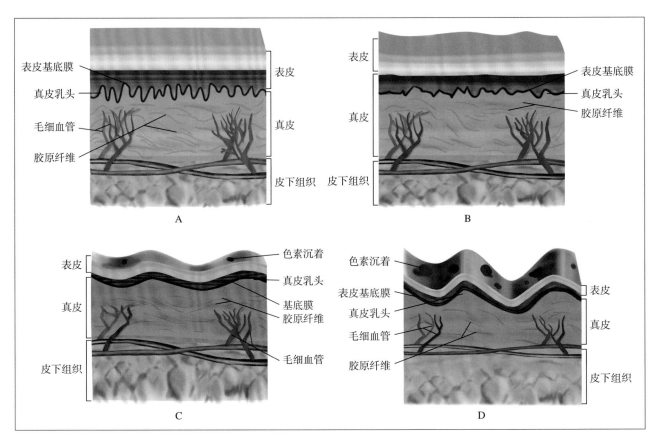

图 10-2　面部皮肤老化过程示意图。A. 为 20 岁左右时的皮肤结构；B. 为 30 岁左右时的皮肤结构；C. 为 40 岁左右时的皮肤结构；D. 为 50 岁左右时的皮肤结构。可以看到，随着年龄的增加，表皮层和真皮层逐渐变薄；真皮乳头层逐渐消失；胶原纤维含量下降；毛细血管也在减少；40 岁左右开始出现色素沉着，50 岁左右色素沉着明显增加

（二）面部骨骼衰老的组织学改变

人体老化后出现骨质脱钙、骨吸收，骨性隆起吸收后降低或消失，面部肌肉和韧带的附着点下移，如颧大肌、颧小肌、提上唇肌等肌肉附着点下移，从而引起鼻唇沟加深、颊部松垂；而皮肤支持韧带的下移则导致皮肤下垂，加上衰老时皮肤和深筋膜弹性下降，进一步加重了面部的松垂。然而，面部骨质的老化不仅仅表现为骨质的萎缩，还有特定部位的骨质增生[17]，如颧骨增厚是老化的普遍现象，给人以面容憔悴和衰老感（图 10-3）。

（三）面部肌肉衰老的组织学改变

老年人与年轻人相比，肌重与体重之比下降，肌细胞外的水分、钠与氯化物有增加倾向，细胞内的钾含量则有下降倾向；此外，肌纤维数量下降、直径减小，导致整个肌肉出现萎缩[18]。面部表情肌的萎缩变薄会使其附着的皮肤支撑力下降，使面部的皮肤更加松弛下垂。

（四）面部脂肪组织衰老的组织学改变

衰老时，面部皮下脂肪组织萎缩变薄（图

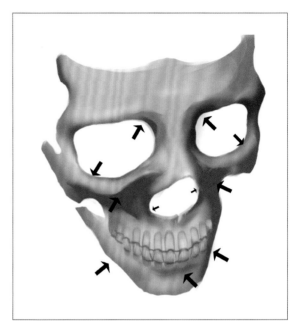

图 10-3　面部骨骼老化萎缩示意图。箭头示面部骨骼萎缩的方向。可以看出，由于眶骨向后上和前下萎缩，导致骨性眶腔容积增大，出现上睑凹陷等眼部衰老征象；上颌骨向后上方萎缩，导致"苹果肌"区凹陷加深；下颌骨向后萎缩，导致颏凸降低；骨性鼻腔的萎缩导致鼻腔增宽

10-4）。由于脂肪组织的萎缩，对外表皮肤的支持作用减弱，同时脂肪细胞调控成纤维细胞合成透明质酸的能力下降，这些会进一步导致面部皮肤变

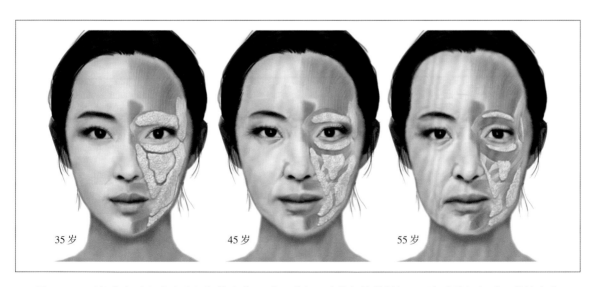

35 岁　　45 岁　　55 岁

图 10-4　面部衰老过程中脂肪组织的变化。可以看出，随着年龄的增加，面部脂肪组织明显萎缩变薄

薄、松弛和下垂。进一步的研究显示，面部的脂肪分布不是连续成片的，而是被纤维隔膜分成彼此独立的脂肪室[19]。在面部衰老过程中，这些彼此分开的脂肪室其萎缩、移位和下垂是独立发生的，彼此各不相同，有的脂肪室甚至增生肥大。也就是说，面部脂肪组织的萎缩变薄变化是不均衡的，这部分内容将在下文中详细阐述。

第3节　面部脂肪室与面部老化

一、面部脂肪室的发现

年轻人面部脂肪充足、分布均匀，各美学单位外形过渡平滑，外观整体形态饱满丰盈；衰老后，面部脂肪量减少，面部形态出现凹凸不平，各美学单位平滑过渡的曲线被破坏，局部出现凹陷、皱褶和下垂（图10-5）。可见，脂肪是维持面部容积饱满的主要因素。

面部的老化一般从30岁左右开始，随着年龄的增加，面部脂肪组织萎缩变薄。人们很早就发现，年轻人在消瘦时，其面部脂肪减少显著，但其临床表现却与老年人的不同；另外，有些面部比较肥胖的老年人，其容貌也与其年轻时迥然不同。这些现象提示了衰老时面部脂肪的减少流失是不均衡的，也提示人们以往普遍认为的面部脂肪是连续均匀分布的观点并不准确。诸多学者通过对皮下脂肪组织的深入研究发现，面部皮下脂肪组织被纤维隔膜分隔成不同的部分，形成多个脂肪垫，而不同的脂肪垫在衰老过程中的变化是不同的。在这方面具有代表性的是Rohrich和Pessa于2007年通过染料注射的方法系统阐述了面部脂肪的分布规律[20]；2012年，Gierloff等利用CT图像观察面部的脂肪情况，揭示了皮下脂肪不是融合在一起的，

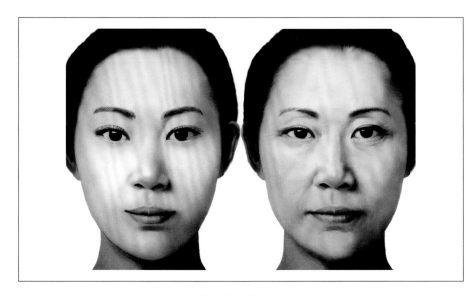

图10-5　面部脂肪萎缩后容貌发生变化

而是由多个相对独立的脂肪室所组成[21]，而人们先前描述的面部诸多的脂肪垫均应为面部脂肪室分区的一部分。面部脂肪精细解剖学的研究结果为面部年轻化治疗提供了基础。

二、面部脂肪解剖结构

面部脂肪被 SMAS 分为浅层和深层，而浅层与深层脂肪又分别被起源于深部组织的筋膜、韧带及隔膜组织分成若干个独立的脂肪室，这些筋膜、韧带或隔膜穿过面部脂肪，止于真皮，为面部组织提供稳定性。

（一）面部浅层脂肪室

面部浅层脂肪室包括：额部的额部正中脂肪室和额部近中间脂肪室；眶周的眶上脂肪室、眶下脂肪室和眶外侧脂肪室；面颊区的鼻唇颊脂肪室、颧（颊）内侧脂肪室、颧（颊）中间脂肪室和外侧颞颊脂肪室（颧外侧脂肪室）（图 10-6 ）。其

中鼻唇颊脂肪室、颧（颊）内侧脂肪室和眶下脂肪室统称"面颊部脂肪"，是面中部的浅层脂肪；此外，在颊部还有颊内（上）浅脂肪室和颊外（下）浅脂肪室（图 10-7 ），以及紧贴附于降口角肌的下颌脂肪室。

面部浅层脂肪室大致的解剖关系是：额部有 3 个脂肪室，即额部正中脂肪室和两侧的额部近中间脂肪室，额部正中脂肪室向下连接鼻背，两侧额部近中间脂肪室下界为眼轮匝肌支持韧带。额部近中间脂肪室的外侧为外侧颞颊脂肪室，该脂肪室为长条形，自颞部经耳前一直延伸到颈部。眶周分为眶上、眶下和眶外侧 3 个脂肪室，眶上脂肪室上界是眼轮匝肌支持韧带，下界是睑板上缘，两侧融入内、外眦韧带；眶下脂肪室位于下睑板下方皮下层，该脂肪室菲薄，其下界为位于眶下缘的眼轮匝肌支持韧带；眶外侧脂肪室位于眶外侧缘，其下界与颧大肌相附着。鼻唇颊脂肪室相对独立，位于眼轮匝肌的下方，下方为颊下浅脂肪室，外侧为颧（颊）内侧脂肪室，该脂肪室的下部邻近

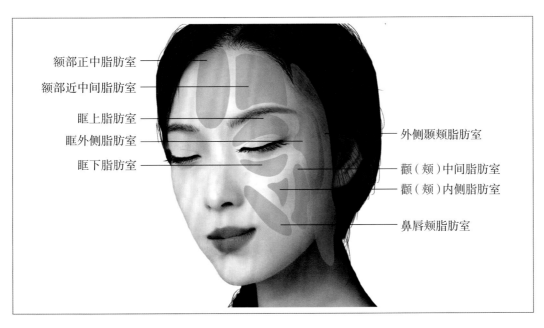

左侧标注（从上到下）：
额部正中脂肪室
额部近中间脂肪室
眶上脂肪室
眶外侧脂肪室
眶下脂肪室

右侧标注（从上到下）：
外侧颞颊脂肪室
颧（颊）中间脂肪室
颧（颊）内侧脂肪室
鼻唇颊脂肪室

图 10-6　面部浅层脂肪室示意图

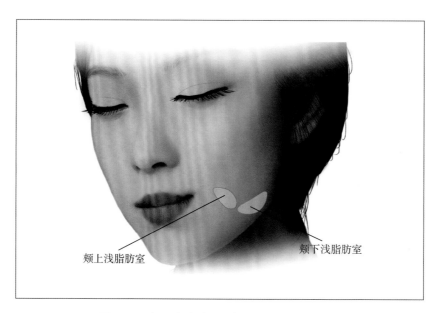

颊上浅脂肪室　　　　　　　　　颊下浅脂肪室

图 10-7　颊上浅脂肪室和颊下浅脂肪室示意图

颧大肌的下部。面中部脂肪室分为颧（颊）内侧、中间与外侧 3 个部分，颧（颊）内侧脂肪室上界为眼轮匝肌支持韧带，下界为颊下浅脂肪室，内侧为鼻唇颊脂肪室，外侧界是颧（颊）中间脂肪室；颧（颊）中间脂肪室位于腮腺前方及其浅面，上部与颧大肌相贴；颧（颊）外侧脂肪室位于腮腺浅面，即前述的外侧颞颊脂肪室，呈长条形，自颈部经耳前一直延续到颞上线。颊上、下浅脂肪室位于颊颧沟的外侧。下颌脂肪室贴附于降口角肌的浅面。

（二）面部深层脂肪室

面部深层脂肪室包括：眼轮匝肌下脂肪室（suborbicularis oculi fat, SOOF），分为外侧和内侧两部分；颧内深脂肪室，包括内侧和外侧两部分；颊脂肪垫，分为上、中和下三叶（图 10-8）。SOOF 位于眼轮匝肌的深面，紧密附着在骨膜上。深层脂肪室位于表情肌的深层，对浅层脂肪室起到支撑作用。像浅层脂肪室一样，深层脂肪室也以区室化的模式分布。当特定的深层脂肪室容量减少时，会导致面部形态发生松垂和产生皱纹。然而，

深层脂肪室与浅层脂肪室并非完全重合，而是有轻微的交错，这样就可以增加面部脂肪结构的稳定性（图 10-9）。每个人独特的外貌特征主要取决于面部骨骼结构和脂肪室的分布。

三、面部衰老时脂肪室的形态变化

早期认为面部老龄化过程中，皮下脂肪是普遍萎缩的。随着人们对面部脂肪室的深入研究，许多临床观察及影像学检查显示，面部深、浅脂肪室随年龄增加表现出不同的形态变化特征，即选择性的萎缩或肥大[22-23]。面部衰老时脂肪室的大体变化规律是：面部脂肪随年龄增加逐渐老化萎缩（图 10-10），眶周脂肪和颧脂肪垫首先老化，接着是外侧面颊部、面颊深部等脂肪组织；深部脂肪室萎缩，而浅层脂肪肥大；浅层脂肪室总体出现萎缩变薄，但鼻唇颊脂肪室，颧（颊）中间脂肪室，颊上、下浅脂肪室却相对肥大变厚；影响面部老化的 4 个主要脂肪室包括浅层鼻唇颊脂肪室、颧（颊）内侧脂肪室、颧（颊）中间脂肪室和颧内深脂肪室；面

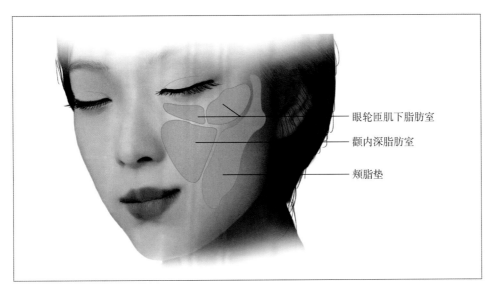

图 10-8　面部深层脂肪室示意图

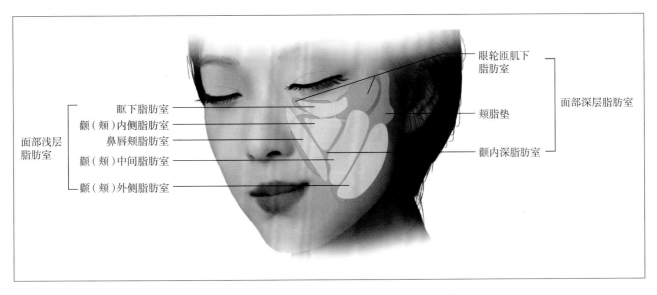

图 10-9　面部深、浅层脂肪室之间的位置关系示意图

部脂肪室随年龄变化发生容积改变和脂肪室移位也是造成面部老化的重要原因（图 10-11）。

四、面部年轻化的容积学说

　　随着面部脂肪解剖结构研究的深入，一定程度上改变了人们以往的对面部衰老的认识，越来越多的学者认为老化不仅仅是由于重力因素导致的组织下垂、皮肤松弛，容积的丢失是造成面部老化的重要原因之一。传统的面部提升术是面部年轻化的主要手段，但该技术本身无法实现面部丢失容量的补充，也不能改善皮肤质地。在面部脂肪室理论完善之前，脂肪移植作为面部年轻化的治疗手段已经在临床上开展了很长时间，人们

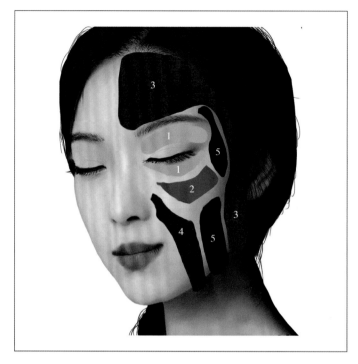

图 10-10　面部脂肪室老化顺序示意图。面部脂肪室的老化随着年龄的增加按照 1 → 5 的顺序开始萎缩

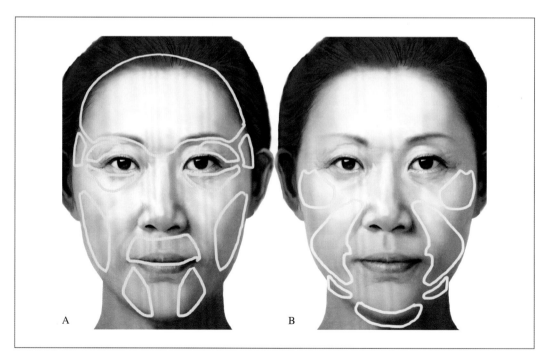

图 10-11　显示随年龄增加面部脂肪重新分布示意图。图 A 绿色区域表示随年龄增长，皮下脂肪经常出现萎缩减少的部位；图 B 黄色区域表示随年龄增长，皮下脂肪经常出现"过度"堆积的部位

不仅看到了患者面部容积的恢复，而且皮肤质地也得到了明显改善，有些甚至是惊人的改变。

面部脂肪解剖结构的阐明和脂肪室理论的提出，让人们想到了恢复面部脂肪容积、调整脂肪的分布是实现面部年轻化的一种重要手段。许多临床实践已经证实，通过对面部一些脂肪室进行脂肪移植以使其容量增加，可以获得明显的面部年轻化效果[24]，如对颧内深脂肪室进行脂肪填充，鼻唇沟会明显变浅，并改善了面颊部的轮廓。Rohrich等对 100 名已进行面部提升术的患者再次对其鼻唇沟及深层面颊、侧面颊部的脂肪室行选择性的脂肪移植，然后用电脑系统进行图像分析，结果显示，在面部提升术基础上选择性的脂肪室内脂肪移植更能精确地重塑面部轮廓，使之更加自然美观。

目前将容量增加与面部提升术结合起来的面部年轻化治疗已经成为中重度面部衰老患者理想的治疗手段[25]。以面部脂肪室解剖为基础，脂肪移植联合面部提升术不仅可以解决面部皮肤松弛下垂，而且能改善皮肤质地，使面部轮廓更加自然。以恢复脂肪室容量进而达到重塑面部轮廓已经成为目前面部年轻化最为常用的手段之一。然而，面部老化是由多种因素引起的，医生需要根据每个患者的具体情况采取不同的治疗方案。面部脂肪移植可以单独进行，也可以与面部除皱术及线雕提升等面部提升技术同时进行，以达到更好的年轻化效果。

第 4 节　脂肪组织的再生功能与面部年轻化

20 世纪 90 年代以后，伴随自体脂肪移植技术的快速发展，面部自体脂肪移植填充技术也广泛开展了起来。在这一过程中，许多医生意外地发现，面部进行脂肪移植后，患者的皮肤质地得到了明显的改善，这让从事脂肪移植的医生们兴奋不已，究竟是什么原因导致了上述现象的产生在当时还不得而知。许多学者研究后认为，脂肪组织中存在一种前脂肪细胞，这种前脂肪细胞具有向其他组织细胞分化的能力。2001 年，Zuk 等证实了脂肪组织中存在丰富的脂肪源性干细胞[26]，这一发现让人们对脂肪移植后受区皮肤质地发生的改变找到了合理的解释。与此同时，伴随着脂肪组织基础医学研究的不断深入，大量的实验研究表明，我们体内的皮下脂肪不仅仅是储能组织，而且是一个重要的内分泌器官[27]，其分泌的各种脂肪因子对组织的再生修复具有重要的影响，由此，脂肪组织作为一个再生修复器官引起了人们的广泛关注。

在面部脂肪移植填充得到广泛开展后，许多医生想到了利用更小的脂肪颗粒进行面部皱纹的填充，Tonnard 医生团队于 2012 年报告了 SNIF 技术，即用微小脂肪颗粒进行皮肤内注射移植，SNIF 技术对皮肤老化引起的皱纹具有很好的治疗效果（图 10-12）；2013 年，"纳米脂肪"移植技术的出现标志着以脂肪技术为手段的再生抗衰理念的诞生[28]。"纳米脂肪"移植技术的出现和脂肪源性干细胞的发现让面部年轻化的治疗理念发生了根本性的改变，利用脂肪组织中具有再生修复功能的成分使面部衰老的组织得以再生，为面部年轻化治疗开辟了新的领域。

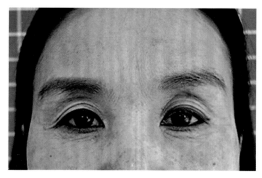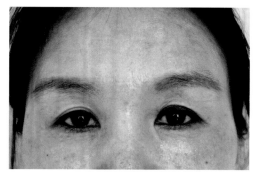

图 10-12　用 SNIF 技术治疗 52 岁女性眶周、额头及眉间皱纹的情况，同时对该患者的上睑凹陷进行了脂肪填充治疗。左侧为术前，右侧为术后 6 个月情况

第 5 节　面部衰老的临床表现

一、面部衰老常见的临床表现

大约从 30 岁开始，人的容貌就逐渐开始了老化的进程。常见的临床表现有：皮肤开始暗淡，皮肤弹性降低，眼角出现细小皱纹，下睑皮肤松弛，眼袋显露，泪沟出现，鼻唇沟开始加深；将近 40 岁时，鱼尾纹开始显现，眼袋明显，上睑皮肤松弛，泪沟及鼻唇沟较深；快 50 岁时，原有的重睑线变窄或不规则，额纹及眉间纹出现，眉下垂，上、下睑松弛，出现三角眼，眼袋更明显，鱼尾纹加深，泪沟及鼻唇沟加深，颊中沟出现，口下颌沟出现；60 岁以后，额头和眉间皱纹加深，中面部出现凹陷，口下颌沟明显，口角脂肪袋出现，由于软组织松弛下垂，下颌缘流畅平滑的曲线被破坏，颊部出现凹陷；70 岁以后，皮肤开始出现黑斑、皱纹、下垂、沟壑等上述情况进一步加重，并出现颞部凹陷和上眼窝凹陷，中面部及颊部凹陷加重。可以看出，面部的老化先从皮肤质地开始，由皮肤暗淡、变薄、弹性下降，逐步开始出现皱纹，然后到皮肤松弛，再到软组织下垂，最后到组织开始萎缩，出现凹陷和沟壑（图 10-13）。

二、面部各美学单位的衰老变化

1. 额部：额部出现横向皱纹，饱满圆润度丧失，变得低平或凹凸不平。

2. 颞部：颞部出现凹陷。

3. 眉部：眉外侧下移低垂，眉间出现纵向皱纹，皱眉肌和降眉肌显现。

4. 眼部：上睑松弛下垂，重睑线不规则甚至消失，上眼窝凹陷；下睑眼袋出现，泪沟和眶颊沟出现，外眼角下垂。

5. 鼻部：鼻根出现横向皱纹，鼻背可显现纵向细纹，鼻尖低垂，鼻基底增宽。

6. 中面部：颧凸显现，泪沟加深延长，颊中沟显现，鼻唇沟加深延长，鼻基底凹陷，中面部凹陷。

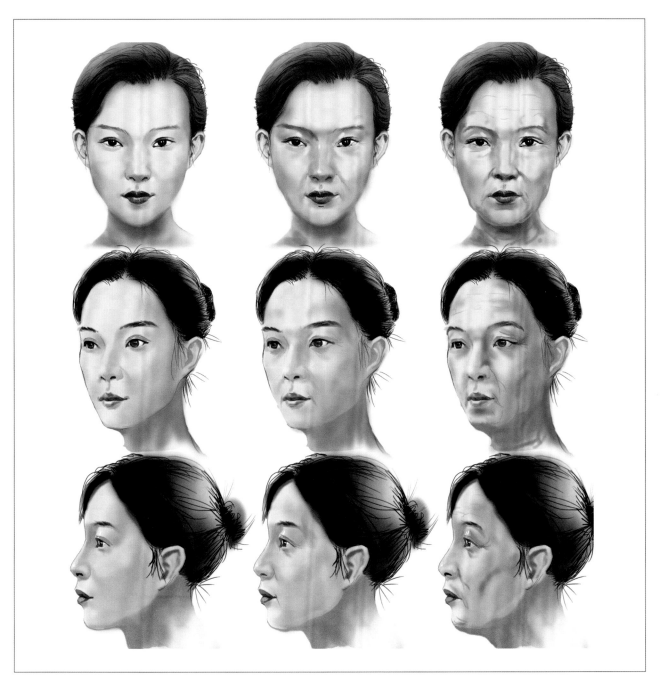

图 10-13　展示的是面部由青年、中年到老年衰老的演变过程

7. 上唇：上唇皮肤出现放射状细小皱纹，上唇变薄，红唇萎缩后退，唇弓及唇珠等美学标志模糊，嘴角下垂。

8. 下唇：下唇出现放射状皱纹，丰满度下降，下唇变薄后缩，红唇干瘪；颏唇沟变平，口下颌沟出现。

9. 颏部：颏部退缩，丰满圆润度下降，颏肌外形显露。

10. 颊部：颊部凹陷，口角脂肪袋形成，下颌缘软组织松弛下垂，下颌缘流畅圆滑的曲线消失；下颌角变小，颌颈角增大。

三、面部衰老的美学变化

1. 美学曲线的变化

面部衰老后，由于组织的松弛、下垂和萎缩，导致面型基础轮廓线、下颌缘曲线、苹果弧线以及面部正中曲线的流畅度丧失，曲线的完美连续性中断，出现凹凸不平的锯齿状外观，尤其是面正中美学曲线"四高三低"的起伏过渡被破坏（图10-14）。

2. 面型及五官比例的变化

衰老的面部由于软组织萎缩，特别是各个脂肪室的萎缩移位，导致面部长、宽比例，眼睛与眉的比例，鼻子的长、宽、高比例，唇部比例，特别是红、白唇比例，眼裂和口裂之间的距离等美学比例关系丧失。面部的轮廓遭到了破坏（图10-15）。

3. 高光与阴影的变化

衰老后，面部皱纹、凹陷等的出现使得整张脸在光线下的阴影区增多，各美学单位高光点凌乱，面部失去了饱满靓丽的外观（图10-16）。

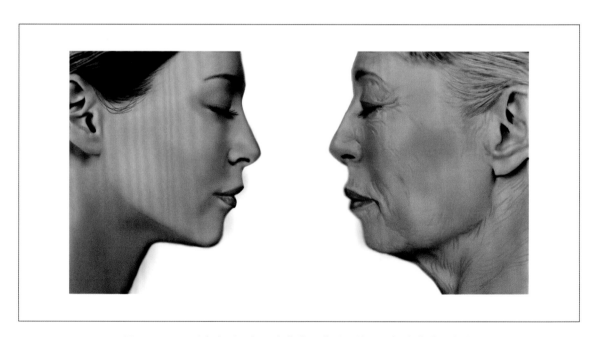

图10-14　显示衰老后面部正中曲线、苹果弧线及下颌缘曲线的变化

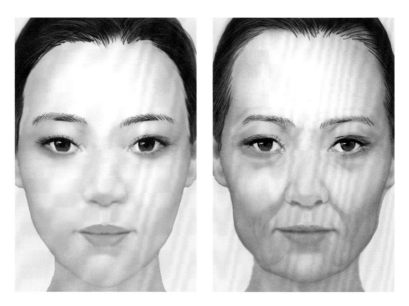

图 10-15　显示衰老后面部各种比例关系的变化

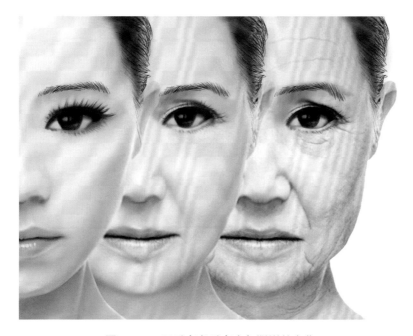

图 10-16　显示衰老后高光与阴影的变化

第6节　脂肪外科技术面部年轻化的临床应用

一、脂肪外科技术面部年轻化的一般原则

容量恢复和再生修复是脂肪外科技术面部年轻化的核心思想，在临床应用时，要掌握好手术适应证，才能达到患者满意的效果。脂肪外科技术面部年轻化的注意事项包括：

1. 了解患者的真实意图。面部老化的临床表现多种多样，必须弄清楚患者最想解决的问题，根据患者的要求制订手术方案。

2. 对于以面部皱纹为主要表现的患者，主要用脂肪再生修复技术进行皱纹的抚平修复，兼顾凹陷及沟壑的填充；对于以面部软组织萎缩为主要表现的患者，要以脂肪颗粒移植技术为主，兼顾皱纹的修复。

3. 对存在面型不良的患者，可适当进行面部塑型处理。

4. 对于面部松弛下垂明显的患者，需要联合线雕提升或手术提升，方能达到理想的治疗效果。

5. 对于下面部脂肪堆积的患者，要适当结合抽吸减脂技术。

二、30岁左右女性面部年轻化临床案例

患者，女，33岁，因面部容貌较实际年龄显老，希望变得年轻漂亮。术前体格检查、各项实验室及物理检查无异常发现，患者心理状态正常，对给出的手术治疗方案满意。术前诊断：①面部老化；②面型不良。决定在全身静脉复合麻醉加局部神经阻滞麻醉下进行脂肪技术面部年轻化手术。

（一）术前评估

1. 患者老化征象如下：①面部肤质暗淡，额部、下睑及眉间出现细小皱纹；②下睑眼袋显现，泪沟加深，颊中沟明显，鼻唇沟较深，口下颌沟出现；③额部、颞部、颊部及"苹果肌"区软组织萎缩凹陷。

2. 患者存在如下美学缺陷：①患者上面宽较窄，下面宽较宽；②面型基础轮廓线走行出现锯齿样外观；③面部正中曲线在额部、唇珠及下颏高点不足，导致面部正中曲线起伏流畅度缺失。

（二）手术过程

1. 按照面型重塑的美学设计原则进行手术设计（图10-17）。

2. 手术策略：手术以抗衰为主，兼顾面部塑型。

3. 手术方法：①利用脂肪再生修复技术进行额部、眉间及下睑皱纹修复；②利用脂肪颗粒移植技术对面部凹陷部位进行填充塑型；③利用抽吸减脂技术对下面部进行减脂塑型。

术中脂肪用量98 ml，其中包括ASCC成分16 ml。各美学单位脂肪用量：额部30 ml，双侧颞部16 ml，双侧眉弓4 ml，中面部16 ml，上唇9 ml，下唇7 ml，颏部6 ml，双侧颊部10 ml（图10-18）。手术效果如图10-18、图10-19所示。

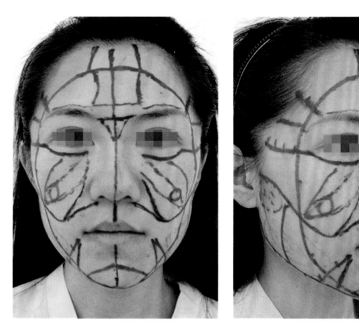

图 10-17　术前设计画线，绿色区域为减脂区

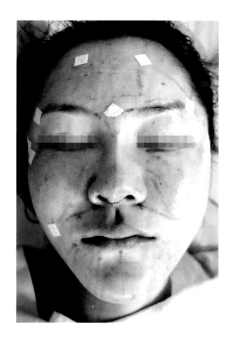

图 10-18　术后即刻效果。白色胶带粘贴处为进针点，该患者同时进行了鼻头缩小手术

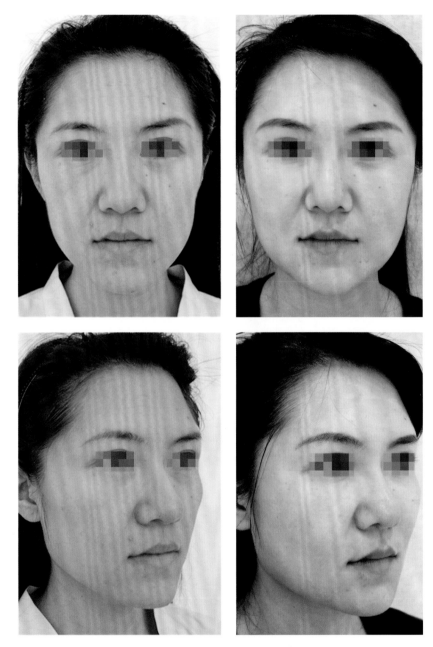

图 10-19　左侧为术前照片，右侧为术后 9 个月照片。可以看出：①面型基础轮廓线得到了很好的矫正，凹凸不平的情况极大改善，整个面型变得圆润流畅；②额头饱满圆润，凹陷矫正；③泪沟、颊中沟消失，鼻唇沟变浅，"苹果肌"区圆润饱满，苹果弧线显现；④口下颌沟变浅，颊区凹陷改善；⑤面正中曲线"四高三低"起伏错落，节奏感明显增强；⑥上唇增厚，唇珠凸显，颏窝更清晰；⑦额头纹及下睑皱纹消失；⑧面部肤质靓丽。可以看出，利用脂肪外科技术进行面部综合治疗后，整个面部呈现明显的年轻化状态，同时面型发生了明显改善

三、40岁左右女性面部年轻化临床案例

患者，女，41岁，因面部衰老要求进行年轻化治疗，不希望面型变化太大。术前体格检查、各项实验室及物理检查无异常发现。患者心理状态正常，对给出的手术治疗方案满意。术前诊断：面部老化。决定在全身麻醉下进行脂肪外科技术面部年轻化手术治疗。术后，患者对手术效果满意，并要求进一步改善，于4个半月后进行第二次手术。

（一）术前评估

1. 患者老化征象如下：①面部肤色暗淡，额头皱纹明显，鱼尾纹出现，下睑及眉间出现细小皱纹；②上睑皮肤松弛，右侧重睑线消失；下睑皮肤松弛，眼袋出现，泪沟及颊中沟明显，鼻唇沟较深，口下颌沟出现；③额部、颞部及"苹果肌"区软组织萎缩凹陷；④颊区软组织出现轻度下垂。

2. 患者存在如下美学缺陷：①额头低平；②面型基础轮廓线形状不良；③额头、唇珠及下颏凸度不足，鼻根点及颏窝处低凹不够。

（二）手术过程

1. 按照术前评估进行美学设计。

2. 手术策略：采用脂肪移植填充面部凹陷为主，重点治疗"三八线"；抚平额头皱纹，改善面部肤质、肤色；适当美化基础轮廓线、面部正中曲线及苹果弧线。

3. 手术方法：①利用脂肪再生修复技术进行额头、眶周皱纹修复；②利用脂肪颗粒移植技术对面部凹陷部位进行填充塑型。

第一次手术共用脂肪85 ml，额部20 ml，眉弓共4 ml，双侧颞部20 ml，中面部20 ml，鼻唇沟共6 ml，下颏7 ml，木偶纹4 ml，鼻根及鼻背4 ml。第二次手术共用脂肪30 ml，其中额头及眉弓10 ml，中面部两侧共14 ml，鼻基底6 ml。手术效果如图10-20所示。

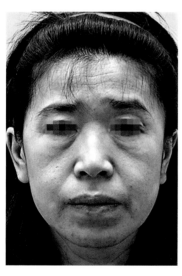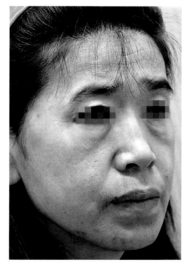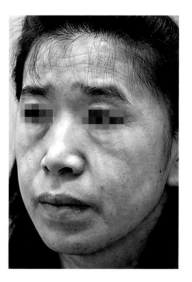

图10-20　患者术前及两次手术后对比照片。最上一组照片为术前，中间一组照片为第一手术后4个半月，最下一组照片为第二次手术后14个月。可以看出，第一次手术后，面部整体肤质和肤色得到明显改善，额头横纹减少，眶周皱纹得到明显改善；额头低平、颞部凹陷、中面部凹陷状况得到明显改善，"三八线"减轻，面型基础轮廓线、面部正中曲线及苹果弧线得到美化。第二次手术后的照片显示，患者肤质及肤色明显好转，以凹陷为主的面部衰老体征得以消除，额头皱纹基本抚平，上睑松弛得到明显改善，右侧重睑线再次显现，泪沟基本填平，颊中沟消失，面部饱满，各条美学曲线进一步美化，整体面貌呈现年轻外观

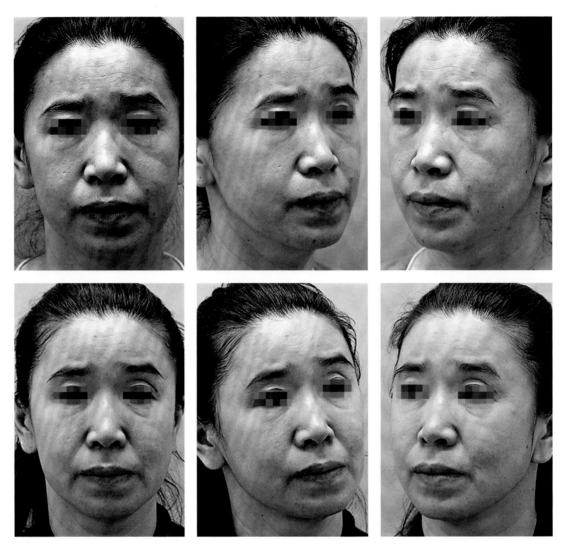

图 10-20 （续）

四、50岁左右女性面部年轻化临床案例

患者，女，51岁，因面部凹陷、皱纹出现要求进行年轻化治疗，并希望面型有所改善。术前体格检查、各项实验室及物理检查无异常发现，患者心理状态正常，对给出的手术治疗方案表示满意。术前诊断：①面部老化；②面型不良。在静脉复合麻醉加局部神经阻滞麻醉下进行面部年轻化及轮廓塑型手术治疗。

（一）术前评估

1. 患者老化征象如下：①面部肤色暗淡，皮肤较薄，多部位出现细小皱纹，以眶周和口周皱纹明显；②眉轻度下垂，上睑皮肤松弛，眼窝凹陷；下睑皮肤松弛，眼袋出现，泪沟及颊中沟明显，鼻唇沟较深，木偶纹出现；③额部、颞部、中面部及颊部凹陷明显；④中下面部软组织出现下垂。

2. 患者存在如下美学缺陷：①额头较窄，颞部凹陷；②面型基础轮廓线形状不良；③额头、颊部凸度不足。

（二）手术过程

1. 按照术前评估进行手术设计。

2. 手术策略：填充凹陷部位；消除皱纹；改善面部肤质、肤色；打造面型基础轮廓线，塑造面部正中曲线及苹果弧线。

3. 手术方法：①利用脂肪再生修复技术进行皱纹修复；②利用脂肪颗粒移植技术对面部凹陷部位进行填充塑型；③对面型进行塑型美化；④利用线雕技术进行中下面部提升。

术中获取脂肪 200 ml，经过加工纯化处理获得可用脂肪 91 ml，额部 20 ml，双侧颞部 20 ml，眉弓共 4 ml，上睑 2 ml，中面部 14 ml，鼻唇沟共 6 ml，下颏 5 ml，木偶纹 4 ml，鼻根及鼻背 3 ml，颊部 16 ml，上唇 4 ml，下唇 1 ml。手术效果如图 10-21 所示。

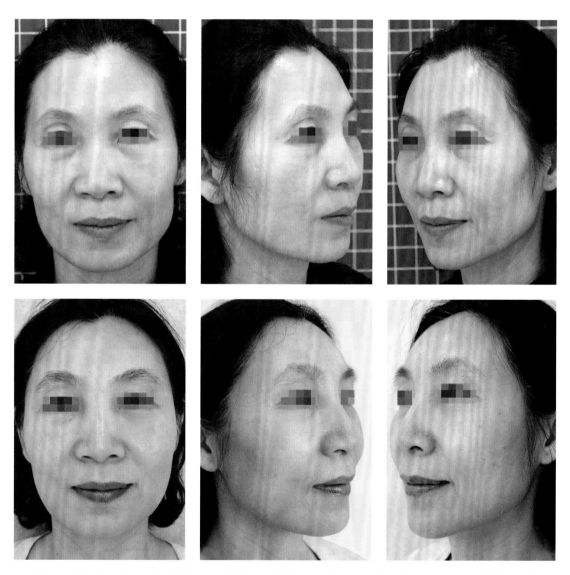

图 10-21　术前（上组）及术后 70 天（下组）对比照片。可以看出，患者皮肤质地明显改善，肤质靓丽，面部细小皱纹基本消除；面型由原来的长方形变成卵圆形，面部饱满，萎缩凹陷部位矫正，面型基础轮廓线圆润流畅；面部正中曲线高低点错落有致，"苹果肌"完美显现，苹果弧线清晰；面部松弛下垂现象明显好转

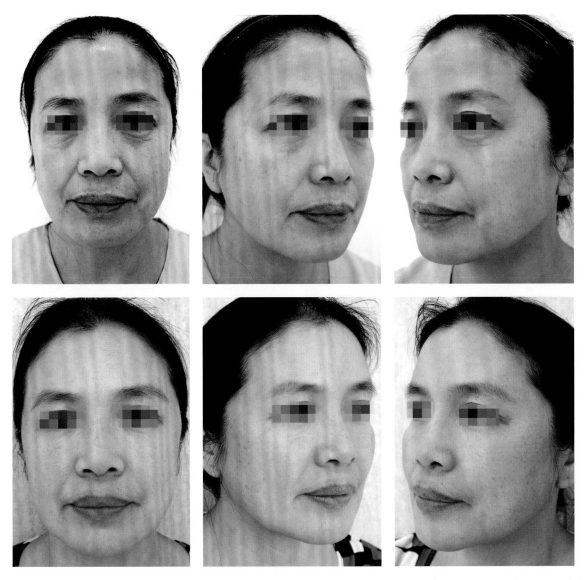

图 10-22　患者，女，56 岁，面部老化以软组织萎缩为主要体征，要求行面部年轻化治疗，不希望改变面型。手术策略是利用不同的脂肪技术，进行从面部深层脂肪室、表情肌、浅层脂肪室到真皮层的立体抗衰。用加工处理后的脂肪 68 ml，分别对额部、颞部、中面部等萎缩凹陷部位进行填充，恢复萎缩部位的脂肪室容量；同时运用 ASCC 技术对面部额肌、眼轮匝肌、颧大小肌以及提上唇鼻翼肌等进行注射修复；并行全面部真皮层注射填充修复皱纹，改善肤质。术后 9 个月，患者的整体年轻化效果非常显著。上组照片为术前，下组照片为术后 9 个月

五、60 岁左右女性面部年轻化临床案例

　　患者，女士，62 岁，因面部干瘪萎缩，面部皮肤皱纹形成，肤色暗淡、色素沉着，要求行面部年轻化治疗，面型可以适当改善。术前体格检查、各项实验室及物理检查无异常发现，患者心理状态正常，对给出的手术治疗方案满意。术前诊断：①面部萎缩老化；②面型不良。在静脉复合麻醉加局部神经阻滞麻醉下进行面部年轻化及轮廓塑型手术治疗。

（一）术前评估

1. 患者老化征象如下：①整个面部皮肤萎缩，肤质薄，肤色暗淡，色素沉着显著，皱纹以眶周和口周明显；②上睑皮肤松弛，眼窝凹陷；下睑皮肤松弛，眼袋形成，泪沟及颊中沟出现，鼻唇沟深，"苹果肌"萎缩，上唇萎缩，木偶纹出现；③额部、颞部干瘪，中面部及颊部凹陷明显，颏部萎缩后退；④整个面部软组织松弛下垂。

2. 患者存在如下美学缺陷：①颏部后缩，额头萎缩凹陷，鼻梁低平；②面型基础轮廓线呈现锯齿形状；③面部正中曲线"四高三低"等起伏走行破坏；④整个面部软组织萎缩，面型干瘪。

（二）手术过程

1. 按照术前评估进行手术设计（图 10-23 ）。

2. 手术策略：全面部进行脂肪填充增加容量，对凹陷部位进行填充塑型；消除皱纹；改善面部肤质、肤色；重塑面型基础轮廓线及面部正中曲线，完善苹果弧线。

3. 手术方法：从双侧大腿采集脂肪颗粒 300 ml，离心纯化后获得纯脂肪 200 ml，留取下层脂肪共 102 ml，其余进行不同程度的机械加工处理，得到不同成分的 ASCC 成分共 20 ml。首先利用脂肪颗粒移植技术对面部凹陷部位进行填充塑型，各美学单位及亚单位所用脂肪为：额部 20 ml，双侧颞部 18 ml，眉弓共 4 ml，上睑 2 ml，中面部 16 ml，鼻唇沟共 6 ml，下颏 5 ml，木偶纹 4 ml，鼻根及鼻背 4 ml，颊部 16 ml，上唇 4 ml，下唇 3 ml；然后利用脂肪再生修复技术注射 ASCC 进行皱纹修复；最后对面型进行塑型美化。手术效果如图 10-24 所示。

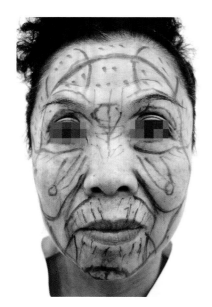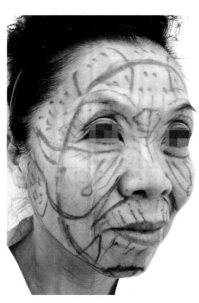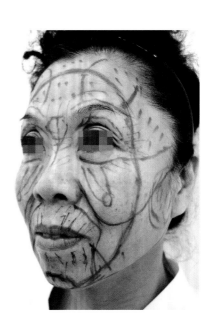

图 10-23　对全面部进行手术设计

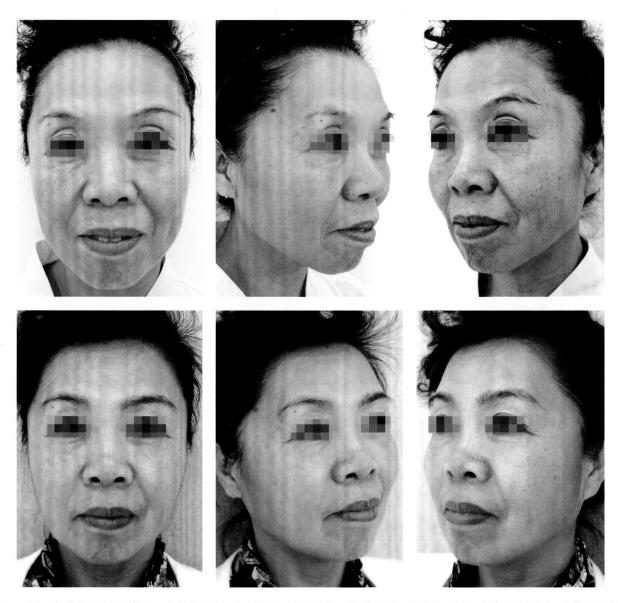

图 10-24　术前（上组）及术后 6 个月（下组）对比照片。可以看出，术后患者面貌焕然一新，皮肤光洁靓丽，术前的暗斑、色素沉着及皱纹基本消除，面部干瘪萎缩状态基本消失，面型基础轮廓线、面部正中曲线及苹果弧线得到塑型美化，患者容貌饱满靓丽，散发青春活力

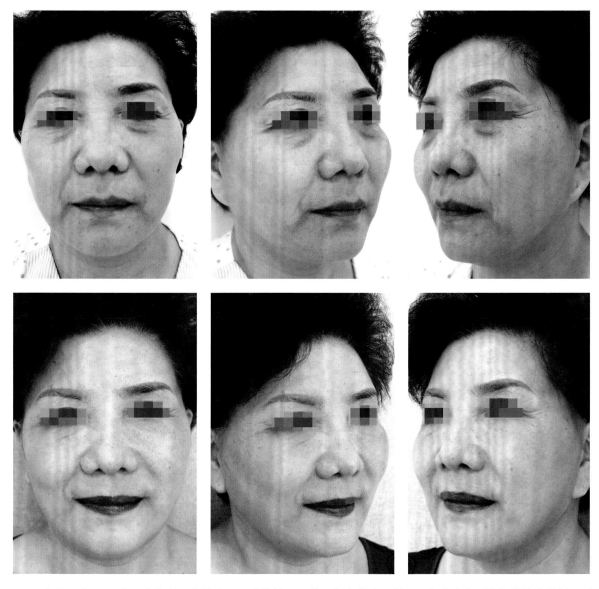

图 10-25　患者，女，61 岁。该患者面容给人以肥胖的外观，其面部老化表现是以面部脂肪室不均衡萎缩为特征。可以看出，眶周脂肪室和颊内深脂肪室出现萎缩，而鼻唇沟脂肪室和颊上、下浅脂肪室相对"增生肥大"；此外，额、颞部皮下脂肪萎缩凹陷也较为严重。该患者衰老的主要临床表现有：①皮肤变薄、粗糙，弹性降低，肤色暗淡；②皱纹出现，皮肤广泛存在细小皱纹，在眶周和口周形成静态粗大皱纹；③沟壑形成，泪沟出现，鼻唇沟加深，口下颌沟形成；④软组织萎缩、松弛下垂。对该患者综合采用脂肪外科技术进行萎缩脂肪室的容量恢复，采用 ASCC 技术进行皱纹再生修复，对增生肥大的脂肪堆积部位进行减脂塑型，同时联合中下面部手术提升进行年轻化治疗。上组照片是手术前情况，下组照片为术后 7 个月复查情况，可见患者容貌发生了惊人的年轻化改变

参考文献

[1] Conzalez-ulozm M. The history of rhytidectomy. Aesth Plast Surg, 1980, 4:1.

[2] Mitz V, Peyronie M. The superficial musculoaponeurotic system(SMAS) in the parotid and cheek area. Plast Reconstr Surg, 1976, 58:80.

[3] Furnas DW. The retaining ligaments of the cheek. Plast Reconstr Surg, 1989, 83:11-16.

[4] 周宇, 李森恺, 李强. 面部除皱术的外科进展. 中国美容整形外科杂志, 2017, 28 (1):53-56.

[5] 杨青, 汪丽萍, 杜丽华, 等. 电子美容除皱技术在临床上的应用. 中国医师协会, 2005:151-152.

[6] Rohrich RJ, Pessa JE. The fat compartments of the face: anatomy and clinical implications for cosmetic surgery. Plast Reconstr Surg, 2007, 119(3):2219-2227.

[7] Donofrio LM. Fat distribution: a morphologic study of the aging face. Dermatol Surg, 2000, 26(12):1107-1112.

[8]] Rohrich RJ, Ghavami A, Constantine FC, et al. Lift-and-fill face lift: integrating the fat compartments. Plast Reconstr Surg, 2014, 133(6):756e-767e.

[9] Sydney R, Coleman MD. Structural fat grafting: more than a permanent filler. Plast Reconstr Surg, 2006, 118(Suppl):108s-117s.

[10] Majallal A, Foyatier JL. Historical review of the use of adipose tissue transfer in plastic and reconstructive surgery. Ann Chir Plast Eathet, 2004, 49(5):419-425.

[11] Tonnard P, Verpaele A, Peeters G, et a1. Nanofat grafting: basic research and clinical applications. Plast Reconstr Surg, 2013, 132(4):1017-1026.

[12] Oh J, Lee YD, Wagers AJ. Stem cell aging: mechanisms, regulators and therapeutic opportunities. Nat Med, 2014, 20(8):870-880.

[13] Goodell MA, Rando TA. Stem cells and healthy aging. Science, 2015, 350(6265):1199-1204.

[14] 高景恒. 干细胞巢或微环境对干细胞命运影响的研究与进展. 中国美容整形外科杂志, 2013, 24(7):385-391.

[15] 赵烨, 吴溯帆. 面部骨骼的衰老. 中华整形外科杂志, 2015, 31(6):469-472.

[16] 朱昌, 张波, 余力, 等. 面部除皱术. 中华医学美学美容杂志, 2001, 7:332-334.

[17] Bartlett SP, Grossman R,Whitaker LA. Age-related changes of the craniofacial skeleton: an anthropometric and histologic analysis. Plast Reconstr Surg, 1992, 90(4):592-600.

[18] 闰万军, 赵斌, 刘丰彬, 等. 衰老肌细胞的组织学特征研究. 天津体育学院学报, 2009, 24(3):212-215.

[19] 王芳, 宋慧锋. 面部脂肪移植的研究进展. 中国美容医学, 2017, 26(7):124-126.

[20] Rohrich RJ, Pessa JE. The fat compartments of the face: anatomy and clinical implications for cosmetic surgery. Plast Reconstr Surg, 2007, 119(3):2219-2227.

[21] Gierloff M, Stöhring C, Buder T, et al. The subcutaneous fat compartments in relation to aesthetically important facial folds and rhytides. J Plast Reconstr Aesthet Surg, 2012, 65(10):1292-1297.

[22] Rohrich RJ, Arbique GM, Wong C, et al. The anatomy of suborbicularis fat: implications for periorbital rejuvenation. Plast Reconstr Surg, 2009, 124(3):946-951.

[23] Lambros V. Observations on periorbital and midface aging. Plast Reconstr Surg, 2007, 120(5):1367-1376.

[24] Coleman SR. Facial augmentation with structural fat grafting. Clin Plast Surg, 2006, 33(4):567-577.

[25] Xie Y,Zheng DN, Li QF, et al. An integrated fat grafting technique for cosmetic facial contouring. J Plast Reconstr Aesthet Surg, 2010, 63(2):270-276.

[26] Zuk PA, Zhu M, Ashjian P, et al. Human adipose tissue is a source of multipotent stem cells. Mol Biol Cell, 2002, 13(12):4279-4295.

[27] Adamczak M, Wiecek A. The adipose tissue as an endocrine organ. Semin Nephrol, 2013, 33(1):2-13.

[28] Onnard P, Verpaele G, Peeters G, et a1. Nanofat grafting: basic research and clinical applications. Plast Reconstr Surg, 2013, 132(4):1017-1026.

第 **11** 章

脂肪再生修复技术在面部的临床应用

引言

　　以前，面部软组织的瘢痕或畸形修复是以各种皮瓣和组织瓣为基本手段进行移植修复的，这种以"创伤修复创伤"的治疗手段存在很大的局限性和弊端。近年来，脂肪组织作为人体内重要的修复组织，已经在诸多领域得到了很好的应用。

　　本章首先回顾了传统整形外科技术对面部损伤、瘢痕和各种畸形的修复方法及应用的局限性；接下来叙述了再生医学的出现以及再生医学的概念和基本原理，并介绍了再生医学技术是未来面部损伤和畸形修复的新手段；随后阐述了脂肪组织与再生医学的关系，并着重阐明了脂肪组织再生修复的组织细胞学基础；然后重点介绍了脂肪体内组织工程技术和 ASCC 技术；最后就 ASCC 技术在临床瘢痕畸形修复中的具体应用进行了详细介绍。

第1节 传统整形外科技术对面部组织损伤修复的局限性

组织器官缺损、畸形以及瘢痕是传统整形外科技术治疗的主要内容。

对于各种原因导致的组织器官缺损或畸形，传统整形外科的治疗手段主要是进行自体的各种组织移植，或采用异体、异种组织移植以及各种组织代用品来进行修复治疗，从而实现组织器官的修复与再造，达到改善或恢复生理功能和外貌的目的。传统的自体组织移植是通过皮肤、各种皮瓣和组织瓣等的移植来完成的，这种以"创伤来修复创伤"的手术方法存在着诸多不足之处 [1-2]：①给身体正常部位遗留新的创伤和瘢痕；②对缺损和畸形的修复由于存在切口瘢痕而效果不尽如人意，尤其是颜面部位对外形的要求很高，往往难以达到令人满意的美学效果；③常常需要多次手术才能完成；④手术操作复杂，对机体的损伤较大；⑤术后管理复杂、恢复时间长等。应用异体或异种组织移植存在着免疫排斥反应和潜在的疾病传播风险；而生物材料的应用，则存在着异物反应、与受区不匹配而难以相互融合，以及缺乏机体正常生理功能等诸多问题。

瘢痕是各种创伤愈合后所引起的正常皮肤组织外观形态和组织病理学改变的统称，它是人体创伤修复过程中的必然产物。瘢痕生长超过一定的限度，就会引发外形的破坏及功能障碍等各种畸形和并发症。面部瘢痕修复是整形外科治疗的另一个重要内容，传统治疗面部瘢痕畸形的主要技术包括：①瘢痕切除减张缝合术；②瘢痕松解局部改形术；③瘢痕切除游离植皮术；④瘢痕切除皮瓣移植术；⑤组织扩张器技术；⑥皮肤磨削术；⑦瘢痕的药物注射治疗；⑧瘢痕的放射治疗等。近些年来，随着激光技术的发展，点阵激光技术在瘢痕的治疗修复上取得了一定的效果，尤其是对面部凹陷瘢痕以及浅表瘢痕的治疗获得了比较满意的效果。但是，由于瘢痕产生原因的多样性以及临床表现的复杂性，面部瘢痕的治疗仍然是非常棘手的问题，传统的治疗方法要想获得医患双方都非常满意的结果，还存在一定的难度 [3]。从理论上讲，瘢痕一旦形成，即使采用最精细的手术方法，也只能使其得到部分改善，而不能彻底根除。

总之，传统整形外科手段对组织缺损、畸形以及瘢痕等问题的解决，还远远不能达到"修复如初"的目的。

第2节 组织再生与再生医学

一、再生现象和再生医学的出现

早期，人们再生医学思想的产生是受生物界再生现象的启示而萌发的。人们观察到蝾螈的四肢断掉后还会完整地长出来，壁虎的尾巴断了还会再长出一条"原来"的尾巴。这种神奇的动物再生现象激发了人们极大的兴趣，促使科学家们试图通过科学研究来揭开生物再生的机制，并期望利用生物技术来实现人类自身受损伤组织和器官的再生，从而达到修复病损组织和器官的目的。

其实再生是生物界普遍存在的现象。例如涡虫可以利用身体的任何部分再生出完整的个体；蝾螈和蝌蚪等两栖动物可再生出复杂的组织结构，如肢体和尾部。可以说，所有的生物体都具备再生能力，只是根据物种及生理结构不同，其再生的能力存在着一定程度的差异。相比其他生物，人类的再生能力非常有限。尽管如此，人类身体内的再生现象却一直都在进行着，如创伤后组织的修复、红细胞的更新、黏膜及皮肤组织的周期性再生、毛发的更新再生等，只不过人类丧失了再生其复杂组织和器官的能力。从无脊椎动物自切部位的再生，到脊椎动物血液、内皮等细胞的更新，都是动物再生能力的体现。从某种意义上可以认为，再生是通过原始胚胎发育过程的部分重现来恢复原有组织结构的过程。

可以看出，人们对再生的认识是从低等生物损伤器官的发育开始的。研究认为，生物的再生存在三种机制[4]：第一种是损伤部位的休眠细胞被激活；第二种是生物体一生中都保留有一定数量的干细胞，当受到外界环境的因素刺激如损伤等，损伤部位的干细胞被唤醒激活来参与修复过程；第三种是部分已分化的细胞在创伤环境下分化为干细胞或干细胞样细胞，进而实现损伤部位的再生修复。

相对于分子和细胞水平的再生，组织水平的再生则非常复杂。实现组织的再生一般需要具备以下三个前提[5]：①损伤组织中必须包含能进行有丝分裂能力的细胞；②受损组织环境中需要有能引起细胞增殖及分化的信号；③受损的组织环境中没有再生抑制因素的存在，或这一因素被压制。

二、再生医学的概念和基本原理

再生医学是指利用生物学及工程学的理论和方法进行组织器官再生与功能重建的新兴学科，主要通过研究干细胞分化以及机体的正常组织修复与再生等机制，来寻找促进机体自我修复与再生的途径，并最终达到构建新的组织与器官，从而实现维持、修复、再生或改善损伤及老化组织和器官功能的目的。广义上讲，任何与再生修复有关的内容及其采用的方法，如干细胞移植、组织工程、通过激活局部干细胞和（或）改变局部微环境诱导受损组织再生，以及治疗性克隆等，都属于再生医学的范畴[6]。再生医学不仅涉及生命科学，还涉及材料科学、组织工程学等诸多学科，是一门与临床医学紧密结合的综合医学。这是继临床药物治疗、手术治疗之后出现的新的生物技术，彻底改变了以往的医学治疗模式，必将对医疗领域产生深远的影响。

现有的研究显示，代偿性增生、成熟细胞的去分化和组织内成体干细胞的激活，是脊椎动物中组织再生的三种主要方式。代偿性增生是指分化细胞通过增殖再生新的组织，典型代表是肝的再生，肝被部分切除后，肝细胞发生分裂增殖，弥补损失的肝组织的结构和功能，直至恢复原有肝的体积；成熟细胞的去分化是相对低等脊椎动物的再生方式，已分化细胞丢失原有细胞的表型特征，转变为具备分化能力的干细胞，继而发生增殖分化替代损伤组织，鱼鳍的再生、蝾螈小肠及肢体的再生等都属于这一范畴；通过干细胞激活完成的再生过程是大多数多细胞有机生物采用的再生方式，是指组织当中存在着未完全分化的细胞，除了一部分参与生长发育过程以外，其余的则保持自我更新和分化的潜能，一旦组织遭遇损伤，这部分细胞发生增殖分化，参与组织再生修复，该再生方式是再生医学的基础。

与再生相对应的是纤维化，或人们常说的瘢痕化。它是炎性反应的结果，损伤部位产生胶原纤维，形成瘢痕，完成修复。无法再生的组织或能够再生但损伤程度超过了再生修复的能力，也往往以这种方式修复。这是机体自我保护的一种方式，因为纤维化较再生更迅速，对于危及生命的损伤，如大量失血，纤维化愈合是更为安全的修复方式。但纤维组织缺乏正常组织的功能，只能维持组织存在的最基本要求。如何防止组织的纤维修复代替再生修复，最大限度地恢复组织功能也是再生医学研究的主要内容。

组织和器官再生大致可分为体内再生和体外再生两大类。体内再生是指在损伤的诱导下促进组织在体内进行自我修复；体外再生是指在体外形成组织和器官，然后植入体内相应的部位。近年来，再生医学领域的研究主要集中于组织干细胞和组织工程学的研究，特别是成体干细胞的分化潜能，为许多疾病提供了新的治疗手段。

三、再生医学的治疗手段

（一）细胞移植

细胞移植是最早用于临床的再生治疗手段，即将供区（或供体）的细胞移植到受损区，以促进再生。移植的细胞可以是分化细胞，也可以是干细胞；可以是正常细胞，也可以是基因修饰的细胞。细胞移植主要通过以下三种途径来达到治疗目的：①通过细胞替代达到病区治疗的目的；②刺激受区细胞的固有再生和修复能力；③调节诱发提高细胞的再生和愈合能力。

自体细胞移植包括自体分化细胞移植和自体干细胞移植。自体分化细胞移植如软骨细胞移植修复软骨缺损、角化细胞和（或）真皮成纤维细胞修复皮肤烧伤或创伤等已应用于临床。尽管使用自体分化细胞避免了免疫排斥反应，但细胞来源有限，体外扩增困难，扩增过程中容易出现老化或去分化现象。

自体干细胞移植可以弥补自体分化细胞移植的不足之处。自体干细胞进行细胞移植治疗的主要优势有：①干细胞具有多向分化潜能，可以分化形成多种类型的细胞，这种多分化潜能为组织的修复创造了先决条件；干细胞在特定微环境中可定向分化为中胚层源性细胞，如成骨细胞、软骨细胞、脂肪细胞、肌腱细胞和肌细胞等。②干细胞能分泌多种生物活性分子而发挥免疫抑制功能，从而在免疫调节中起重要作用。③干细胞能定向迁移至病变部位，目前研究认为这种趋化性可能是多种趋化因子及其受体相互作用的结果。

（二）组织工程

组织工程是运用工程学与生命科学的原理和技术，研究开发具有生命力的、与病损组织或器官形态和功能相一致的生物体，以弥补人工器官造成的功能不全和器官移植的供体受限、免疫排斥等缺陷。按照植入方式，可将组织工程分为两大类：体外再生工程和体内再生工程。体外再生工程在体外制造出组织再生结构，然后将再生组织移入体内或体表。此法是目前该领域的研究重点，但是受限因素较多，发展较为缓慢。体内再生工程指的是在体内制造组织再生结构，体内再生还可分为原位性再生和异位性再生，前者的体内再生过程发生在接受重建的部位，比如用自体细胞重建乳房等；后者的体内再生过程发生在与重建部位无关的地方。体内再生工程较体外再生工程的条件相对宽松，更接近临床应用。

组织工程的核心是细胞与支架材料。支架材料在组织构建中起着细胞黏附、组织支撑、生长因子控释、免疫隔离的作用。理想的生物支架应该更符合天然细胞外基质结构。

组织工程学主要包括以下三方面的要素：①种子细胞的获取与扩增；②理想生物支架材料的获取；③种子细胞与生物材料结合构建组织或器官的方法。

（三）通过化学诱导促进体内再生

大量证据表明，很多哺乳动物组织内存在成体干细胞，但在损伤时，这些细胞并没有被激活而参与组织修复，这说明组织内的再生潜能被压制了。而脊髓、心脏等组织的再生过程被激活后，却因损伤组织释放的某些抑制因子而终断，最终导致瘢痕修复。因此，再生治疗的另一个有效手段就是激活潜在的组织再生能力或控制组织再生的抑制因素，例如联合使用再生促进分子或再生抑制拮抗分子、激活或募集损伤周围有再生能力的成体干细胞或诱导无再生能力的细胞转化为有再生能力的细胞、引起代偿性增生或成熟细胞的去分化等。这种方法避免了免疫排斥、伦理争议及供体等相关问题，且费用相对低廉。目前，许多动物实验

已经成功促进了组织再生，甚至诱导非再生组织发生再生，并且部分已用于临床。

四、干细胞与再生医学

干细胞（stem cell）是具有自我更新、高度增殖和多向分化潜能的细胞群体，这些细胞可通过分裂维持自身细胞的特性和大小，还可进一步分化为各种组织细胞，从而构成各种复杂的组织器官。干细胞是组织再生的源泉，是再生医学的基础和前提[7]。利用干细胞进行再生组织和器官的途径有：①利用干细胞移植，经过诱导分化为特定的成体细胞，进而形成某种组织；②利用细胞间相互转化的特性，可用干细胞进行自体组织和器官的修复；③干细胞作为种子细胞，还可与降解支架材料联合培养，在体外构建组织或器官。

干细胞主要包括胚胎干细胞（embryonic stem cell，ESC）和成体干细胞（adult stem cell，ASC）。ESC 是指当受精卵分裂发育成囊胚时内细胞团的细胞，它具有体外培养无限增殖、自我更新和多向分化的特性。无论在体外还是体内环境，ESC 都能被诱导分化为机体几乎所有的细胞类型，所以又被称为全能干细胞。因此，ESC 是再生医学中最好的种子细胞，但对 ESC 的研究及应用均涉及社会伦理学的问题，目前尚未解决；另外，在实际应用中还存在着诸多问题尚待解决，如由于缺乏组织相容性，可能导致免疫排斥反应；无法控制植入的 ESC 的生物行为，无法排除其致瘤性或异向分化的可能，以及传播感染源等。

ASC 是指存在于已分化组织中的未分化细胞，这种细胞能够自我更新，并且能够形成组成该类型组织的细胞。现已证明，ASC 普遍存在于机体的各种组织器官中，在体内特定的微环境中多数处于休眠状态，在病理状态或在外因诱导下可表现出不同程度的再生和更新能力。当组织受损时，

微环境中的基质细胞能够产生一系列生长因子或配体，与干细胞相互作用，控制干细胞的更新和分化。利用这一原理，我们可以通过改变微环境中的生长因子及其他因素，来定向诱导干细胞的分化。研究表明，干细胞具有"归巢"（homing）现象，即远离损伤处的干细胞经动员后能转移出现至损伤区并参与受损部位的修复过程。尽管干细胞的研究在组织器官修复和再生上具有广阔的前景，但仍存在许多问题，如干细胞定向诱导分化调控机制、如何获得足够数量高浓度的分化细胞、干细胞是否具有形成复杂器官的能力、"归巢"的调控机制、临床应用的安全性等，均有待深入研究。

第 3 节　脂肪组织与再生修复

一、脂肪组织由填充剂到再生剂的认识过程

肿胀麻醉下吸脂技术的完善和发展，使得脂肪颗粒移植技术在 20 世纪 90 年代以后逐渐被临床普遍应用，临床医生在进行脂肪移植后发现了许多组织改变的现象，甚至可以治疗许多病理性疾病，例如①进行脂肪移植后，受区的皮肤质地发生了明显的改变，如皱纹变浅、毛孔变小、色素淡化；②在瘢痕处进行脂肪移植后，出现了瘢痕组织软化，甚至使瘢痕组织消退；③将脂肪移植到受损的肌肉组织时，局部肌肉的力量得到了恢复，受损肌肉的体积也增加了；④利用脂肪组织治疗慢性溃疡；⑤利用脂肪组织治疗放射性皮炎；⑥利用脂肪组织治疗声带受损；⑦利用脂肪组织治疗硬皮病等。上述种种现象的发现已经无法用脂肪填充来进行合理的解释，使得人们转而来重新认识人体内的脂肪组织 [8]。随着众多学者对脂肪组织基础研究的深入，终于在 2001 年，Zuk 等在其他学者研究的基础上，发现通过吸脂术获得的脂肪组织中存在具有自我更新及多向分化潜能的一类细胞群，该细胞群具有与骨髓间充质干细胞（mesenchymal stem cell，MSC）相同的干细胞表面标志，具有成体干细胞自我更新能力及多向分化潜能，从此明确了脂肪基质中存在脂肪源性干细胞。研究表明，脂肪源性干细胞在皮下白色脂肪组织中占细胞总数的 10% ~ 20%，由于脂肪组织在体内分布广泛、储存丰富，因此可以获得足够的脂肪源性干细胞。

脂肪组织中丰富的间充质干细胞的存在，不仅对脂肪移植后出现一系列"神奇"的临床效果做出了合理的解释，还为脂肪组织在再生修复领域的应用展现了十分广阔的前景 [9]。

二、脂肪组织再生修复的组织学特点

对脂肪组织从能量储存器官到内分泌器官的认识经历了漫长的过程。以往，脂肪组织一直被认为是一个惰性的能量储存器官。20 世纪 80 年代中期，人类首次发现脂肪细胞分泌补体因子 D（adipsin）。1994 年，Friedman 等 [10] 发现了脂肪组织分泌具有抑制食欲的瘦素（leptin），其后 Scherer[11] 发现脂联素同样具有减肥功能，但与瘦素作用机制不同。随着其重要的脂源性激素和细胞因子被发现，脂肪组织作为内分泌器官逐渐被广为接受。在过去近 30 年的研究中，研究人员对脂肪组织内分泌功能的研究取得了突破性进展。现已

发现，脂肪组织能够分泌许多脂肪细胞因子，其中许多因子的生理功能尚不清楚，还在发现之中。这些因子包括脂肪素（瘦素、脂联素、抵抗素、内脂素、雌激素、血管紧张素原等），促炎症反应细胞因子（肿瘤坏死因子，内脏脂肪因子，白介素 IL-1、IL-6、IL-8），抗炎症反应细胞因子（IL-4、IL-13），血管紧张素 Ⅱ，自由脂肪酸、解偶联蛋白家族，脂蛋白脂酶类等。

其中的血管功能相关因子类，对血管的新生具有重要作用。研究表明，脂肪组织通过分泌众多的脂肪因子而影响局部组织细胞的增殖、分化，是脂肪组织具有再生修复能力的主要原因之一[12]。

三、脂肪组织再生修复的细胞学基础

1. 脂肪源性干细胞的特点

虽然人体内许多组织中都存在成体干细胞，但由于取材困难，或受来源的限制，要想获得足够量的干细胞，需要体外扩增才能实现。而干细胞在体外增殖又存在瘤化等问题，未能得到很好的解决，这些因素严重制约了它们的应用。

而脂肪源性干细胞具备的以下特性使其成为理想的干细胞来源：①取材方便，对供区损伤小；②体内储量丰富，患者腹部、大腿、股骨转子部位以及上臂等处的皮下脂肪都可以作为供区，来源充足；③获取效率高[13]，每 100 ml 脂肪可获得大约 2×10^8 个有核细胞，可以得到超过 0.5×10^6 个干细胞，相当于 20 ml 骨髓中骨髓间充质干细胞数量的 40 倍，一次吸脂可以抽吸 200 ml 甚至 2000 ml 的脂肪，而骨髓组织一次可有效抽吸量仅为 50 ml[14]；④具有良好的体外扩增能力和稳定的多向分化潜能；⑤脂肪源性干细胞不仅自身表现出低免疫原性，移植后还能抑制宿主体内的免疫反应。这种较强的临床应用可行性和实用性是脂肪源性干细胞最大的特点，是其他成体干细胞所不具备的。

2. 脂肪源性干细胞的分离培养和体外扩增

目前主要是从吸脂术获得的脂肪组织中分离、培养、扩增获得脂肪源性干细胞。脂肪源性干细胞的质量与多种因素有关，包括患者年龄、取材部位、抽吸方法、脂肪组织类型、培养环境、接种密度等，都会影响脂肪源性干细胞的增殖与分化潜能。研究发现，来自腹部脂肪的干细胞倍增时间要长于身体其他部位皮下脂肪的干细胞，而它们的分化能力没有区别。年轻人皮下脂肪组织中的脂肪源性干细胞较年龄大者有更强的体外扩增能力。要获得足够量的脂肪源性干细胞需要进行分离提取和体外扩增，目前分离脂肪源性干细胞有两种方法，即胶原酶法和组织块法，通过分离和体外扩增能获得大量的脂肪源性干细胞，供临床和实验研究使用。

3. 脂肪源性干细胞的内分泌功能

脂肪源性干细胞具有产生和分泌细胞因子的基本功能[15]，这些因子作为组织再生的自体诱导因子已得到广泛关注。脂肪源性干细胞分泌的多种可促进血管再生的细胞因子，如血管内皮生长因子、粒细胞集落刺激因子、肝细胞生长因子等，可以促进受区的血管化。脂肪源性干细胞还能通过旁分泌作用促进成纤维细胞分泌 Ⅰ、Ⅲ型胶原和纤连蛋白，促进皮肤表皮细胞的成熟，从而有利于创面愈合和减少瘢痕。脂肪源性干细胞分泌的白细胞介素、肝细胞生长因子和转化生长因子 β 能共同激活 B、T 淋巴细胞，起到抗炎作用。脂肪源性干细胞分泌的前列腺素 E2 能够抑制细胞免疫反应，降低免疫原性。此外，脂肪源性干细胞还通过一系列复杂的分泌机制调控细胞凋亡，激活成纤维细胞使其重塑细胞外基质，从而起到更新老化皮肤，并保持上皮完整性的作用。

4. 脂肪源性干细胞的微环境

干细胞的微环境亦称干细胞巢（niches）。干细胞巢是干细胞于组织中存在的周围环境和场所，其巢的成分主要是组织周围细胞、各种黏附因子和细胞外基质等成分[16]。像其他间充质干细胞一样，脂肪源性干细胞移植后也存在着归巢过程。由于脂肪组织中多数脂肪源性干细胞附着在血管壁和结缔组织周围，游离的干细胞仅占少数，因此必须将其从附着固定的周围组织上游离下来，才能从组织中分离、提取得到一定浓度的脂肪源性干细胞。

目前，脂肪源性干细胞的分离、提取一般仅能获得包括脂肪源性干细胞在内的多种组织间质细胞构成的细胞群，而非单一种类的干细胞。脂肪源性干细胞的归巢率受如下因素影响[17]：①供体因素；②分化诱导因子的作用；③细胞内外信号及通路的影响；④受干细胞巢的影响；⑤其他因素的影响等。

5. 脂肪源性干细胞的临床应用现状

目前，利用脂肪源性干细胞进行细胞治疗在临床领域已经展现了广阔的前景[18]。在美容整形外科领域，最为成功的就是CAL技术在乳房增大和再造方面的应用，其将从抽取的一半脂肪组织中分离得到的血管基质成分（SVF）加入余下的另一半脂肪中，通过增加单位体积脂肪中的干细胞含量，从而实现了较高的移植脂肪留存率[19]。研究证实，在脂肪颗粒移植技术中添加一定量的脂肪源性干细胞，能够明显减少脂肪液化吸收，改善长期效果，其作用机制一般认为有以下几个方面：①脂肪源性干细胞可分化为脂肪细胞，补充因损伤而减少的脂肪细胞数量；②脂肪源性干细胞可分化为血管内皮细胞，通过促进新生血管形成来促进血供恢复；③脂肪源性干细胞通过旁分泌作用，调整组织局部微环境，减少细胞损伤，提高移植后组织细胞存活率，使得脂肪游离移植的长期效果更稳定。另外，利用脂肪源性干细胞进行软组织重建、颅颌面组织重建及心血管组织的重建等，也取得了较好的临床效果。

6. 脂肪源性干细胞实现再生修复的途径

脂肪源性干细胞的再生修复能力一般认为是通过以下几个途径实现的：①脂肪源性干细胞具有自我更新和多向分化的特性，在增殖分化过程中，不但能保证自身数量的稳定，还具有向脂肪、骨、软骨、肌肉和神经等组织细胞分化的能力。②脂肪源性干细胞属于低分化细胞，具有低耗氧的特性，这种特性使其对缺血、缺氧具有极强的耐受力。研究显示在缺血、缺氧的条件下，体外培养的脂肪细胞在24 h内几乎全部死亡，而脂肪源性干细胞却能存活72 h。脂肪移植导致的缺血、缺氧虽然会造成部分脂肪源性干细胞凋亡，但是仍有相当数量的脂肪源性干细胞能够存活下来。③脂肪源性干细胞在缺血、缺氧的条件下能够分泌多种细胞因子，如VEGF、HGF、IGF-1、PDGF等，通过这些细胞因子的分泌发挥促血管生成和趋化作用。④脂肪源性干细胞除直接分化为血管内皮细胞和脂肪细胞外，还具有抗凋亡作用，研究表明其能够明显降低脂肪组织的细胞凋亡率。

综上所述，脂肪源性干细胞是脂肪组织具有再生修复能力的关键所在，其具有的独特优越性已经在美容整形外科领域展现了良好的应用前景。虽然目前对脂肪源性干细胞的研究还不够深入和全面，但由于其在体内储量丰富、获取方便，且不涉及伦理道德等诸多问题，有望成为组织工程及细胞治疗的良好种子细胞，通过组织工程技术，为遗传性疾病、退行性疾病及组织或器官缺损性疾病的治疗带来了新的曙光。

四、脂肪组织细胞外基质与再生修复

关于脂肪组织中的细胞外基质（ECM）成分的作用，已在第2章中的有关部分进行了详细阐述。可以看出，脂肪组织细胞外诸多基质成分与组织再生密切相关。细胞外基质不仅是细胞赖以生存的外部环境，也与细胞的增殖、分化和若干生理功能的完成密切相关。细胞外基质不仅提供了细胞支架，还决定了脂肪组织的特性，对脂肪细胞具有重要作用[20]。

脂肪组织是我们身体内唯一可以大量反复取材的自身组织，它是大自然留给人类进行组织修复的宝贵资源。脂肪移植技术是实现组织修复的重要手段，是再生医学在临床应用中的良好实践，以再生医学尤其是组织工程的观点去理解和改进脂肪移植技术，必将促进该技术的进一步发展。

第 4 节　脂肪体内组织工程技术

一、脂肪移植成活率的现状与困境

目前，自体脂肪移植已经成为整形外科医生进行疾病治疗和轮廓整形的重要手段，在半侧颜面萎缩症和面部凹陷填充的治疗中获得了很好的临床效果。但由于脂肪成活率的限制，对于较为严重的凹陷或软组织缺失往往需要两次以上的手术治疗，才能够达到比较理想的效果。

在脂肪移植的早期为了实现一次手术即达到治疗效果的目的，强调"矫枉过正"的填充方法，即在达到凹陷矫正后再多填充 20% 左右的脂肪体积，以期达到希望的结果。但临床实践告诉我们，这种做法往往让手术医生和患者感到失望。为了实现一次手术填充的目标，国内外许多学者和临床医生进行了不懈的探索和努力，从美国 Coleman 教授总结提出的 Coleman 脂肪移植技术，到日本学者 Yoshimura 提出的 CAL 技术，再到美国 Khouri 教授发明的 Brava 技术，还有血小板浓缩制品添加辅助的脂肪移植技术等，虽然脂肪移植的成活率得到了明显提高，但是在鼻部、颞部、口唇及耳垂等某些特殊部位，一次脂肪移植填充的效果还远不尽如人意。

有人把脂肪移植比喻为农夫种地，将供移植的脂肪颗粒视为"种子"，将需要填充的受区部位视为要进行播种的"土地"，要获得最佳的收成，理论上一定的土地面积所能够播种的种子数量是有一个最大值的，当土地面积和种子数量达到最佳匹配时，即可以获得最理想的收成，当播种的种子数量没有达到或超过这一最大数字时，收成就会减少。当然可以通过改进播种技术和施加肥料（把 PRP 和 PRF 视为肥料）来提高产量，可是在土地面积没有增加的情况下，靠这种办法来提高产量终究是有限的。从中我们受到的启发是，如果要治疗的身体某一部位凹陷比较严重，需要填充的脂肪量很大，即使达到了百分之百的成活率，也不能实现一次完全填平的目的。这样看来，单从追求脂肪移植成活率的角度考虑，脂肪移植需要两次以上的手术是合理的，也是必然的。那么利用脂肪技术能否实现一次手术就能够达到理想的目的呢？我们尝试利用脂肪体内组织工程方法达到这一目的。

二、脂肪体内组织工程技术

组织工程技术是组织再生修复的重要手段。近年来，体内组织工程技术强调了利用生物体内自身支架材料和种子细胞的使用，来达到个体内组织再生修复的目的。脂肪体内组织工程技术正是这一理论思想的具体应用。

脂肪体内组织工程技术的中心思想是从自身体内获取组织工程所需要的种子细胞、支架材料和调控种子细胞生长分化的细胞因子，然后将这三种要素加以混合后，以注射的方式注入某些需要填充或增大体积的身体部位，使脂肪组织在该部位实现再生，从而达到填充凹陷和增加体积的目的。

人们发现，在现有的生物材料中，细胞外基质是可以直接作为细胞长入的理想生物材料[21]。由于人体脂肪组织获取的便利性，目前不仅可以从抽吸的脂肪组织中利用物理机械法获取含有脂肪源性干细胞的 SVF，也可以从中制备一定量的脂肪组织细胞外基质（ECM）成分作为脂肪源性干细胞移植的支持材料[22]。研究证实，将人脂肪组织细胞外基质和脂肪源性干细胞一起在体外进行培养，能够促进脂肪源性干细胞的增殖与分化，

显示了可以实现脂肪组织工程的可行性[23]。

按照体内组织工程技术的思路，用患者自身脂肪组织制备的 ECM 与包含有脂肪源性干细胞的自身来源的 SVF 混合在一起，并加入由其血液提取的内源性生长因子 PRF，然后将这种混合物注入需要填充的部位，就形成了脂肪体内组织工程技术[24]。脂肪体内组织工程技术具有以下特点：

1. 改变了脂肪注射填充的留存形式，即由传统的局部成活转向了局部的再生。
2. 应用于临床上单纯脂肪移植填充成活率不高的部位，可以实现一次手术完成治疗。
3. 由于注入的 ECM 具有一定的塑型作用，可以用于隆鼻、隆颏等需要较强材料支撑的部位。

可以预见，脂肪体内组织工程技术不仅可以解决以前临床上难以治疗的软组织缺损问题，还为提高脂肪颗粒移植的留存率开辟了新途径。

第 5 节　ASCC 技术原理及制备方法

一、ASCC 的概念

ASCC（adipose tissue stromal cells and compositions，ASCC）即脂肪组织基质细胞及成分。ASCC 技术的核心思想是：利用脂肪组织中不同种类细胞的物理学特点，如细胞的大小、形状及细胞脆性等，通过物理机械手段，去除衰老和成熟的脂肪细胞，以尽量获取前脂肪细胞、脂肪源性干细胞等其他基质细胞和脂肪组织细胞间质成分，再将这些获取的 ASCC 注射填充到病损部位来进行临床治疗。

二、ASCC 技术的组织细胞学基础

脂肪组织中体积占 90% 的脂肪细胞，其数量仅占脂肪组织中细胞总量的 50% 左右[25]。脂肪组织中还含有脂肪源性干细胞、血管内皮细胞、成纤维细胞、周细胞、巨噬细胞、血液来源细胞、处于不同分化生长阶段的脂肪细胞及细胞外基质等多种成分。将含有多种细胞成分的基质血管成分加入移植的脂肪组织后，各种细胞的协同作用可以促进移植后的脂肪组织内血供的建立，减轻炎症反应，对减少移植脂肪组织的吸收、坏死、液化等起到重要的作用。由此可以推断，在脂肪组织中，体积上占

据绝对优势的成熟脂肪细胞在数量上占据少数，单位体积的脂肪组织中其他细胞（即 SVF）含量丰富。

由于 ASCC 技术的主要目的是进行病损组织的再生修复，因此获取其中包含的脂肪源性干细胞、前细胞脂肪、血管内皮细胞以及 ECM 等诸多再生修复成分至关重要，因为已经证明这些成分对促进血管再生、细胞增殖分化、局部微环境的改善等具有重要作用。那么如何获取上述这些需要的活性成分呢？在以往的 SVF 制备中，采用的是酶消化法，虽然酶消化法能够获得纯度较高的细胞成分，但获得率较低，而且损失了大量的具有再生修复作用的 ECM 成分。研究证实，成熟脂肪细胞的直径一般平均在 100 µm 左右，而脂肪组织中其他细胞的直径平均在 10～20 µm。由于成熟脂肪细胞的细胞质中充满了甘油三酯，如同充了气的气球（图 11-1），细胞膜张力较大，且细胞脆性增大，而脂肪组织中的基质细胞很小，且变形能力较强，因此，在进行机械挤压的过程中，成熟和衰老的脂肪细胞就更容易发生破裂而被去除，这样我们可以让抽吸获取的脂肪颗粒通过不同孔径的三通管，然后利用注射器反复推注进行机械挤压来破坏成熟和衰老的脂肪细胞，而将脂肪源性干细胞、前细

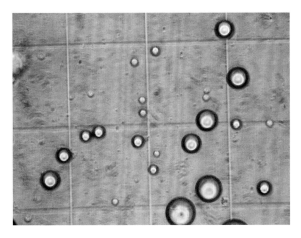

图 11-2　不同生长阶段的脂肪细胞

胞脂肪、血管内皮细胞以及 ECM 等诸多再生修复成分保存下来，再通过梯度离心技术进行分离。

像其他组织细胞一样，人体内的脂肪细胞也在不断更新[26]。也就是说人体内的脂肪细胞处在不同的生长发育阶段（图 11-2），有些是较"年轻"的细胞，而有些是"年老"的细胞，还有些细胞则处在"新生儿"阶段。由于不同"年龄段"的脂肪细胞在细胞大小、细胞膜张力和脆性等物理学方面存在差异，因此通过不同程度的反复机械挤压破坏，也可以将活力较好的生命力旺盛的"幼小"脂肪细胞保留下来。这些"幼小"的脂肪细胞代谢分泌旺盛，对外界环境的适应能力强，可以提高自体脂肪移植的成活率或保持较高的留存率。

三、ASCC的制备方法

制备 ASCC 的基本方法有微孔吸脂针采集法、单纯离心法和机械破碎法。具体操作过程介绍如下：

1. 微孔吸脂针采集法

常规肿胀麻醉下，用管径 2.5 mm、前端带有多个侧孔直径分别为 0.3 mm 和 0.5 mm 的微孔吸脂针（图 11-3），连接 10～20 ml 螺旋注射器，进

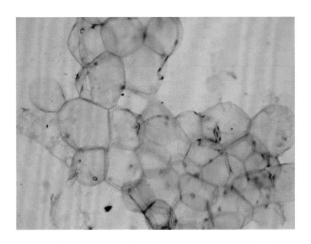

图 11-1　在 HE 染色标本上，脂滴被脂溶剂溶解，硕大的脂肪细胞呈空泡状，受胶原纤维的挤压，脂肪细胞呈现不规则的气球状

行采集获取。利用静止沉淀法放置 5～10 min，去除上层油脂和下层水分，留取中间层的 ASCC 备用（图 11-4）。获取的 ASCC 成分可以根据情况使用 25 G 的锐性针头进行真皮内注射，也可以用 23 G 钝针进行真皮下层注射。

2. 单纯离心法

用管径 2.5 mm、侧孔直径 1.0 mm 的多孔吸脂针采集脂肪，静止沉淀后，弃去下层水分，然后以 3000 r/m 离心 3 min，去除上层油脂和下层水分，收集中间脂肪层下 1/2 脂肪混合物即为 ASCC，用医用伤口敷料贴吸附过滤后即可用于皱纹的填充、小范围凹陷畸形的矫正及瘢痕内注射。单纯离心法

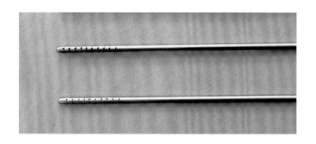

图 11-3　管径 2.5 mm、侧孔直径分别为 0.3 mm 和 0.5 mm 的微孔吸脂针

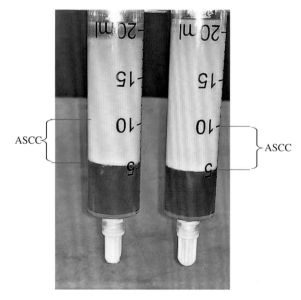

图 11-4　用侧孔直径 0.3 mm（左）和 0.5 mm（右）的微孔吸脂针采集获取的 ASCC 成分

获取 ASCC 的理论基础基于图 11-5 所示的临床试验观察。

从图 11-5 的离心对比试验中可以得出下列结论：①临床上为了去除获取的脂肪颗粒中的肿胀液成分，在静止沉淀后于 1000～1500 r/m 的离心条件下即可以满足要求，超过 1500 r/m（395×g），再提高离心速度对去除液体成分没有帮助。②随着离心力的逐渐增大，对脂肪细胞的破坏程度显著增加。③在以增加体积为目的的脂肪移植中，应该采取低速离心条件，建议转速＜1000 r/m。④在超过 3000 r/m 的高速离心条件下，析出的油脂显著增多，油脂体积占据脂肪颗粒总体积的 1/3 以上。⑤随着离心力的增加，下方液体层逐渐透明澄清，说明游离细胞成分已经随离心力沉积在注射器底部。因此，用离心法进行脂肪颗粒移植时，离心条件建议在 1500～2000 r/m，否则，会丧失掉脂肪颗粒中的

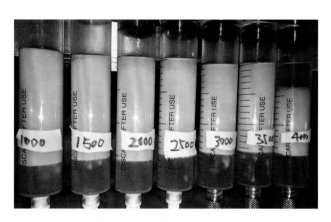

图 11-5　抽吸获取的脂肪颗粒在不同离心条件下的临床观察。用管径 3 mm、侧孔直径 2 mm 的多孔吸脂针采集获取脂肪颗粒。通过静止沉淀法去除下层水分后，转入 7 支 20 ml 螺旋注射器，分别在 1000 r/m、1500 r/m、2000 r/m、2500 r/m、3000 r/m、3500 r/m 及 4000 r/m 的条件下离心。对比观察后可以发现：①从 1000 r/m 的低速离心到 4000 r/m 的高速离心，各管脂肪下方的液体层并没有显著增多的趋势；②随着离心转速的增加，各管上方油脂层具有显著增加的趋势；③在低速离心条件下（1000 r/m）发现，上方油脂分层几乎看不清楚；而在高速离心条件下（4000 r/m）发现，上方的油脂分层清晰，且高度几乎占据注射器高度的 1/4

游离脂肪源性干细胞成分。⑥显微镜下观察发现，越接近于下方的液体层，脂肪颗粒越小，游离细胞成分越多。因此，建议临床进行脂肪移植时尽量使用接近于下方液体层的脂肪。

3．机械破碎法

用管径 3 mm、侧孔直径 2 mm 的多孔吸脂针收集脂肪颗粒，静止后去除水分和纤维组织，以 1500 r/m（395×g）离心 3 min，丢弃下层水分，余收集在 10 ml 注射器中，用普通三通管进行机械推注破碎，根据临床需要增加或减少推注次数；然后在 2000 r/m（702×g）的条件下离心，即可获得不同成分的 ASCC（图 11-6）。该方法常用的推注破坏次数为 20 次、40 次、60 次和 80 次，机械破碎法可以处理较大量的脂肪颗粒，适合 10 ml 以上 ASCC 的获取，可以进行较大范围的填充，以供全面部脂肪移植填充塑型使用，同时可以进行皱纹的去除和老化皮肤肤质的改善，也可以进行表情肌内的注射移植，还可以加入到一定量的脂肪颗粒中进行辅助脂肪移植。

ASCC 的成分包括：①丰富的脂肪源性干细胞；②处于不同分化生长阶段的体积较小的幼年脂肪细胞；③成纤维细胞；④血管内皮细胞；⑤免疫细胞；⑥优质的活力旺盛的脂肪细胞；⑦胶原蛋白；⑧细胞基质成分；⑨细胞膜骨架成分；⑩血液来源的细胞等。

与 SVF 相比较，ASCC 具有以下特点：① ASCC 中包含了 SVF 的所有细胞成分；② ASCC 中具有丰富的脂肪组织细胞外基质（ECM）成分；③ ASCC 中含有众多处于不同分化生长阶段的体积很小的、功能旺盛的幼年脂肪细胞。由于具有以上特点，笔者认为 ASCC 是进行脂肪体内组织工程技术的理想材料，在加入 PRF 等血小板浓缩制剂后，便可构建自体体内的脂肪组织工程，从而为脂肪组织移植填充开辟新的思路和技术手段。笔者按照上述理念，进行了临床上一些疑难病例的治疗，取得

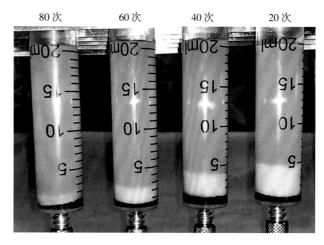

80 次　60 次　40 次　20 次

图 11-6　显示不同的机械推注破碎次数得到的 ASCC 体积不同。图中由右至左推注破碎次数依次为 20 次、40 次、60 次、80 次，可以看出 20 ml 的脂肪颗粒组织经过不同次数的机械破碎，成熟的脂肪细胞被破坏程度不同，因而得到 ASCC 的产量不同，大约分别是 4 ml、3 ml、2 ml 和 1 ml。已知脂肪组织中 90% 的体积被成熟脂肪细胞所占据，可以推测在 20 ml 的脂肪组织中，如果成熟的脂肪细胞完全被破坏后，可以获得 2 ml 的 SVF 成分，也就是说在本试验中，60 次的机械破碎已经基本上去除掉了所有的成熟脂肪细胞。需要说明的是：经过 20 次机械破碎得到的产物约 4 ml，也就是说其中有大约 2 ml 的产物不是 SVF 成分，笔者推测这 2 ml 产物中除了破碎的细胞膜等成分外，主要是处于不同分化阶段的体积很小的脂肪细胞，笔者通过组织学检测证实了这一推测（图 11-2）。有鉴于此，笔者将经过物理机械破碎处理得到的包含有众多处于不同生长分化阶段脂肪细胞的产物，称为 ASCC，即脂肪组织基质细胞及成分，以区别于 SVF 和鲁峰教授的 SVF-Gel

了较好的效果（见本章第 6 节）。

另外，ASCC 也不同于"纳米脂肪"和从"纳米脂肪"乳化物中提取的 SVF-Gel，因为后两者中没有脂肪细胞的存在。

四、ASCC的作用机制

越来越多的研究表明，脂肪组织不仅仅是储存能量的组织，而是一个由多种细胞成分构成的具有多种分泌功能的器官，其中丰富的脂肪源

性干细胞及其多种细胞因子等具有强大的修复功能。通过物理方法如微孔吸脂针采集法、单纯离心法和机械破碎法等手段，可以选择性地去除衰老的、体积大的成熟脂肪细胞；利用机械力的作用强度不同，即可以获得不同组分和体积的ASCC成分，以满足临床不同的治疗需要，这些组成成分主要包括不同生长阶段的体积很小的、功能旺盛的脂肪细胞，脂肪组织中的基质细胞和ECM成分。可以推断，当进行机械推注的破坏力达到某一程度时，即所有的成熟脂肪细胞被破坏后，即可以得到脂肪组织的基质细胞及基质成分混合物，在其细胞组成上类似于SVF，但与SVF所不同的是，SVF中缺乏基质成分。研究表明，ECM成分能够提供脂肪源性干细胞成活的微环境，有利于脂肪源性干细胞的成活和分化成脂肪细胞。此外，通过不同机械强度的筛选，剩余的脂肪细胞都是体积较小、功能良好的优质细胞，这样的脂肪细胞分泌功能旺盛，在缺氧情况下能够分泌包括VEGF在内的多种脂肪细胞生长因子，对病损组织的修复和脂肪细胞的成活具有十分重要的意义。

从ASCC的成分构成上可以看出，由于其中含有大量的脂肪源性干细胞，即组织工程所要求的种子细胞；同时富含大量的ECM成分，提供了组织工程的支架材料；而且其中又存在大量的功能旺盛的优质脂肪细胞，可分泌多种生长因子成分。这样就构成了完备的脂肪体内组织工程体系，从而实现了受区部位脂肪组织的重建与再生。

第6节 脂肪再生修复与临床应用

以上章节详细阐述了组织再生的相关机制，同时介绍了利用脂肪组织进行再生修复的基本原理，并论述了体内组织工程的基本理论和思想。在此基础上，笔者提出了ASCC技术，其基本思想是整合脂肪组织的各种成分，来构建脂肪体内组织工程体系，进而开辟脂肪移植存活的新路径，也为面部各种瘢痕及畸形的治疗寻找新的治疗手段。本节将介绍笔者利用ASCC技术开展的部分临床案例治疗情况。

一、放射性损伤鼻畸形的修复

（一）临床资料

患者，女，16岁，出生后即发现鼻尖部位有一黄豆粒大红色肿物，凸起于皮肤表面，当时诊断为：血管瘤。进行同位素放射治疗，照射后局部破溃，经换药等治疗，创面愈合，但遗留鼻尖部凹陷，皮肤色素沉着。因为严重影响容貌，要求治疗（图11-7）。

（二）治疗方案及经过

由于患者鼻尖及鼻小柱软组织缺损，且此处瘢痕皮肤萎缩极薄、伸展性很差，无法用自体软骨等传统方法重塑鼻尖软骨支架来进行矫正治疗，因为充分的皮肤覆盖组织是进行鼻延长、鼻尖抬高等鼻头整形手术的重要前提，故隆鼻手术方法不适合用于本例患者的治疗。

另一个方法就是进行皮瓣移植修复鼻尖及鼻小柱的皮肤软组织，切除放射治疗后的萎缩瘢痕组织，进而再行软骨支架重建。但局部皮瓣移植后供区瘢痕明显，而远位游离皮瓣移植又存在皮肤色差的问题；且根据临床经验，皮瓣移植需要

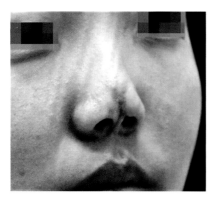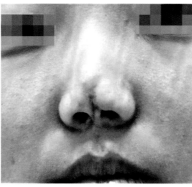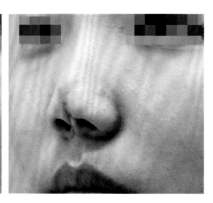

图 11-7　患者，女，16 岁，因血管瘤行同位素照射后，遗留鼻尖部瘢痕畸形。如图所示，患者鼻尖缺如，从鼻小柱基底到侧鼻软骨的下端形成一条沟壑状凹陷畸形，长 1.3 cm，最宽处 0.4 cm，深达鼻中隔前端；右侧鼻翼软骨内侧脚及穹隆部缺失，左侧鼻翼软骨内侧脚及穹隆部部分缺失，瘢痕处皮肤萎缩变薄，弹性很差，色素沉着

多次手术修复，且修复后鼻尖的外形，尤其是皮瓣与周围组织的衔接处切口瘢痕明显，这些问题都不尽如人意。患者及其家属难以接受。

在征求患者及家属同意的情况下，笔者为该例患者实施了首例 ASCC 技术的治疗。具体操作方法是：于患者大腿内侧用管径 3 mm、侧孔直径 2 mm 的脂肪采集针获取脂肪颗粒 20 ml，通过机械破碎法制备获取 ASCC 成分 4 ml，并加入由患者 20 ml 血液提取的 PRF，以 21 G 针头注射移植到鼻尖和鼻小柱部位。患者于 2016 年 5 月 28 日进行了第一次治疗。图 11-8 是第一次治疗后 2016 年 10 月 28 日复查的效果。

患者及家属对手术效果十分满意，决定进行第二次治疗。第二次手术于 2016 年 10 月 28 日进行，手术过程基本和第一次相同。图 11-9 为 2017 年 8 月 20 日复查的效果，此时为第二次手术后 10 个月。可以看出，治疗效果非常满意，正位像看鼻尖及鼻小柱外形基本恢复正常形态，放射性损伤导致的萎缩瘢痕皮肤得到了修复，皮肤弹性及质地基本恢复了正常，色素沉着几乎完全消退。原来薄弱的鼻小柱明显增宽，变得厚重结实。图 11-10 为患者第二次手术后 22 个月时的恢复情况。图 11-11 为患者手术前和两次手术后的对比照片。

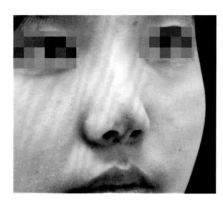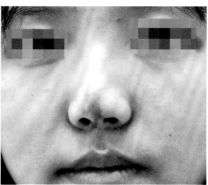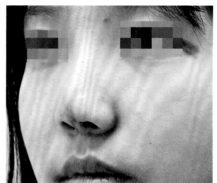

图 11-8　患者行 ASCC 技术第一次治疗后 5 个月的情况，可见鼻尖及鼻小柱的凹陷畸形基本矫正，鼻尖外形得到极大改善

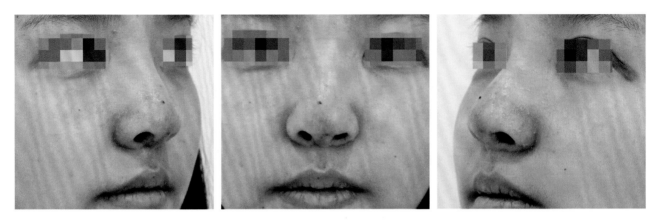

图 11-9　第二次治疗后 10 个月的恢复情况。由于第二次治疗同时进行了鼻梁的脂肪注射填充，可以看出患者的鼻梁也得到了明显的抬高

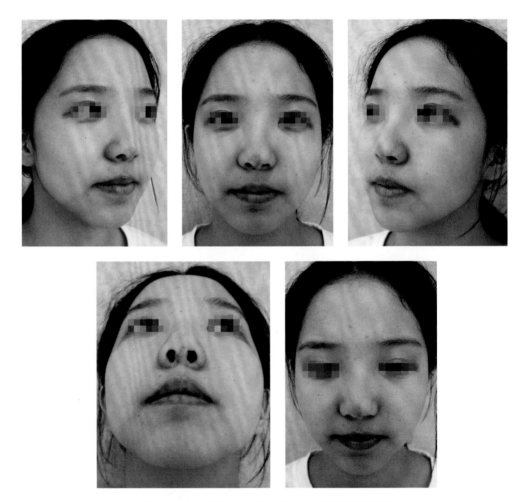

图 11-10　患者第二次手术后 22 个月的恢复情况

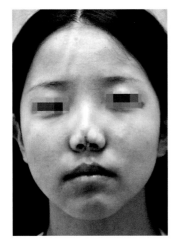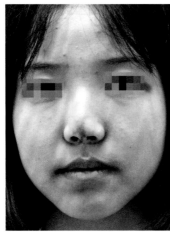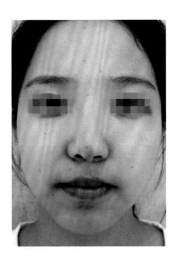

图 11-11　自左向右分别为手术前、第一次手术后和第二次手术后的对比照片

（三）讨论

　　该例患者利用 ASCC 技术经过两次治疗后，取得了非常理想的手术效果。通过该例患者的术前情况和治疗过程可以看出，传统的整形外科治疗手段对这种患者的畸形状况几乎难以达到满意的效果；单纯的脂肪颗粒填充手段也是不可行的，因为患者病损的部位面积狭小，难以容纳太多的脂肪，如果还将此种治疗手段称为脂肪移植，也明显不合时宜，难以与事实相符。

　　笔者提出的 ASCC 技术是利用脂肪组织进行再生修复，已经远远超出了脂肪颗粒移植的范畴，或许能为许多传统方法难以治疗的面部瘢痕畸形等疾病找到新的治疗途径。

二、面部软组织萎缩畸形的修复

（一）临床资料

　　患者，女，59 岁，2015 年 3 月 20 日入院。13 年前因鼻炎在某医院进行注射治疗后逐渐出现左侧中面部萎缩。局部检查示：左侧中面部眶下区深陷，颧骨表面仅有一层皮肤覆盖，皮下深部组织消失，骨骼外形显现，凹陷区表面皮肤活动度尚可。因严重影响外表形象，要求治疗。

（二）治疗方案及经过

　　患者左侧面部颧骨前方软组织严重萎缩，以往的整形外科治疗手段需要进行皮瓣移植才能矫正，但皮瓣移植损伤很大，手术时间长，供区及术区均会遗留瘢痕，且患者年纪较大，手术风险增加。鉴于上述情况，传统的脂肪移植填充是较为理想的治疗方法，但考虑到脂肪移植的成活率不稳定，担心手术效果欠佳。为此，笔者为其选择了 ASCC 技术进行治疗。术中取腹部脂肪 90 ml，利用机械破碎法经过离心获取 ASCC 成分 30 ml，再按 1 ∶ 1 比例加入 PRF。术中共注射 ASCC 成分 28 ml。图 11-12 为术前、术后 6 天和术后 15 个月的对比照片。

（三）讨论

　　以往对于面部严重凹陷畸形的治疗，进行皮瓣移植是主要的治疗手段，但皮瓣移植具有手术时间长、操作复杂、术区及供区遗留瘢痕等诸多弊端。自体脂肪颗粒移植技术的出现，为治疗面部软组织缺损畸形带来了新的治疗方法。由于该

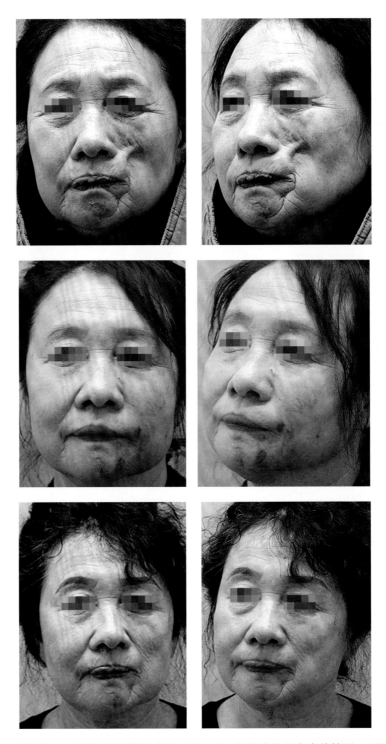

图 11-12　利用 ASCC 技术修复治疗面部软组织萎缩畸形。最上面一组照片为患者术前情况，可见左侧中面部软组织严重萎缩；中间一组照片为术后 6 天的恢复情况，可见术后肿胀很轻，且没有进行过度的填充；最下面一组照片为术后 15 个月复查情况，可见左面部凹陷畸形基本得到了矫正。从术后 15 个月与术后 6 天的对比照片可以看出，ASCC 技术具有很高的留存率

方法损伤小、操作相对容易、术后恢复快，且术区和供区不会遗留瘢痕等诸多优点，得到了临床的广泛应用。但以往的脂肪移植方法由于成活率不稳定，导致临床治疗效果不理想，使整形外科医生无法对术后效果进行合理的预判，常常导致治疗工作陷入被动。笔者运用 ASCC 技术进行治疗，一次治疗即达到了较好的临床效果。

三、先天性上唇过薄的修复

（一）临床资料

患者，女，20 岁，出生后发现上唇薄，右侧红唇近唇珠附近部分缺失，要求行美容整形治疗。专科情况：整个上唇区软组织厚度明显薄于下唇区，仅为下唇厚度的 1/2，尤其以右侧人中区最为明显；右侧白唇较左侧薄，在右侧上唇人中嵴附近可见纵向隐形裂纹，右侧红唇明显薄于左侧，邻近唇珠附近出现缺失；唇弓不饱满，双侧唇峰不清晰。上颌牙槽骨未见明显畸形（图 11-13）。诊断：①上唇过薄（发育性）；②上唇右侧红唇发育不良；③唇裂一度。

（二）治疗方案及经过

笔者最初决定进行下唇局部红唇皮瓣转移修复上唇缺失，但考虑患者上唇红唇很薄，局部组织量不充足，局部皮瓣转移后会导致供区的组织量不足而引起外形不良，上唇过薄的情况也得不到矫正。经与家属商量后，笔者决定利用脂肪填充技术进行上唇组织容量增加修复术，在容量达到一定程度后，再进行局部红唇缺损修复。但考虑到上唇局部面积窄小，单纯的脂肪颗粒移植体积有限，难以一次完成修复而达到预期效果。为了尽量一次达到容量恢复的目的，决定采用 ASCC 技术进行修复治疗。术中在肿胀麻醉下从患者大腿获取脂肪颗粒，纯化后得到脂肪颗粒 30 ml，利用两个 10 ml 注射器连接三通管反复推注脂肪颗粒，通过机械剪切力破坏体积较大的成熟脂肪细胞，获得 ASCC 产物 9 ml；同时抽取 10 ml 全血制备 PRF，并将制备的 PRF 加入 ASCC 产物中。上唇区进行眶下神经阻滞麻醉，用 21 G 针头将加入 PRF 的 ASCC 成分分层注射入上唇红、白唇区域内，术后局部胶带固定 5 天。患者于术后 6 个月复查，可见上唇红、白唇组织明显增厚。患者对手术效果非常满意。图 11-14 为术前和术后 6 个月的对比照片。

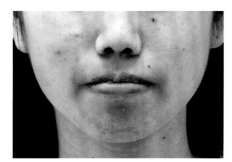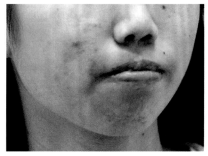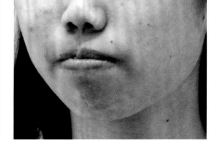

图 11-13 患者术前上唇局部情况

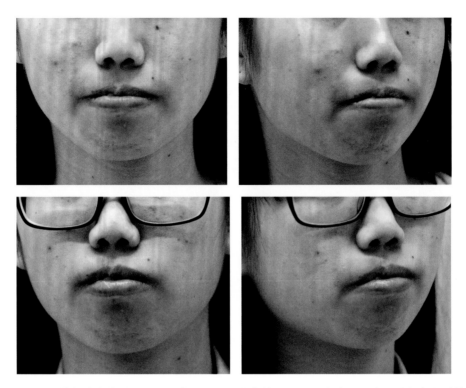

图 11-14　利用 ASCC 技术修复治疗先天性上唇过薄。上组图为术前，下组图为术后 6 个月时的复查时情况。可见上唇经治疗后，局部组织厚度明显增加，干瘪的上唇趋于正常，两侧加深的鼻唇沟消失，为下一步进行局部皮瓣修复红唇缺损奠定了基础

四、面部瘢痕的修复

（一）案例 1

　　患者，男，24 岁。患者在 3 岁时因左侧颊部血管瘤行放射治疗后遗留局部凹陷瘢痕。笔者采用管径 2.5 mm、侧孔直径 0.5 mm 的脂肪采集针采集获取 ASCC 成分 6 ml，分别用 21 G 和 25 G 针头进行瘢痕下深层组织和瘢痕浅层注射。图 11-15 为

术前和术后 7 个月对比照片。

（二）案例 2

　　患者，女，33 岁，左侧面部外伤后瘢痕增生 3 个月。笔者于患者大腿内侧用管径 2.5 mm、侧孔直径 0.3 mm 的脂肪采集针采集获取 ASCC 成分 2 ml，用 25 G 锐针行瘢痕内注射，间隔 3 个月注射一次，共注射两次。图 11-16 为术前和术后对比照片。

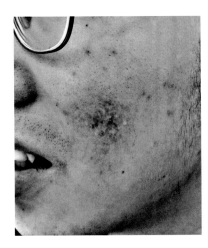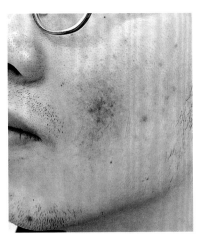

图 11-15　利用 ASCC 技术治疗面部瘢痕。左侧为术前照片，右侧为术后 7 个月照片。可以看出瘢痕处的局部凹陷基本消失，瘢痕质地得到明显改善。目前该患者已接受了二次治疗，暂时没有随访照片

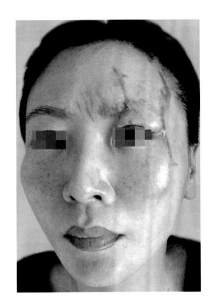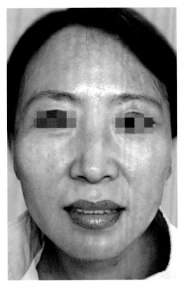

图 11-16　利用 ASCC 技术治疗面部瘢痕。左侧为术前照片，右侧为注射两次后照片

五、面部痤疮的修复

（一）案例1

患者，女，28岁，面部痤疮反复发作，多次治疗效果不佳。诊断：玫瑰痤疮。笔者利用管径2.5 mm、侧孔直径0.5 mm脂肪采集针获取ASCC成分10 ml，用23 G钝针进行额头、鼻部、双侧"苹果肌"、下颌及口周等部位皮下浅层注射。该患者

同时进行了面部其他部位的脂肪填充。图11-17为术前和术后6个月对比照片。

（二）案例2

患者，女，24岁，面部闭合性痤疮，反复发作，皮肤科治疗效果不佳。笔者利用管径2.5 mm、侧孔直径0.5 mm的脂肪采集针获取ASCC成分20 ml，于皮下浅层注射。图11-18为术前和术后3个半月的对比照片。

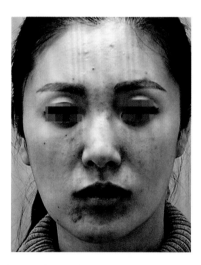
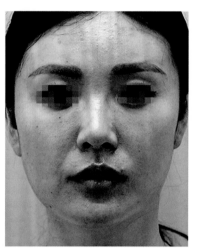

图11-17 利用ASCC技术治疗玫瑰痤疮。左侧为术前照片，右侧为术后6个月照片，可见玫瑰痤疮基本得到根治

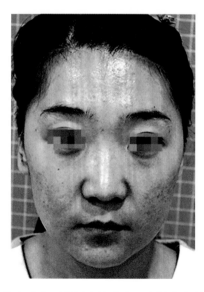
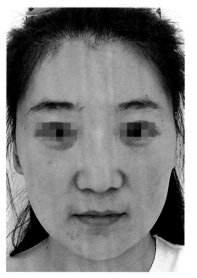

图11-18 利用ASCC技术治疗面部闭合性痤疮。左侧为术前照片，右侧为术后3个半月照片，可见丘疹样的痤疮消失，皮肤变得光滑细腻

六、面部皱纹的修复

（一）案例 1

患者，女，60 岁，鼻横纹及下睑皱纹严重，要求进行治疗。笔者利用管径 2.5 mm、侧孔直径 0.3 mm 的微孔吸脂针从下腹部抽吸获取脂肪 20 ml，经静止沉淀后收集 ASCC 成分 4 ml，用 25 G 锐针进行鼻部及下睑真皮内注射修复局部皱

纹。图 11-19 为术前和术后 5 个月对比照片。

（二）案例 2

患者，女，49 岁，因眼周皱纹特别是鱼尾纹严重，要求进行治疗。笔者从患者大腿内侧获取脂肪混合物 20 ml，制备获得 ASCC 成分 3 ml，用 25 G 锐针进行真皮内注射，两侧各 2.5 ml。图 11-20 为术前和术后 6 个月对比照片。

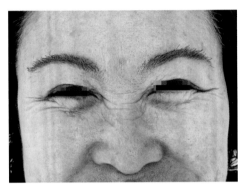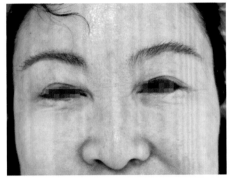

图 11-19　利用 ASCC 技术修复鼻横纹和下睑皱纹。左侧为术前照片，右侧为术后 5 个月照片，可见鼻横纹和下睑皱纹明显减少，皮肤质地改善

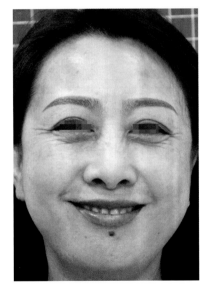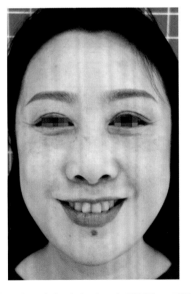

图 11-20　利用 ASCC 技术进行眼周除皱。左侧为术前照片，右侧为术后 6 个月照片，可见皱纹基本消失

参考文献

[1] 曹谊林, 张文杰. 组织工程与组织器官缺损修复. 临床外科杂志, 2007, 15(1):40-41.

[2] 林云锋, 敬伟, 田卫东. 基于脂肪干细胞的美容与组织再生修复新策略. 中华医学会, 2012:78-79.

[3] 蔡景龙. 瘢痕的研究任重道远. 中华整形外科杂志, 2013, 29(6):401-405.

[4] 戴魁戎. 再生研究与转化研究. 中国关节外科杂志(电子版), 2011, 5(1):68-70.

[5] 戴魁戎, 李慧武. 再生医学. 国际骨科学杂志, 2006, 27(2):66-68.

[6] Lane SW, Williams DA, WaIt FM. Modulaling the stem cell niche for tissue regeneration. Nat Biotechnol, 2014, 32(8):795-803.

[7] 陈佳琦, 陈慧敏. 间充质干细胞的研究现状与应用前景. 北京生物医学工程, 2015, 34(4):435-437.

[8] Majallal A, Foyatier JL. Historical review of the use of adipose tissue transfer in plastic and reconstructive surgery. Ann Chir Plast Eathet, 2004, 49(5):419-425.

[9] Coleman SR. Structural fat grafting: more than a permanent filler. Plast Reconstr Surg, 2006, 118(3 Suppl):108S-120S.

[10] Zhang Y. Positional cloning of the mouse obese gene and it human homologue. Nature, 1994, 372(6505):425-432.

[11] Halberg N, Wernstedt-Asterholm I, Scherer PE. The adipocyte as an endocrine cell. Endocrinol Metab Clin North Am, 2008, 37:753-768.

[12] Rupnick MA, Panigrahy D, Zhang CY, et al. Adipose tissue mass can be regulated through the vasculature. Proc Natl Acad Sci, 2002, 99:10730-10735.

[13] 罗远, 黄远亮. 脂肪干细胞生物学特性及在口腔再生医学中的应用. 中国组织工程研究, 2017, 21(5):795-801.

[14] Zuk PA, Zhu M, Ashjian P, et al. Human adipose tissue is a source of multipotent stem cells. Mol Biol Cell. 2002;13(12):4279-4295.

[15] 郭吉安, 余丕军, 王露萍, 等. 脂肪干细胞旁分泌功能在面部抗衰老领域的研究应用与进展. 中国组织工程研究, 2017, 21(5):789-794.

[16] 鞠晓芳, 安铁洙, 滕春波. 干细胞巢研究进展. 生理科学进展, 2007, 38(3):213-218.

[17] 高景恒. 干细胞巢或微环境对干细胞命运影响的研究与进展. 中国美容整形外科杂志, 2013, 24(7):385-391.

[18] ZUK PA, Zhu M, Mizuno H, et al. Multilineage cells from hunman adipose tissue:implications for cell based therapies. Tissue eng, 2001, 7(2):211-228.

[19] Yoshimura K, Sate K, Aoi N, et al. Cell-assisted lipotransfer for facial lipoatrophy: efficacy of clinical use of adipose—derived stem cells. Dermatol Surg, 2008, 34(9):1178-1185.

[20] Friedl P, Zanker KS, Brocker EB. Cell migration strategies in 3-D extracellular matrix: differences in morphology, cell matrix interactions, and integrin function. Microsc Res Tech, 1998, 43(5):369-378.

[21] Badylak S. The extracellular matrix as a biologic scaffoht material. Biomaterials, 2007, 28(25):3587-2593.

[22] Brown BN, Freund JM, Hml L, et al. Comparison of three methods for the derivation of a biologic scaffold composed of adipose tissue extracellular malrix. Tissue Eng Part C Methods, 2011, 17(4):411-421.

[23] Gomillion CT, Burg KJ. Stem cells and adipose tissue engineering. Biomaterial, 2006, 27(36):6052-6063.

[24] Sajadian A, Magge KT. Treating facial soft tissue deficiency: fat grafting and adipose-derived stem cell tissue engineering. Aesthetic Surg J, 2006, 27(1):100-104.

[25] 刘毅. 脂肪移植的基础与临床. 北京: 军事医学科学出版社, 2009:8-20.

[26] Spalding KL, Arner E, Westermark PO, et al. Dynamics of fat cell turnover in humans. Nature, 2008, 453(7196):783-787.

后 记

20世纪90年代初，在我研究生即将毕业的时候，我的导师挽留我在上海继续开展基础医学的研究工作。那时的上海已是中国改革开放的门户，发展日新月异，对青年人有很大的吸引力，从这个角度来说，我还是渴望留在上海发展的。记得有一天，我跟我的导师促膝长谈，我说："老师，并非我不愿意留在上海做科研工作，只是感到现在做基础医学研究的经费太少了，在我的记忆中，还没有哪种蛋白质的空间结构和功能是我们中国人自己搞出来的（当时的情况）。"我的导师听后说："是呀，这就是眼下中国基础医学的现状，倒不是因为我们中国人笨，只是我们的科研条件太有限了，很难在短期内得出高质量的科研成果，只能跟在外国人后面，人家拿到的是树干主枝，而我们只能捡点末枝碎叶；外国人建立理论体系，而我们只能在人家的圈子里循规蹈矩。"不过，我的导师仍然鼓励我，"随着我们国家的不断发展和进步，相信这种状况一定会改变的，我们中国人一定能够提出自己的思想，建立自己的理论，制定行业规则。"

最终，我还是选择做了一名外科医生，因为做医生更现实一些，起码可以依靠自身的能力为患者做些事情。但我和导师的这次谈话却对我触动很大，我在心底里期盼着我们的国家能够尽快改变这种局面，在医学领域也能有中国学者提出的学说和理论体系。

我在研究生毕业后进入了医院的烧伤整形科工作，当时手外伤和一些肢体毁损性损伤也属于我们科室的收治范围。由于缺损性损伤的治疗经常需要进行皮瓣移植，有时供区会出现凹陷畸形，我们就尝试用注射器抽吸腹部脂肪进行填充治疗，有时会在缝合的肌腱周围移植些脂肪颗粒来预防肌腱粘连。那时我科也收治了一些面型不对称的患者，利用吸脂技术对较大的一侧面部抽吸减脂，对较小的一侧面部填充脂肪。在对这类患者的随访中，我们惊奇地发现，患侧的皮肤质地较术前有了很大改善，变得细腻光泽，这一临床现象的发现使我对脂肪移植产生了极大的兴趣。

2006年，我在沈阳参加了中日整形外科会议，日本学者Yoshimura在会上报告了CAL技术的临床应用，听了这个报告后，我很受鼓舞，也促使我产生了许多想法，我预感到脂肪移植技术会有很大的发展前景。之后，我陆续参加了多个国内外的脂肪学术会议，并先后去美国、韩国等地交流学习脂肪技术，对脂肪技术又有了新的理解和感悟。2013年，Tonnard医生在美国《整形与重建外科》（PRS）杂志上报道了"纳米脂肪"移植技术（Nanofat技术），仔细阅读这篇论文后，我感到"纳米脂肪"是一种以油水为基质的乳化混合物，其中包含的有效成分并没有得到提取和纯化。于是，我带领我的研究生开始了这方面的研究工作，试图将其中的有效成分提取出来。经过不断的探索和实验，我们团队终于在2015年把"纳米脂肪"中的有效成分提取了出来，命名为脂肪组织基质细胞及成分（adipose tissue stromal cells and compositions，ASCC），简称ASCC，并随后进行了一些临床应用，取得了令人振奋的治疗效果。从此以后，我便更加专注于脂肪技术方面的临床研究工作。

随着脂肪移植在国内的广泛开展，我在临床工作中也发现了许多问题。例如，在进行面部塑型时，有人简单地称为面部脂肪移植，也有人称为面部加减法。显然，前者的叫法没有体现出面部减脂的重要作用，而后者的叫法则有些随意，不够严谨，更缺乏科学性；同时我感到，临床医生在进行面部脂肪填充和减脂塑型时缺乏系统的美学设计理论来指导。在SNIF技术和Nanofat技术等出现以后，多数人在临床应用时仍然将这些技术称为面部脂肪移植，这样的叫法明显已经名不符实了，因为这些技术已经超出了脂肪移植的范畴。更加突出的问题是，虽然目前临床上能体现出来的只有脂肪移植和脂肪抽吸这两种技术，但事实上，在这两种技术背后还有许多脂肪技术做支撑，包括肿胀麻醉技术、"纳米脂肪"和SVF-Gel制备的脂肪加工处理技术、脂肪分离纯化技术以及脂肪冷冻技术等，这些技术都远远超出了脂肪移植的范畴。因此，再用"脂肪移植"和"吸脂"这两个基本技术名称来涵盖现有的围绕脂肪组织产生的诸多新技术和方法，显然不能正确反映出当今脂肪技术在临床应用的实际情况。这些问题还表现在临床诊断和手术名称的使用上，如将一个健康的求美者面部诊断为：面部凹陷、面部凹凸不平、面型不良等，这些诊断名称既不规范，也缺乏科学严谨性，因为大多数求美者的面部不存在生理解剖等疾病问题，只是有美学缺陷而已。

于是我便萌生了编写书籍的想法，试图把这些年来围绕脂肪组织产生的新技术和新观念进行系统的整理及总结，并融入自己的一些研究成果和主张。经过近三年的艰苦努力，《面部脂肪美容整形外科学》一书终于出版发行了。本书是我及各位编者在脂肪领域的一点体会和粗浅认识，某些提法和观点可能存在不妥之处，恳请各位同道批评指正。国内还有许多更优秀的学者和医生，他们的工作比我们做得更好，我衷心为他们点赞！我相信在未来，中国整形美容学界的同行们一定能依靠自身的实力赢得国际学术界的尊重。

王志强